Gastroenterologische Palliativmedizin

AF872348

Christoph G. Dietrich · Philipp Lenz ·
Dirk Domagk
(Hrsg.)

Gastroenterologische Palliativmedizin

Praxisbuch

Springer

Hrsg.
Christoph G. Dietrich
MVZ Wiesbaden/Rheingau-Taunus
Wiesbaden, Hessen, Deutschland

Dirk Domagk
Klinik für Gastroenterologie
Clemenshospital, Akademisches
Lehrkrankenhaus der Universität Münster
Münster, Deutschland

Philipp Lenz
Zentrale Einrichtung Palliativmedizin
Universitätsklinikum Münster
Münster, Nordrhein-Westfalen,
Deutschland

ISBN 978-3-662-70325-0 ISBN 978-3-662-70326-7 (eBook)
https://doi.org/10.1007/978-3-662-70326-7

Die Deutsche Nationalbibliothek verzeichnet diese Publikation in der Deutschen Nationalbibliografie; detaillierte bibliografische Daten sind im Internet über https://portal.dnb.de abrufbar.

© Der/die Herausgeber bzw. der/die Autor(en), exklusiv lizenziert an Springer-Verlag GmbH, DE, ein Teil von Springer Nature 2026

Das Werk einschließlich aller seiner Teile ist urheberrechtlich geschützt. Jede Verwertung, die nicht ausdrücklich vom Urheberrechtsgesetz zugelassen ist, bedarf der vorherigen Zustimmung des Verlags. Das gilt insbesondere für Vervielfältigungen, Bearbeitungen, Übersetzungen, Mikroverfilmungen und die Einspeicherung und Verarbeitung in elektronischen Systemen.
Die Wiedergabe von allgemein beschreibenden Bezeichnungen, Marken, Unternehmensnamen etc. in diesem Werk bedeutet nicht, dass diese frei durch jede Person benutzt werden dürfen. Die Berechtigung zur Benutzung unterliegt, auch ohne gesonderten Hinweis hierzu, den Regeln des Markenrechts. Die Rechte des/der jeweiligen Zeicheninhaber*in sind zu beachten.
Der Verlag, die Autor*innen und die Herausgeber*innen gehen davon aus, dass die Angaben und Informationen in diesem Werk zum Zeitpunkt der Veröffentlichung vollständig und korrekt sind. Weder der Verlag noch die Autor*innen oder die Herausgeber*innen übernehmen, ausdrücklich oder implizit, Gewähr für den Inhalt des Werkes, etwaige Fehler oder Äußerungen. Der Verlag bleibt im Hinblick auf geografische Zuordnungen und Gebietsbezeichnungen in veröffentlichten Karten und Institutionsadressen neutral.

Springer ist ein Imprint der eingetragenen Gesellschaft Springer-Verlag GmbH, DE und ist ein Teil von Springer Nature.
Die Anschrift der Gesellschaft ist: Heidelberger Platz 3, 14197 Berlin, Germany

Wenn Sie dieses Produkt entsorgen, geben Sie das Papier bitte zum Recycling.

Inhaltsverzeichnis

1 Einleitung: Patienten mit gastroenterologischen Symptomen 1
Christoph G. Dietrich, Philipp Lenz und Dirk Domagk

Teil I Symptomcluster

2 Symptome des oberen Gastrointestinaltrakts: Übelkeit, Erbrechen, Appetitlosigkeit, Mucositis 11
Christoph G. Dietrich

3 Ernährung und Unterernährung 25
Philipp Lenz und Lydia Lambert

4 Gastrointestinale Blockaden 47
Gesine Benze

5 Wasserverlust und Diarrhö 69
Friederike Cordes und Konrad Schoppmeyer

6 Hepatobiliäre Symptome 81
Lena Bartke, Nicole Selbach und Ali Canbay

7 Verzicht auf Nahrung und Flüssigkeit 107
Bernd Alt-Epping

Teil II Viszeralmedizinische Konzepte

8 Endoskopische Interventionen bei Dysphagie und Obstruktion 117
Mark Ellrichmann und Dirk Domagk

9 Endoskopische Interventionen bei akuten und chronischen Blutungen 149
Mark Ellrichmann und Dirk Domagk

10 Chirurgische Therapie 183
Stefan A. Farkas, Sabine Schrödel und Giorgi Nadiradze

Teil III Ethik und Organisation

11 Therapiebegrenzung und Therapiezieländerung 215
Bernd Oliver Maier

12 Ärztlich assistierter Suizid – Recht und Ethik in der Medizin 231
Stephan Sahm

13 Entwicklung von Palliativstrukturen 253
Philipp Lenz und Burkhard Dasch

Stichwortverzeichnis 261

Einleitung: Patienten mit gastroenterologischen Symptomen

1

Christoph G. Dietrich, Philipp Lenz und Dirk Domagk

Gastroenterologische Symptome sind häufig bei Palliativpatienten. Dies betrifft nicht nur Palliativpatienten mit gastroenterologisch-onkologischen Erkrankungen oder einer fortgeschrittenen Leberzirrhose, sondern auch viele Patienten mit schweren Erkrankungen anderer Organe (Domagk et al. 2009). Appetitmangel, Übelkeit, Erbrechen, Diarrhoe, Obstipation, Ikterus, Juckreiz, Aszites und andere gastroenterologische Symptome sind Ausdruck ganz unterschiedlicher Organerkrankungen. Dass gastroenterologische Symptome bei palliativmedizinischen Patienten verschiedenster Grunderkrankungen eine so große Rolle spielen, liegt zum einen an der zentralen Bedeutung des Gastrointestinaltraktes für Ernährung und den Stoffwechsel, an der anatomisch zentralen Lage im Körper, zum anderen aber auch an Wechselwirkungen der gastroenterologischen Organe mit vielen Körperregionen. Das oft zitierte „Bauchhirn", dessen Grundlage zentrale Efferenzen und Afferenzen zwischen Hirn und Magen-Darm-Trakt darstellen, ist dabei nur ein

C. G. Dietrich (✉)
MVZ Wiesbaden/Rheingau-Taunus GmbH, Wiesbaden, Deutschland
E-Mail: christoph.g.dietrich@gmail.com

P. Lenz
Zentrale Einrichtung Palliativmedizin, Universitätsklinikum Münster, Münster, Deutschland
E-Mail: philipp.lenz@ukmuenster.de

D. Domagk
Klinik für Gastroenterologie, Clemenshospital, Akademisches Lehrkrankenhaus der Universität Münster, Münster, Deutschland
E-Mail: domagkd@uni-muenster.de

© Der/die Autor(en), exklusiv lizenziert an Springer-Verlag GmbH, DE, ein Teil von Springer Nature 2026
C. G. Dietrich et al. (Hrsg.), *Gastroenterologische Palliativmedizin*,
https://doi.org/10.1007/978-3-662-70326-7_1

Beispiel für solche Interaktionen. Dieses Buch beschäftigt sich daher nicht hauptsächlich mit Diagnosen, sondern mit den Auswirkungen verschiedenster, auch extraabdomineller Erkrankungen auf den Gastrointestinaltrakt.

Wichtig ist dabei zu beachten, dass die gastrointestinale Symptomkontrolle nicht nur für Patienten, sondern auch ihre Angehörigen einen hohen Stellenwert hat. Das Thema Nahrungsaufnahme, Ernährung, Gewichtsverlust oder einfach „Essen" nimmt nicht nur eine zentrale Rolle im Streben nach Lebenserhalt ein, es gilt häufig auch als einer der wenigen Faktoren, die von Angehörigen aktiv beeinflusst werden können. So gibt es kaum ein Aufklärungsgespräch bei schwerwiegenden Erkrankungen, wo das nicht Thema ist.

Ganz generell ist die Palliativmedizin die Medizin der Symptomkontrolle. Wenn kurative Therapien versagen, nicht mehr möglich oder gewünscht sind, können Patienten immer noch ausgerichtet an ihren Symptomen behandelt werden und damit ihre Lebensqualität verbessert werden.

> In der Palliativmedizin leiten Symptome die Therapie, während die auslösenden Diagnosen zurücktreten.

Cicely Saunders hat dieses Konzept in ihrem bekannten Motto verewigt: „Nicht dem Leben mehr Tage, sondern den Tagen mehr Leben geben". Dies schließt freilich nicht aus, dass eine erfolgreiche multidisziplinäre Palliativtherapie durchaus auch eine lebensverlängernde Wirkung haben kann, wie palliativonkologische Studien zeigen konnten (Bakitas et al. 2009; Temel et al. 2010). Dieser „lebensverlängernde Effekt" der frühzeitigen Einbeziehung von Palliativmedizin konnte zwar in einem zusammenfassenden Cochrane Review nicht gesichert werden, die Verbesserung der Symptomkontrolle und Lebensqualität war jedoch evident (Haun et al. 2017). Dieser Aspekt einer ausgeprägt patienten- und symptomorientierten Therapie unterstreicht nachdrücklich den ganzheitlichen Anspruch der Palliativtherapie. Die Bedeutung der interdisziplinären Palliativtherapie zeigt sich gerade auch in der spezialisierten Onkologie, wo palliativmedizinische Therapieaspekte aggressive tumorspezifische Therapien ergänzen und die kollegiale ärztliche Teamarbeit ebenso wie die Lebensqualität der Patienten verbessern können (Oertel et al. 2023).

Dieses Buch ist daher einerseits in seiner Symptomorientiertheit ein auf den Gastrointestinaltrakt ausgerichtetes Buch, andererseits aber nimmt es bewusst einen ganzheitlichen Ansatz vor, wenn verschiedenste Grunderkrankungen berücksichtigt werden und auch andere palliativmedizinische Aspekte beleuchtet werden (siehe hierzu insbesondere auch die Kapitel zu ethischen und organisatorischen Bereichen der Palliativmedizin).

1.1 Das Konzept der Symptomcluster

Viele palliativmedizinische Symptome treten miteinander vergesellschaftet auf im Sinne sogenannter Symptomcluster (Paice 2004), insbesondere bei onkologischen Erkrankungen (Aktas et al. 2010), hierzu gehören auch Symptomgruppen, die durch onkologische Therapie ausgelöst werden (Wood und Weymann 2013). Forschungen in der Vergangenheit konnten zeigen, dass bestimmte Symptomcluster mit bestimmten Grunderkrankungen assoziiert sind (für eine Übersicht siehe Dietrich und Domagk 2017). Es ist daher wichtig, diese Symptomcluster gemeinsam zu betrachten und zu behandeln; in vielen Fällen kann die erfolgreiche Therapie eines zentralen Clustersymptoms auch eine Besserung der assoziierten Symptome bewirken. Zusätzlich ermöglicht die häufige Assoziation bestimmter Symptomcluster zu bestimmten Diagnosen eine präemptive Behandlung zu erwartender Beschwerden. Das frühzeitige Abfragen typischer assoziierter Symptome mit minimalen Interventionen kann die Lebensqualität der Patienten langfristiger erhalten als das rein reaktive Symptombehandeln.

> Die engmaschige antizipierende klinische Einschätzung in Abhängigkeit von der Grunderkrankung kann die gezielte Symptombehandlung erleichtern und Lebensqualität länger erhalten.

Auch wenn die meisten Autoren der Kapitel dieses Buches Gastroenterologen oder Viszeralchirurgen sind, beschäftigen sie sich doch häufig mit palliativmedizinischen Patienten mit Symptomclustern, deren Auswirkungen über den Magen-Darm-Trakt und die hier primär betroffenen Symptome hinausgehen. Als Palliativmediziner ist es ohnehin unser Anspruch, auch in der Spezialisierung einen ganzheitlichen Ansatz zur Hilfestellung für den Patienten zu verfolgen. Wo die Spezialisierung eine Hilfe sein kann, um schwerwiegende Symptome kompetent zu behandeln, darf sie trotzdem einem generalistischen allgemein-palliativmedizinischen Ansatz nicht im Wege sein (Hui und Bruera 2015; Bausewein et al. 2015). Die Palliativmedizin ist also ohnehin schon immer interdisziplinär und fachübergreifend gewesen, die zunehmende Spezialisierung in der modernen Medizin in vielen Fachbereichen, die in gewisser Weise auch in der Themenwahl dieses Buches zum Ausdruck kommt, soll aber keineswegs die umfassende Sicht auf den Patienten verstellen. Palliativpatienten profitieren in besonderer Weise von einer kontinuierlichen umfassend-persönlichen Behandlung, da die Zuwendung des vertrauten Behandlers Geborgenheit vermittelt und die Erfolgswahrscheinlichkeit der Therapie steigern kann (Den Herder-van Der Eerden et al. 2017; Bähler et al. 2023). Dies gilt in besonderem Maße für Patienten mit neurodegenerativen Erkrankungen (Leniz et al. 2022).

1.2 Minimale Invasivität – die palliativtherapeutische Grundregel

Der alte medizinische Grundsatz, in erster Linie nicht schaden zu wollen, besitzt in der Palliativmedizin eine besondere Bedeutung, da in der Regel Therapeut und Patient eine Verschlechterung der aktuellen Situation durch ein Eingriffsrisiko nicht in Kauf nehmen wollen.

Noch viel stärker als in der allgemeinen Medizin müssen Ärzte und Therapeuten ihre Therapiewahl an der Nutzen-Risiko-Relation jedes Eingriffes ausrichten. Dies spielt auch in der Aufklärung und Diskussion mit dem Patienten eine große Rolle, denn auch die Wünsche der Patienten sind in der Therapieplanung in besonderer Weise zu berücksichtigen. Dies kann im Einzelfall dazu führen, dass auch Therapien zur Anwendung kommen, die nur eine geringe Erfolgsaussicht oder ein relativ hohes Risiko aufweisen, wenn der Patient hierin einen großen Benefit für sich erhofft (der Patientenwunsch als „eigenständiger normativer Faktor") und aus ärztlicher Sicht keine absolute Kontraindikation und eine gewisse Aussicht auf Zustandsbesserung besteht (ärztliche Abgrenzung zu einer unreflektierten „wunscherfüllenden Medizin"; Alt-Epping und Nauck 2012). Das 7-P-Konzept (Tab. 1.1) kann Patienten und Behandlern helfen, Entscheidungen für oder gegen einen bestimmten Eingriff zu treffen.

Die Fortschritte der Medizin in den letzten Jahrzehnten haben zu einer immer stärker ausgeprägten Reduktion der Invasivität von Eingriffen beigetragen. Hierdurch sind die Risiken vieler Eingriffe kontinuierlich gesunken, während der Nutzen gleichblieb oder sich sogar erhöhte. Im besonderen Maße trifft dies auf die Viszeralmedizin zu. Die Fortschritte in der gastrointestinalen Endoskopie ermöglichen Eingriffe, die noch vor wenigen Jahren dem Chirurgen vorbehalten waren und führen bei deutlich geringerer Invasivität vielfach zu ähnlichen Ergebnissen wie diese chirurgischen Eingriffe. In diesem Werk werden die endoskopischen Therapieoptionen bewusst ausführlich dargestellt, um dem interessierten Leser einen weiten Überblick über das Spektrum der Behandlungsformen zu geben und damit dem Behandler die bestmögliche Therapieauswahl zu erlauben. Auch die Viszeralchirurgie hat durch die Individualisierung operativer Verfahren, die Robotik

Tab. 1.1 7-P-Modell eines Entscheidungsprozesses bei interventionellen Eingriffen mit Erläuterungen (die 7 P's nach Strasser et al. 2010)

7-P-Modell des Entscheidungsprozesses für oder gegen eine Intervention:
• Priorität – liegt hier ein wesentliches Problem vor?
• Preis – emotional, zeitlich, physisch, sozial, logistisch, komplikativ?
• Probabilität – führt die invasive Maßnahme viel wahrscheinlicher zum Ziel?
• Prognose – Zeitspanne der Bedeutung des zu lösenden Problems?
• Progression – spricht der weitere erwartete Krankheitsverlauf für den Eingriff?
• Prävention – wird die Maßnahme weitere Komplikationen/Symptome vermeiden?
• Präferenz – und was denkt eigentlich die Patientin/der Patient darüber?

sowie Fortschritte im Bereich der invasiven onkologischen Therapie neue Felder in der viszeralmedizinischen Behandlung erschlossen, die auch Palliativpatienten zugutekommen können. Neben der immer zu diskutierenden Entscheidung, ob ein Eingriff überhaupt durchgeführt werden soll, spielen zunehmend auch differenzialtherapeutische Überlegungen, wie und in welchem Ausmaß ein Eingriff durchgeführt werden soll oder kann, eine Rolle in der Palliativmedizin. Diese Überlegungen werden in diesem Band für den viszeralmedizinischen Bereich vor allem in den endoskopischen und viszeralchirurgischen Kap. 8, 9 und 10 ausgeführt.

> Gerade in der Viszeralmedizin erlauben medizinische Fortschritte in Endoskopie und Chirurgie risikoarme minimal-invasive Eingriffe, bei deren Auswahl neben technischen Aspekten auch die Patientenpräferenz eine große Rolle spielen kann.

Trotz aller Einfachheit der Anwendung medikamentöser Therapien sind auch Tabletten im Grunde genommen eine invasive Therapie. Tabletten zu schlucken kann für palliativmedizinische Patienten, insbesondere bei Problemen im oberen Kopf-Hals- und GI-Trakt, bereits eine Qual sein. Somit kann auch die Wahl des Zugangsweges medikamentöser Therapien eine wichtige Maßnahme sein, Leiden zu lindern. Die beim schwer kranken Patienten erforderliche Polypharmazie führt zur Einnahme vieler Tabletten, erhöht das Risiko von Neben- und Wechselwirkungen und ist daher natürlich nicht risikolos und komplikationsfrei. Eine Studie konnte sogar zeigen, dass die Polypharmazie die Lebensqualität verschlechtert und die Symptomlast erhöht (Schenker et al. 2019) Gerade für Palliativmediziner ist es wichtig, auch in der medikamentösen Therapie immer wieder Indikationen und Einsatz von Therapien zu überprüfen und gegebenenfalls zu modifizieren. Erschwerend kommt hierbei hinzu, dass in der Palliativmedizin Medikamente vielfach auch im Off-Label-Use eingesetzt werden (müssen; Hagemann et al. 2022).

1.3 Palliativmedizinische Therapiesteuerung

Was also im palliativmedizinischen Bereich als grundlegendes Konzept der Therapiesteuerung übrigbleibt, ist die maximal individualisierte Therapie bei minimaler Invasivität. Die Therapiewahl erfolgt nicht aufgrund genetischer oder sonstiger medizinischer Analysen wie in der modernen Onkologie, sondern unter Berücksichtigung individueller, teilweise auch sehr subjektiver Patientenfaktoren (Tab. 1.2). Dabei ist es wichtig, nicht fest an einmal eingeschlagenen Therapiewegen zu haften, sondern die Therapie anhand dieser Faktoren immer wieder neu auszurichten. Eine große Rolle spielt dabei auch die Beratung des Patienten und seines persönlichen Umfeldes, die zu einer besonderen Wechselwirkung zwischen

Tab. 1.2 Verschiedene patientenseitige Faktoren, die Auswirkungen auf die Therapiewahl haben können

Patientenfaktoren	Beispiele für Ausprägungen	Mögliche Maßnahmen
Symptomgesamtheit (Cluster, Begleitsymptome, Grund- und Nebenerkrankungen)	Zusätzliche Symptome bzw. Begleitsymptome anderer Erkrankungen	Priorisierung von Symptomen, Therapiewahl nach den zusätzlichen Symptomen
Psychische Verfassung	Depression, Fatigue, Angststörung, Phobien	Gezielte Psychotherapie, Therapiewahl anpassen
Psychosoziale Faktoren	Familiäres Umfeld, Funktionalität der Familie, soziale Belastungsfaktoren, Reise- oder Betätigungswünsche	Planung der Therapien und der Versorgung nach Terminen und/oder zusammen mit der Familie
Mobilität	Einschränkungen körperlicher Funktionen, der Extremitäten, der Kontinenz etc.	Gezielte Physiotherapie, Berücksichtigung von Körperfunktionen bei Versorgung/Therapien
Religiöse Überzeugungen	Hoher Lebensschutz oder strikte Therapiebegrenzung	Unterschiedliche Risikobereitschaft beeinflusst Therapiewahl

Patient und Therapeuten führt und im Einzelfall genauso wichtig sein kann wie die eigentlich durchgeführte medizinische Therapie.

Eine große Rolle bei der allgemeinen Therapiewahl in Deutschland spielen auch Patientenverfügungen (PV), deren Bestimmungen seit der gesetzlichen Regelung 2009 verbindlich sind (Dietrich und Schoppmeyer 2025). Bei Palliativpatienten ändern sich Krankheitssituationen unter Umständen sehr schnell, hier ist eine Werteanamnese besonders wichtig, da sie situationsunabhängig eine ärztliche Einschätzung des Patientenwunsches auch dann ermöglicht, wenn Patientenäußerungen eingeschränkt sind und aufgrund der dynamischen Krankheitssituation eine PV keine Gültigkeit entfalten kann (z. B. weil die niedergelegten Geltungsvoraussetzungen nicht erfüllt sind oder für die aktuelle Situation keine Festlegung getroffen wurde).

Wie die personalisierte Onkologie sollte die Palliativmedizin genauso individualisiert und personalisiert auf die Patientensituation zugeschnitten werden und hängt entscheidend von der Arzt-Patienten-Beziehung ab.

1.4 Rahmenbedingungen einer Palliativtherapie

Die besonderen ethischen und strukturellen Bedingungen der Palliativmedizin, die weit über die Begrenzung des Buches auf gastroenterologische Symptome hinausgehen, sind wichtige Determinanten der Therapie und spielen im Alltag eine große Rolle. Therapiebegrenzungen (besser: Therapieziel-Änderungen) auf der einen und Einforderungen maximaler Therapien auf der anderen Seite sind ein Spannungsfeld, das auch Palliativteams belasten kann. Zusätzlich führen zentrale ethische Themen zu kontroversen gesellschaftlichen oder philosophischen Debatten wie im Falle des ärztlich-assistierten Suizids oder des freiwilligen Verzichts auf Nahrung und Flüssigkeit. Die grundsätzliche Bedeutung solcher Themen sowie die sich aus der besonderen Geschichte der Palliativ- und Hospizbewegung ergebende Multidisziplinarität der Palliativmedizin jenseits einer organspezifischen Symptombegrenzung hat zur Aufnahme von Grundlagenkapiteln zu diesen ethischen Problemen wie auch zu der generellen Organisation palliativmedizinischer Abteilungen und ambulanter Dienste in dieses Buch geführt. Zusätzlich können moderne Techniken wie Telemedizin die Multidisziplinarität und Verfügbarkeit der Palliativmedizin verbessern (Bückmann et al. 2023; Bernhardt et al. 2024). Wie in fast allen medizinischen Fächern ist auch in der Palliativmedizin vieles im Fluss. Immer aber wird es auf das Engagement und die Zugewandtheit unserer ärztlichen Tätigkeit ankommen, wie hilfreich wir für unsere Patienten sind.

Literatur

Aktas A, Walsh D, Rybicki L (2010) Symptom clusters: myth or reality? Palliat Med 24:373–385. https://doi.org/10.1177/0269216310367842

Alt-Epping B, Nauck F (2012) Der Wunsch des Patienten – ein eigenständiger normativer Faktor in der klinischen Therapieentscheidung? Ethik Med 24:19–28. https://doi.org/10.1007/s00481-011-0147-7

Bähler C, Näpflin M, Scherer M, Blozik E (2023) Continuity of care and treatment intensity at the end of life in Swiss cancer patients. Eur J Public Health 33:396–402. https://doi.org/10.1093/eurpub/ckad047

Bakitas M, Lyons KD, Hegel MT et al (2009) Effects of a palliative care intervention on clinical outcomes in patients with advanced cancer: the Project ENABLE II randomized controlled trial. JAMA 302:741–749. https://doi.org/10.1001/jama.2009.1198

Bausewein C, Simon ST, Pralong A et al (2015) Palliative Care of Adult Patients With Cancer. Dtsch Arztebl Int 112:863–870. https://doi.org/10.3238/arztebl.2015.0863

Bernhardt F, Bückmann A, Krüger J et al (2024) Telemedicine Plus Standard Care Versus Standard Care Only in Specialized Outpatient Palliative Care: A Randomized Controlled Noninferiority Trial. Telemedicine and e-Health 30:1459–1469. https://doi.org/10.1089/tmj.2023.0621

Bückmann A, Bernhardt F, Eveslage M et al (2023) Telemedical Consultations in Palliative Care: Benefits through Knowledge Exchange and Intercollegiate Collaboration – Findings from the German oVID Project. Cancers 15:2512. https://doi.org/10.3390/cancers15092512

Den Herder-van Der Eerden M, Hasselaar J, Payne S, et al (2017) How continuity of care is experienced within the context of integrated palliative care: A qualitative study with patients and family caregivers in five European countries. Palliat Med 31:946–955. https://doi.org/10.1177/0269216317697898

Dietrich CG, Domagk D (2017) Tumorentitätsspezifische Palliativmedizin – Ein neues, vielversprechendes Konzept im Rahmen der »early palliative care«? Internist Prax 058:123134

Dietrich CG, Schoppmeyer K (2025) Chancen und Risiken der Patientenverfügung: Eine Bestandsaufnahme nach der gesetzlichen Regelung 2009. Schmerz 39:133–140. https://doi.org/10.1007/s00482-023-00771-0

Domagk D, Lenz P, Pott G (2009) Gastroenterologische Palliativmedizin: Warum brauchen wir sie, und wie qualifiziert man sich? Z Gastroenterol 47:825–829. https://doi.org/10.1055/s-0028-1109613

Hagemann V, Bausewein C, Remi C (2022) Off-label use in adult palliative care – more common than expected. A retrospective chart review. Eur J Hosp Pharm 29:329–335. https://doi.org/10.1136/ejhpharm-2020-002554

Haun MW, Estel S, Rücker G et al (2017) Early palliative care for adults with advanced cancer. Cochrane Database Syst Rev 2017. https://doi.org/10.1002/14651858.CD011129.pub2

Hui D, Bruera E (2015) Models of integration of oncology and palliative care. Ann Palliat Med 4:89–98. https://doi.org/10.3978/j.issn.2224-5820.2015.04.01

Leniz J, Gulliford M, Higginson IJ et al (2022) Primary care contacts, continuity, identification of palliative care needs, and hospital use: a population-based cohort study in people dying with dementia. Br J Gen Pract 72:e684–e692. https://doi.org/10.3399/BJGP.2021.0715

Oertel M, Schmidt R, Steike DR et al (2023) Palliative care on the radiation oncology ward – improvements in clinical care through interdisciplinary ward rounds. Strahlenther Onkol 199:251–257. https://doi.org/10.1007/s00066-022-01989-0

Paice JA (2004) Assessment of symptom clusters in people with cancer. J Natl Cancer Inst Monographs 98–102. https://doi.org/10.1093/jncimonographs/lgh009

Schenker Y, Park SY, Jeong K et al (2019) Associations Between Polypharmacy, Symptom Burden, and Quality of Life in Patients with Advanced, Life-Limiting Illness. J GEN INTERN MED 34:559–566. https://doi.org/10.1007/s11606-019-04837-7

Strasser F, Blum D, Bueche D (2010) Invasive Palliative Interventions: When Are They Worth It and When Are They Not? The Cancer Journal 16:483–487. https://doi.org/10.1097/PPO.0b013e3181f842b3

Temel JS, Greer JA, Muzikansky A et al (2010) Early palliative care for patients with metastatic non-small-cell lung cancer. N Engl J Med 363:733–742. https://doi.org/10.1056/NEJMoa1000678

Wood LJ, Weymann K (2013) Inflammation and neural signaling: etiologic mechanisms of the cancer treatment-related symptom cluster. Curr Opin Support Palliat Care 7:54–59. https://doi.org/10.1097/SPC.0b013e32835dabe3

Teil I

Symptomcluster

2 Symptome des oberen Gastrointestinaltrakts: Übelkeit, Erbrechen, Appetitlosigkeit, Mucositis

Christoph G. Dietrich

2.1 Epidemiologie, Ursachen

Appetitlosigkeit, Mundtrockenheit, Übelkeit und Erbrechen gehören zu den häufigsten Symptomen bei Palliativpatienten, insbesondere bei solchen mit fortgeschrittenen Tumor-Erkrankungen des Gastrointestinaltrakts. Die Hospiz- und Palliativerhebung HOPE und andere Erhebungen zählen den Appetitmangel zu den häufigsten vier Symptomen der Palliativpatienten. Übelkeit wird in verschiedenen Studien in diesem Patientenkollektiv in bis zu 70 % der Fälle angegeben, Erbrechen in bis zu 30 % (Solano et al. 2006; Benze et al. 2012).

Die genannten Symptome treten in verschiedenen, auch organübergreifenden Symptomclustern häufig gemeinsam auf (Walsh et al. 2023). Die Ursachen für diese Symptome können dabei unterschiedlich sein. Tumorerkrankungen generell können die Beschwerden verursachen, wobei vor allem bei gastrointestinalen Tumoren Übelkeit, Erbrechen und Appetitlosigkeit in hoher Frequenz vorkommen. Chemo- und Radiotherapie, aber auch Schmerztherapie können ebenfalls häufig zu diesen Symptomen führen. Zusätzlich kommen Übelkeit und Erbrechen häufig bei einer Obstipation und der malignen intestinalen Obstruktion (MIO) vor (Kap. 4.) Die Mucositis ist Therapiefolge zytostatischer Therapien, einer lokalen Therapie zugänglich und kommt als primäres Symptom der Grunderkrankung selten vor.

Viele Studien, Metaanalysen und Leitlinien befassen sich vor allem mit den chemotherapieinduzierten Symptomen (Herrstedt et al. 2024). Es spricht allerdings weder pathophysiologisch noch erfahrungsgeleitet etwas dagegen, dass die

C. G. Dietrich (✉)
MVZ Wiesbaden/Rheingau-Taunus, Wiesbaden, Deutschland
E-Mail: christoph.g.dietrich@gmail.com

© Der/die Autor(en), exklusiv lizenziert an Springer-Verlag GmbH, DE, ein Teil von Springer Nature 2026

C. G. Dietrich et al. (Hrsg.), *Gastroenterologische Palliativmedizin*,
https://doi.org/10.1007/978-3-662-70326-7_2

für diese Situation entwickelten Konzepte gegen Übelkeit, Erbrechen und Appetitlosigkeit auch bei anderen Symptomursachen hilfreich sind. Sie können daher auch generell eingesetzt werden.

Die MASCC/ESMO Consensus-Empfehlungen bezüglich Übelkeit und Erbrechen berichten über eine insgesamt geringe Evidenz bezüglich der Behandlung dieser Symptome (Davis et al. 2021). Trotzdem haben sich in den letzten Jahren auf Basis von kleinen Studien und Fallberichten pragmatische Empfehlungen herauskristallisiert. In der Therapie ist häufig kennzeichnend, dass Patienten auf verschiedene Behandlungen unterschiedlich ansprechen und somit Therapieversuche frühzeitig auf ihre klinische Wirkung überprüft werden müssen und ggf. rasche Umstellungen erforderlich sind. Auch sind Kombinationstherapien („cocktail treatment") häufig Monotherapien überlegen, wenngleich teurer, mit mehr Tabletten und möglicherweise auch mit mehr Nebenwirkungen verbunden.

Die genannten Beschwerden stellen eine schwerwiegende Symptomatik mit großem Einfluss auf die Lebensqualität dar. Da es in der Regel bei diesen Symptomen über eine reduzierte Nahrungsaufnahme zu einer Katabolie/Kachexie kommen kann, haben sie auch eine hohe prognostische Bedeutung (Dewys et al. 1980; van Eys 1982; Gallagher Allred et al. 1996; Andreyev et al. 1998).

Es ist daher besonders wichtig, bei diesen Symptomen, wo möglich, auch prophylaktisch tätig zu werden. Frühzeitiges Anregen des Appetits im Krankheitsverlauf verhindert substanziellen Gewichtsverlust und damit die Entwicklung einer Kachexie, erhält die Mobilität über einen längeren Zeitraum und reduziert damit die Sarkopenie. Insgesamt sind die Effekte einer frühzeitigen Appetitanregung und ernährungsmedizinischen Intervention für den Erhalt der Lebensqualität und für eine generelle Prognoseverbesserung erfahrungsgemäß erheblich.

Patienten, die eine Übelkeit oder Erbrechen hervorrufende Therapie erhalten oder die eine viszerale/abdominelle Erkrankung aufweisen, bei der diese Symptome zu erwarten sind, sollten daher frühzeitig ernährungsmedizinisch beraten und über Allgemeinmaßnahmen aufgeklärt werden. Ggf. ist eine dezidierte prophylaktische Therapie zu empfehlen, um im Verlauf die orale Nahrungsaufnahme zu sichern und die Lebensqualität zu erhalten (Dietrich und Domagk 2017).

> Übelkeit und Erbrechen sind aufgrund ihrer ernährungseinschränkenden Wirkung prognostisch relevant und können die Entwicklung von Sarkopenie und Kachexie begünstigen. Sie sollten daher frühzeitig adressiert und behandelt werden.

Fallbeispiel

Ein 79-jähriger Patient mit ossär metastasiertem Prostatakarzinom klagte kurz nach der Erhöhung seiner transdermalen Fentanyldosis von 12,5 auf 25 μg/h über neu aufgetretene Obstipation und Übelkeit. Eine Stuhlregulation war bislang noch nicht durchgeführt worden. Der Patient erhielt 2 Beutel Macrogol/Tag sowie bedarfsweise Metoclopramid, wurde zu hoher Flüssigkeitsaufnahme und leichter körperlicher Aktivität angehalten und die Fentanyldosis konnte unter einer Hinzunahme von 2 × 75 mg Pregabalin/Tag wieder auf 12,5 µg/h reduziert werden. Die Beschwerden besserten sich prompt und traten auch unter einer erneuten Fentanyl-Dosiserhöhung einige Monate später zunächst nicht wieder auf.◄

Fallbeispiel

Ein 74-jähriger Patient mit inoperablem Magenkarzinom, der sich einer Chemotherapie unterzog, klagte zuerst im Rahmen der Chemotherapiegaben, später auch zwischen den Gaben über Appetitlosigkeit und Übelkeit. Er erhielt zu den Chemotherapiezyklen 20 mg Prednisolon über 3 Tage sowie dauerhaft 4 × 0,5 mg Haloperidol und bedarfsweise MCP. Zudem erfolgte eine ernährungsmedizinische Beratung, eine Kaloriensupplementation mit Proteinpulver und der Patient wurde zu häufigen Spaziergängen ermuntert. Hierunter konnte eine Gewichtsreduktion zunächst vermieden werden. Im weiteren Verlauf verschlechterte sich der Zustand erheblich, es kam zu Blutungen aus dem Tumor und Erbrechen. Unter einer zunächst infusionalen Erythromycin-Therapie sowie Umstellung auf Olanzapin-Schmelztabletten konnte eine vorübergehende Stabilisierung der Symptomlast für einige Tage erreicht werden, ehe der Patient sich massiv verschlechterte und eine palliative Sedierung erfolgte.◄

2.2 Diagnostik und pathophysiologische Grundlagen der Therapiekonzepte

Da die Ursachen für Xerostomie, Appetitlosigkeit, Übelkeit und Erbrechen sehr unterschiedlich sein können, ist bei unklaren Situationen sorgfältige Diagnostik hilfreich, um eine möglichst frühzeitig wirksame, im Einzelfall sogar ursächliche Therapie zu initiieren. Hilfreiche Untersuchungen und ihre Inhalte finden sich in Tab. 2.1, wobei die hier genannten ersten vier Punkte häufig niedrigschwellig auch im ambulanten-häuslichen Bereich untersucht bzw. initiiert werden können und gegebenenfalls durch Untersuchungen aus Punkt 5 ergänzt werden sollten.

Bei der Mucositis sind beschwerdegetriggerte Untersuchungen der Mundhöhle häufig ausreichend. Diese können im Einzelfall durch Abstriche der Mundschleimhaut zur Charakterisierung einer sekundären Schleimhautinfektion durch Bakterien, Viren oder Pilze ergänzt werden.

Tab. 2.1 Wichtige diagnostische Maßnahmen bei Symptomen des oberen Gastrointestinaltrakts (TSH = Thyrotropin, CCT = Cranielle Computertomographie, MDP = Magen-Darm-Passage)

Diagnostische Maßnahmen	Details/mögliche Befunde
1. Anamnese	• Frequenz der Beschwerden • Dauer und Situation des Auftretens • Zeitliche Zusammenhänge • Medikamenteneinnahme • Aussehen des Erbrochenen/des Stuhls • Zusätzliche Beschwerden
2. Körperliche Untersuchung	• Stomatitis/Mukositis • Aszites • Organomegalie • Tastbare Resistenzen/Kotsäulen • Rektale Untersuchung
3. Sonographie	• Ileus • Peristaltik • Magenfüllung • Tumor/Lymphknotenstationen • Aszites
4. Labor	• Harnstoff • Elektrolyte • Bilirubin • Ggf. Medikamentenkonzentrationen • TSH
5. Weitere Untersuchungen je nach Situation	• Gastroskopie • Rö Abdomen • CCT • CT Abdomen • Breischluck • MDP

> Meist sind einfache (und mobile) diagnostische Maßnahmen wie Anamnese, körperliche Untersuchung und Sonographie hilfreich und ausreichend bei der näheren Charakterisierung der symptomauslösenden Ursachen.

Die neurologischen Verschaltungen im Hirnstamm, die Übelkeit und Erbrechen als Symptome mit auslösen oder diese Symptome erheblich modulieren, sind komplex (Abb. 2.1).

In der am Boden des vierten Ventrikels gelegenen Area Postrema, auch Chemorezeptor-Triggerzone (CTZ) genannt, werden durch die D2-, 5-HT3- und NK1-Rezeptoren Toxin-Einwirkungen verschaltet. Das cranial davon gelegene Brechzentrum weist muscarinerge Acetylcholin-Rezeptoren, H1-, 5-HT2- und ebenfalls NK1-Rezeptoren auf. Afferenzen aus der CTZ, dem GI-Trakt und den Hirnnerven werden im Brechzentrum komplex verschaltet und resultieren in Efferenzen zum Gastrointestinaltrakt, die dann Übelkeit und Erbrechen auslösen

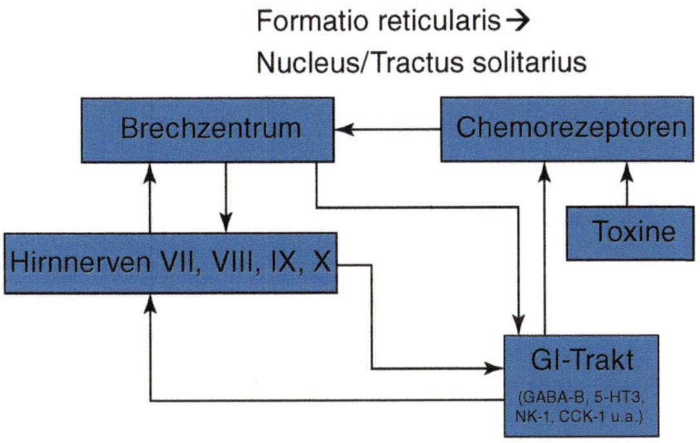

Abb. 2.1 Schema der Verschaltungen zum Brechzentrum – Afferenzen aus der Chemorezeptor-Triggerzone (CTZ), Gastrointestinaltrakt *(GI-Trakt)* und den Hirnnerven werden komplex verschaltet und resultieren in Efferenzen zum GI-Trakt = Übelkeit/Erbrechen. Diese Verschaltungen illustrieren zum einen die Komplexität des Symptoms „Übelkeit", zeigen zum anderen aber auch die verschiedenen, teilweise rezeptorspezifischen Angriffspunkte für eine Therapie. *GABA* Gamma-Aminobuttersäure, *5-HT* 5-Hydroxytryptamin/Serotonin, *NK-1* Neurokinin-1, *CCK* Cholecystokinin

können. Im Gastrointestinaltrakt selbst liegen vor allen Dingen GABA-B-, 5-HT3-, NK1- und CCK1-Rezeptoren vor, die durch verschiedene Substanzen angesteuert werden können.

Table 2.2 gibt die beteiligten Rezeptoren sowie die Aktivität verwendeter Antiemetika an diesen Rezeptoren wieder. Ohne hier zu molekular werden zu wollen, lassen Abbildung und Tabelle erkennen, dass eine kombinierte Medikation häufig die Effektivität der antiemetischen Therapie durch Abdeckung verschiedener Rezeptoren steigern kann. In der Praxis kann daher durch geschickte Auswahl von Kombinationspartnern in der Therapie eine mehr periphere oder zentrale oder kombinierte Ansteuerung der Hirn-Bauch-Achse erreicht werden. Allerdings bedeuten bestimmte (experimentell ermittelte) Rezeptoraffinitäten nicht, dass bestimmte Wirkungen klinisch auch erreicht werden (Sanger und Andrews 2023), sodass komplexe Therapiesituationen entstehen können.

Die komplexe und teilweise zentral mitbestimmte Auslösung der Symptome Übelkeit und Erbrechen bedingen sehr unterschiedliche Ausprägungen, erlauben aber auch mehrere therapeutische Angriffspunkte.

Die Mucositis mit aphtöser Stomatitis ist fast immer therapieinduziert und das Ergebnis einer Kombination aus zytostatischer Therapie, inflammatorischen Prozessen und lokaler mechanischer Belastung.

Tab. 2.2 Aktivität von Antiemetika an unterschiedlichen Rezeptoren (*z* zentral, *p* peripher). Dexamethason wirkt antiemetisch bei letztlich unbekanntem Mechanismus. Cannabinoide (z. B. Dronabinol) wirken am CB-1-Rezeptor. Die in der Tabelle genannten Substanzen wirken jeweils antagonistisch am aufgeführten Rezeptor außer am 5-HT4-Rezeptor (hier als Agonist)

Substanzen und ihre (antagonistischen) Rezeptoraffinitäten	D2 (z)	D2 (p)	HT2	HT3	HT 4+	H1	mACh	NK
Metoclopramid	++			+	++			
Domperidon		++						
Alizaprid	+++							
Dimenhydrinat						++	+	
Haloperidol	+++		(+)			(+)		
…setrone				+++				
Levomepromazin	++		+++			+++	++	
Aprepitant								+++
Olanzapin	+		+++	++		+	+	

Fallbeispiel

Eine 82-jährige, bislang gesunde Patientin stellte sich am Wochenende mit rechtsseitigen Oberbauchschmerzen, Bauchschwellung, Ikterus, Appetitlosigkeit und zunehmender Übelkeit mit Brechreiz in unserer Ambulanz vor. Eine rasche orientierende sonographische Diagnostik ergab eine ausgeprägte Hepatomegalie mit multiplen Leberherden v. a. im linken Leberlappen, Aszites sowie erheblicher Magenfüllung. Eine CT des Abdomens zeigte einen großen Tumor des Sigmas sowie eine Pyloruskompression durch die Hepatomegalie. Die Patientin lehnte jegliche weitere invasive Maßnahme mit dem Hinweis ab, sie sei „lebenssatt" und wolle bald sterben, weswegen sie die schon länger bestehenden Beschwerden bisher ignoriert hatte. Nach ausführlicher Aufklärung erfolgte die Übernahme auf die Palliativstation zur Symptomkontrolle. Unter einer Medikation mit 4 × 8 mg Dexamethason, 3 × 10 mg MCP und 150 mg Dimenhydrinat rektal abends kam es zu einer deutlichen Besserung der Oberbauchsymptomatik und der Übelkeit und die Patientin begann wieder mit dem Essen. Das MCP wurde wegen motorischer Unruhe nach einigen Tagen reduziert auf 2 × 5 mg oral, zusätzlich wurde mehrfach täglich 1 mg Haloperidol verabreicht. Im weiteren Verlauf konnte das Dexamethason auf 4 × 4 mg reduziert werden und es gelang sogar die Entlassung der Patientin mit SAPV-Versorgung in die Häuslichkeit, wo sie 2 Wochen später im Kreise ihrer Familie verstarb.◂

2.3 Therapie

Table 2.3 zeigt verschiedene Ursachen von Übelkeit und Erbrechen mit hieraus resultierenden Sofortmaßnahmen. Da es sich bei den genannten Symptomen um das Ergebnis komplex regulierter Zusammenhänge zwischen Hirn und Bauchorganen handelt, sind multifaktorielle Symptomkomplexe in der Entstehung und der Therapie zu beachten. Dies sollte in der gezielten Behandlung berücksichtigt werden, die daher häufig aus mehreren Therapieansätzen besteht.

2.3.1 Allgemeinmaßnahmen

Appetitanregung und -erhalt sowie verschiedene nichtmedikamentöse Maßnahmen verbessern teilweise erheblich auch die Übelkeit und den Brechreiz.

Eine große Rolle bei Störungen der Nahrungsaufnahme bei Palliativpatienten spielt die Zubereitung und Darbietung der Speisen. Krankenhausessen, aber auch „Essen auf Rädern" im ambulanten Bereich können aufgrund der Zubereitungsbedingungen häufig die hohen Ansprüche in diesem Bereich nicht erfüllen. Sie sind i. d. R. wenig appetitlich angerichtet, haben Defizite im Geruchs- und Geschmacksbereich und durch die langen Transportwege von der Küche bis zum Patientenbett oft schon die ohnehin geringe Attraktivität noch weiter verloren. Um

Tab. 2.3 Verschiedene Symptomursachen mit Erläuterungen und möglichen ursachenspezifischen Abhilfen (NSAR = Nicht-steroidale Antirheumatika, GI = Gastrointestinal, PPI = Protonenpumpenhemmer)

Ursachen der Symptome	Details/Erläuterungen	Mögliche Abhilfe
Medikamentös (Nebenwirkungen)	Opioide Digitalis Antibiotika NSAR Chemotherapie Antikonvulsiva	Dosismodifikation Umstellung der Therapie
Gastrointestinal	GI-Obstruktion (auch funktionell) Obstipation Soor/Mukositis Ulcus	Lokale/systemische gezielte Therapie (PPI, Prokinetika, Stuhlregulation etc.) oder endoskopisch
Zentral	Hirnfiliae/erhöhter Hirndruck	Zunächst Dexamethason
Metabolisch	Niereninsuffizienz Hypercalcämie	Korrektur durch Substitution, Flüssigkeit und Bisphosphonate
Psychisch	Stress Schmerz Angst antizipatorisch	Beratung Exploration Entspannungsübungen

eine möglichst hohe Kalorienaufnahme der Patienten zu sichern und gleichzeitig das soziale Erleben der Nahrungsaufnahme, das eine hohe Bedeutung für die Lebensqualität hat, zu maximieren, sollten die Speisen möglichst individuell zubereitet, appetitlich angerichtet und auf ansprechendem Geschirr serviert werden. Dies ist auf Palliativstationen häufig realisierbar, im ambulanten Bereich aber nur mit entsprechenden Hilfskräften vor Ort darstellbar.

Triggerereignisse (v. a. Gerüche) für Erbrechen spielen beim sogenannten antizipatorischen Erbrechen eine große Rolle. Diese sollten unbedingt vermieden werden. Dies bedeutet praktisch, dass zum Beispiel Verbandswechsel von Geschwüren zeitlich möglichst weit weg von der Nahrungsaufnahme geplant werden sollten und die Verbände geruchsabsorbierend sein sollten.

Ingwer und Pfefferminz, wie auch Kamille, können positive Effekte auf Übelkeit und Brechreiz ausüben (Molassiotis et al. 2024) und sind in der Anwendung leicht auszuprobieren.

Zahlreiche nichtpharmakologische, häufig aber auch schlecht standardisierte Ansätze umfassen zum Beispiel die Anwendung von progressiver Muskelrelaxation, Musiktherapie, Duftstoffen (Aromatherapie) oder von Akupunktur (P6), wobei die Datenlage durchaus heterogen ist (Chien et al. 2013; Molassiotis et al. 2024).

Für verschiedene nichtmedikamentöse Methoden zur Vermeidung des antizipatorischen Erbrechens wie systematische Desensibilisierung, Yoga oder Hypnotherapie existieren nur wenige Daten (Kobayashi et al. 2024); ihre Anwendung erfordert zudem entsprechende personelle Voraussetzungen.

Als lokale Therapien zur Prophylaxe und Therapie der oralen Mucositis haben sich orale Spüllösungen mit Kamille und Pfefferminz, Honig oder das Lutschen von Eiswürfeln bewährt, Maßnahmen, die teilweise auch gegen Xerostomie helfen. Auch Laser- oder Lichttherapie scheint in vielen Situationen wirksam zu sein, erfordert aber entsprechende apparative Voraussetzungen (Eglseer et al. 2020). Es sollte nur weiche Kost verabreicht werden.

Für die Mundtrockenheit kann manchmal schon eine angeschnittene Zitrone auf dem Nachttisch hilfreich sein, zusätzlich kommen Kaugummi, Präparate mit mucin-, cellulose- oder glycerolbasiertem künstlichem Speichel und adstringierende Spüllösungen zum Einsatz (Kakei et al. 2024).

Zu den Allgemeinmaßnahmen zählen auch Dosismodifikationen oder Wechsel bestehender Medikation, da zahlreiche Substanzen (v. a. Opioide, Psychotherapeutika, anticholinerge Substanzen, aber auch naturheilkundliche Präparate) die hier behandelten Symptome hervorrufen oder verstärken können (Tanasiewicz et al. 2016).

2.3.2 Medikamentöse Therapie

Zahlreiche interessante Substanzen, die allerdings hierfür keine Zulassung in Deutschland haben oder generell hier schwer erhältlich sind, führen – teilweise als „Nebenwirkung" – zu einer Appetitanregung und können hierfür entsprechend einem Gesamtkonzept eingesetzt werden. Hierzu zählen z. B. Megestrolacetat (bei höheren Dosen nebenwirkungsreich), Thalidomid (200 mg täglich), Mirtazapin und Cortison (20 mg Prednisolonäquivalent täglich; Chowdhury et al. 2024). Mirtazapin sollte wegen seiner schlafanstoßenden Wirkung abends verabreicht werden (15–30 mg) und verbessert als atypisches Antidepressivum auch die Stimmung. Olanzapin, dessen Bedeutung ohnehin in der Symptomkontrolle von Übelkeit und Erbrechen zunimmt (siehe unten), hat schon in geringen Dosen von 2,5 mg täglich einen appetitsteigernden Effekt. Cannabinoide hingegen scheinen keine verlässliche Wirkung auf den Appetit zu haben (Hammond et al. 2021; Ispoglou et al. 2024) und können derzeit aufgrund der Studienlage auch bei der Therapie von Übelkeit und Erbrechen nicht generell empfohlen werden (Alderman et al. 2023).

Mundtrockenheit kann medikamentös mit Pilocarpin als Tablette (3–4 × 5 mg täglich), als Augentropfen oder als Mundspülung (1–2 %ig) eingesetzt werden, hat aber Nebenwirkungen und zahlreiche Kontraindikationen und wirkt häufig erst verzögert (Tanasiewicz et al. 2016; Hong et al. 2024). Acetylcystein mit viel Flüssigkeit ist unkomplizierter einsetzbar, häufig aber in der Wirkung limitiert.

Je nach Ausprägung des Krankheitsbildes kann es initial in der Therapie von Übelkeit und Erbrechen erforderlich sein, die Substanzen zunächst parenteral (intravenös oder subkutan) oder auch rektal (z. B. Dimenhydrinat) zu verabreichen, da ansonsten die Aufnahme des Wirkstoffs nicht gesichert ist. In der Regel ist dann nach beginnender Symptomkontrolle die Umstellung auf eine orale Therapie möglich. Schmelztabletten stellen eine neue attraktive Applikationsform dar (Olanzapin ist z. B. als solche verfügbar). Die Wahl des initialen Antiemetikums sollte möglichst nach in der Diagnostik ermittelter Ursache und eventuell bestehender Co-Symptomatik erfolgen.

Einer engmaschig vorgenommenen Dosistitration unter Berücksichtigung der Patientenangaben zur Symptomschwere kommt eine große Bedeutung in der Maximierung der Wirksamkeit bei gleichzeitiger Minimierung der Nebenwirkungen zu. Metoclopramid als Basissubstanz, dessen Anwendung von extrapyramidalen Nebenwirkungen limitiert ist, wird mittlerweile häufig abgelöst von niedrig dosierten Neuroleptika wie Haloperidol oder Olanzapin.

Peripher wirksame Substanzen können gezielt mit zentral wirksamen Substanzen kombiniert werden (Tab. 2.2). Gegebenenfalls ist dann bei unzureichender Wirkung eine Medikamentenrotation oder eine weitere Kombinationstherapie erforderlich. Aprepitant, wiewohl nur als Kurzzeittherapie bei mittel- und hochemetogener Chemotherapie zugelassen, stellt durch die gezielte zusätzliche Neurokinin-Rezeptor-Blockade ein sinnvolles Kombinationspräparat in schwierigen Fällen dar. Die Anwendung wird aber neben der fehlenden Zulassung auch durch die auf die Chemotherapiebegleitung ausgerichteten verfügbaren Packungsgrößen erschwert. Prokinetika sind häufig als Kombinationselemente sinnvoll, sollten bei bestehender mechanischer Obstruktion aber vermieden werden.

Abb. 2.2 gibt einen Algorithmus wieder, der neben medikamentösen Maßnahmen zum Teil auch schon endoskopische Interventionen zeigt. Bei der Wahl der Therapiesequenz spielt dabei eine Einteilung der Beschwerden nach der Ursache (medikamentös vs. funktionell vs. Stenose) und dem dominanten Symptom

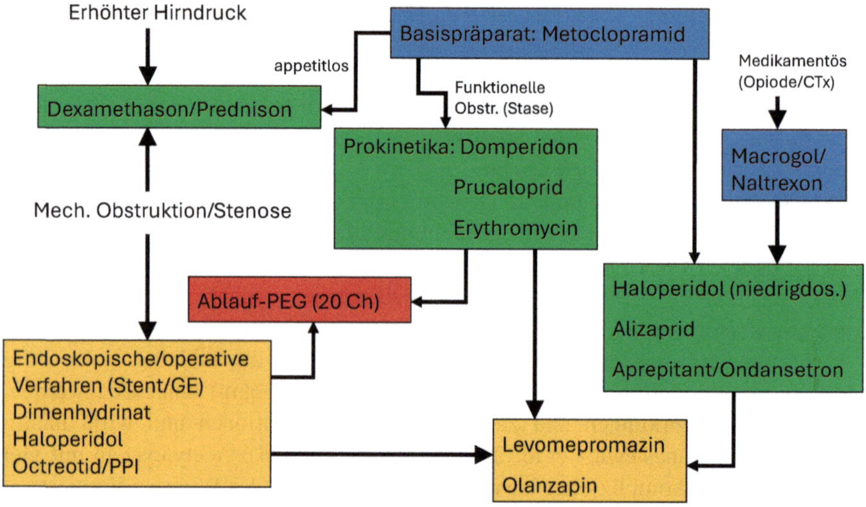

Abb. 2.2 Ursachengeleiteter Algorithmus zur Behandlung von Übelkeit und Erbrechen (CTx = Chemotherapie, PEG = Perkutane endoskopische Gastrostomie, GE = (Chirurgische oder endoskopische) Gastroenterostomie, PPI = Protonenpumpenhemmer)

(appetitlos vs. Übelkeit/Erbrechen) eine große Rolle. Auf die endoskopischen und chirurgischen Interventionen, die v. a. bei umschriebenen Stenosen zum Einsatz kommen, wird ausführlich in den Kap. 8, 9 und 10 eingegangen.

In Tab. 2.4 sind die typischen für Übelkeit und Erbrechen eingesetzten Substanzen mit den verwendeten Dosierungen zusammengefasst. Der Einsatz der verschiedenen Substanzen sollte auch nach den möglichen Nebenwirkungen erfolgen.

Fallbeispiel

Eine 68-jährige Patientin mit einem peritoneal metastasierten Ovarialkarzinom wurde bei Übelkeit und Brechreiz zur weiteren Evaluation palliativmedizinisch vorgestellt. Eine sonographische Diagnostik ergab flüssigkeitsgefüllte Darmschlingen ohne erkennbaren Kalibersprung, auch im CT konnte keine umschriebene Stenose identifiziert werden. Unter der Annahme einer funktionellen Obstruktion/Pseudoobstruktion im Sinne eines Motilitätsmangels wurde zunächst 3 × 10 mg Domperidon unter initial flankierender Gabe von 100 mg Erythromycin 3 × täglich i.v. eingesetzt, worunter es zu einer nur geringen Besserung kam. Nach einer Umstellung auf 2 mg Prucaloprid täglich besserten sich Übelkeit und Appetitmangel vorübergehend, ehe wieder regelmäßig Erythromycin-Infusionen erfolgten. Schließlich war die Anlage einer 20-Ch-Ablauf-PEG erforderlich, mit Umstellung der Ernährung auf ein parenterales kaloriendeckendes Schema und die Gabe flüssiger und breiiger Kost oral zusätzlich *ad libitum*. Hierunter und unter oral verabreichtem niedrig-dosiertem

Tab. 2.4 Bei Übelkeit und Erbrechen bewährte Substanzen mit typischen Dosierungen und Nebenwirkungsspektrum

Substanzen und typ. Dosierungen	Dosisbereich	Besonders zu beachten als mögliche Nebenwirkung
Metoclopramid	5–10 mg bis zu 3 × tgl. oral, rektal oder iv	Extrapyramidale Störungen/ Dyskinesien
Domperidon	10–20 mg bis zu 4 × tgl. oral	QT-Zeit-Verlängerungen
Dimenhydrinat	50–100 mg bis zu 4 × tgl. oral, 150 mg rektal 2 × tgl.	Müdigkeit und Mundtrockenheit
Haloperidol	0,5 mg oral als Einzeldosis häufig ausreichend, mehrfach täglich	In dieser niedrigen Dosis häufig unproblematisch, selten Mundtrockenheit und Dyskinesien
Ondansetron	8 mg 2 × tgl. oral oder intravenös	Kopfschmerzen, Dyskinesien, QT-Zeit-Verlängerung, Obstipation
Levomepromazin	2–6 mg oral bis zu 3 × tgl. oder max. 5 mg i.v.	In dieser niedrigen Dosis selten Mundtrockenheit, Müdigkeit und Dyskinesien
Aprepitant	80–125 mg 1 × tgl.	Kopfschmerzen, Appetitlosigkeit, Mundtrockenheit, verfügbare Packungsgrößen nicht für Langzeittherapie geeignet
Olanzapin	2,5–5 mg meist abends	Müdigkeit, Dyskinesien Filmtabletten (ab 2,5 mg erhältlich) und Schmelztabletten (erst ab 5 mg erhältlich) dürfen formal nicht geteilt werden
Dexamethason	0,5–4 mg bis zu 4 × tgl.	Bei Langzeittherapie Elektrolyt- und Glucoseentgleisungen

Haloperidol konnte eine zufriedenstellende Symptomkontrolle der Übelkeit und Brechreiz bis zum Tode der Patientin erreicht werden.◄

2.4 Zusammenfassung

Eine sorgfältige Anamnese sowie eine situationsangepasste Diagnostik sind bei den Symptomen Appetitlosigkeit, Mundtrockenheit, Übelkeit und Erbrechen die Grundlage der Therapie. Zunächst wird ein ursächlicher Therapieversuch angestrebt, dabei ist je nach Gesamtsituation auch ein interventioneller (endoskopischer oder chirurgischer) Zugang vorstellbar. Eine regelmäßige Überprüfung der eingesetzten Medikamente und ihrer Indikationen in der gesamten Palliativtherapie (vor allem der Schmerztherapie!) kann Nebenwirkungen reduzieren und eine entsprechende Modifikation die Symptome verbessern und damit eine Zunahme der Tablettenlast verhindern. Ist eine ursächliche Therapie nicht möglich, erfolgt eine konsequente symptomatische Therapie, die sich an einer Charakterisierung des Symptomkomplexes und den verschiedenen Angriffspunkten der Substanzen orientiert und daher meistens auch als Kombinationstherapie durchgeführt wird. Das Therapieziel der Symptomkontrolle sollte engmaschig überprüft werden anhand klinischer Parameter, gegebenenfalls ist eine weitere Eskalation im Verlauf erforderlich. Hierbei können invasive Maßnahmen wie Ablauf-PEG oder Stomaanlage eine Rolle spielen, die trotz mechanischer Obstruktionen Übelkeit und Erbrechen bessern und eine orale Aufnahme von Flüssigkeit und Nahrung ermöglichen können.

Literatur

Alderman B, Hui D, Mukhopadhyay S et al (2023) Multinational Association of Supportive Care in Cancer (MASCC) expert opinion/consensus guidance on the use of cannabinoids for gastrointestinal symptoms in patients with cancer. Support Care Cancer 31:39. https://doi.org/10.1007/s00520-022-07480-x

Andreyev HJN, Norman AR, Oates J, Cunningham D (1998) Why do patients with weight loss have a worse outcome when undergoing chemotherapy for gastrointestinal malignancies? Eur J Cancer 34:503–509. https://doi.org/10.1016/S0959-8049(97)10090-9

Benze G, Geyer A, Alt-Epping B, Nauck F (2012) Behandlung von Übelkeit und Erbrechen mit 5HT3-Antagonisten, Steroiden, Antihistaminika, Anticholinergika, Somatostatinanaloga, Benzodiazepinen und Cannabinoiden bei Palliativpatienten: Ein systematisches Review. Schmerz 26:481–499. https://doi.org/10.1007/s00482-012-1235-4

Chien T-J, Liu C-Y, Hsu C-H (2013) Integrating Acupuncture into Cancer Care. J Tradit Complement Med 3:234–239. https://doi.org/10.4103/2225-4110.119733

Chowdhury IH, Rahman S, Afroze YJ, Shovah ST (2024) IUPHAR ECR review: Cancer-related anorexia-cachexia in cancer patients: Pathophysiology and treatment. Pharmacol Res 203:107129. https://doi.org/10.1016/j.phrs.2024.107129

Davis M, Hui D, Davies A et al (2021) MASCC antiemetics in advanced cancer updated guideline. Support Care Cancer 29:8097–8107. https://doi.org/10.1007/s00520-021-06437-w

Dewys WD, Begg C, Lavin PT et al (1980) Prognostic effect of weight loss prior to chemotherapy in cancer patients. Eastern Cooperative Oncology Group. Am J Med 69:491–497. https://doi.org/10.1016/s0149-2918(05)80001-3

Dietrich CG, Domagk D (2017) Tumorentitätsspezifische Palliativmedizin – Ein neues, vielversprechendes Konzept im Rahmen der »early palliative care«? Internist Prax 058:123–134

Eglseer D, Seymann C, Lohrmann C, Hoedl M (2020) Nutritional problems and their non-pharmacological treatment in adults undergoing haematopoietic stem cell transplantation – A systematic review. Eur J Cancer Care 29. https://doi.org/10.1111/ecc.13298

Gallagher Allred CR, Coble Voss A, Finn SC, McCAMISH MA (1996) Malnutrition and Clinical Outcomes. J Am Diet Assoc 96:361–369. https://doi.org/10.1016/S0002-8223(96)00099-5

Hammond S, Erridge S, Mangal N et al (2021) The Effect of Cannabis-Based Medicine in the Treatment of Cachexia: A Systematic Review and Meta-Analysis. Cannabis and Cannabinoid Research 6:474–487. https://doi.org/10.1089/can.2021.0048

Herrstedt J, Clark-Snow R, Ruhlmann CH et al (2024) 2023 MASCC and ESMO guideline update for the prevention of chemotherapy- and radiotherapy-induced nausea and vomiting. ESMO Open 9:102195. https://doi.org/10.1016/j.esmoop.2023.102195

Hong C, Jensen SB, Vissink A et al (2024) MASCC/ISOO Clinical Practice Statement: Management of salivary gland hypofunction and xerostomia in cancer patients. Support Care Cancer 32:548. https://doi.org/10.1007/s00520-024-08688-9

Ispoglou T, McCullough D, Windle A et al (2024) Addressing cancer anorexia-cachexia in older patients: Potential therapeutic strategies and molecular pathways. Clin Nutr 43:552–566. https://doi.org/10.1016/j.clnu.2024.01.009

Kakei Y, Shimosato M, Soutome S et al (2024) Interventional Prospective Studies on Xerostomia in Patients Undergoing Palliative and End-of-Life Care: A Scoping Review. Cureus. https://doi.org/10.7759/cureus.63002

Kobayashi M, Kako J, Iba A et al (2024) Non-pharmacological treatments for anticipatory nausea and vomiting during chemotherapy: a systematic review and meta-analysis of the Clinical Practice Guidelines for Antiemesis 2023. Int J Clin Oncol 29:889–898. https://doi.org/10.1007/s10147-024-02536-w

Molassiotis A, Affronti ML, Fleury M et al (2024) 2023 MASCC/ESMO consensus antiemetic guidelines related to integrative and non-pharmacological therapies. Support Care Cancer 32:30. https://doi.org/10.1007/s00520-023-08225-0

Sanger GJ, Andrews PLR (2023) Review article: An analysis of the pharmacological rationale for selecting drugs to inhibit vomiting or increase gastric emptying during treatment of gastroparesis. Aliment Pharmacol Ther 57:962–978. https://doi.org/10.1111/apt.17466

Solano JP, Gomes B, Higginson IJ (2006) A Comparison of Symptom Prevalence in Far Advanced Cancer, AIDS, Heart Disease, Chronic Obstructive Pulmonary Disease and Renal Disease. J Pain Symptom Manage 31:58–69. https://doi.org/10.1016/j.jpainsymman.2005.06.007

Tanasiewicz M, Hildebrandt T, Obersztyn I (2016) Xerostomia of Various Etiologies: A Review of the Literature. Adv Clin Exp Med 25:199–206. https://doi.org/10.17219/acem/29375

van Eys J (1982) Effect of nutritional status on responses to therapy. Cancer Res 42:747s–753s

Walsh M, Fagan N, Davies A (2023) Xerostomia in patients with advanced cancer: a scoping review of clinical features and complications. BMC Palliat Care 22:178. https://doi.org/10.1186/s12904-023-01276-4

Ernährung und Unterernährung

3

Philipp Lenz und Lydia Lambert

3.1 Mangelernährung

Bei Krebspatienten im fortgeschrittenen Stadium liegt die Prävalenz der Mangelernährung bei über 70 % (Ruggeri et al. 2020). Die Zahl der unter- und mangelernährten Patienten liegt zum Zeitpunkt der stationären Krankenhausaufnahme bei ca. 25 % (Pirlich et al., 2006). In einer Studie von Albert et al. (2014) lag der Anteil an stationären Palliativpatienten mit Mangelernährungsrisiko nach Screening deutlich höher im Vergleich zu den allgemein stationär aufgenommenen Patienten (72 – 75 % palliativ vs. 25 % allgemein; Albert et al., 2014). Obwohl Mangelernährung und Stoffwechselstörungen bei Krebspatienten häufig sind und eine hohe prognostische Relevanz haben, wird diese oft unterdiagnostiziert, der Schweregrad falsch eingestuft und die Erkrankungen werden nicht ausreichend behandelt (Lorton et al. 2020; Arends J. 2023). Wie bereits erwähnt, weisen insbesondere ältere Erwachsene mit Krebs eine hohe Prävalenz von Mangelernährung auf. Oftmals tritt diese zusammen mit Sarkopenie und Kachexie auf, was zu zusätzlichen Belastungen führt, einschließlich einer schlechten Verträglichkeit der Krebsbehandlung (Bullock et al. 2024).

P. Lenz (✉) · L. Lambert
Zentrale Einrichtung Palliativmedizin, Universitätsklinikum Münster, Münster, Deutschland
E-Mail: philipp.lenz@ukmuenster.de

L. Lambert
E-Mail: Lydia.Lambert@ukmuenster.de

L. Lambert
Medizinische Klinik B, Gastroenterologie, Hepatologie, Endokrinologie und Klinische Infektiologie, Abteilung für Diabetologie, Endokrinologie und Ernährungsmedizin, Universitätsklinikum Münster, Münster, Deutschland

© Der/die Autor(en), exklusiv lizenziert an Springer-Verlag GmbH, DE, ein Teil von Springer Nature 2026

C. G. Dietrich et al. (Hrsg.), *Gastroenterologische Palliativmedizin*,
https://doi.org/10.1007/978-3-662-70326-7_3

Besondere Aufmerksamkeit sollte hierbei die Entstehung oder das Vorhandensein einer Kachexie erhalten. Auch die Behandlung einer Kachexie erfordert einen multiprofessionellen Ansatz. Hierzu zählen die Sicherung der Nahrungszufuhr (ggf. auch Ausgleich von Mikronährstoffmangel), die Anleitung zum Muskeltraining, Ansätze zur Normalisierung der Stoffwechsellage, sowie die das Angebot an psychologischer und sozialer Unterstützung (Arends J. 2023). Bis 2011 gab es keine anerkannte Definition für Kachexie. Ein Expertengremium hat daher eine Konsensdefinition entwickelt, die hervorhebt, dass Krebskachexie durch fortschreitenden Muskelabbau (mit oder ohne Fettverlust) gekennzeichnet ist, der nicht durch eine konventionelle Ernährungstherapie rückgängig gemacht werden kann. Bei der Behandlung der Kachexie muss ein ganzheitliches Modell angewendet werden, dass den multidimensionalen Bedürfnissen der Patienten und ihrer Familien gerecht wird. Pflegepersonal, Ärzte und Diätassistenten spielen alle eine Rolle bei der Therapie und können die Auswirkungen der Kachexie für Patienten und ihre Familien verbessern (Millar et al. 2013).

In der Palliativmedizin erfordern die vorherrschenden katabolen Störungen eine gründliche Beurteilung der individuellen Konstellation der gestörten Funktionen und eine sorgfältige Abwägung von Nutzen und Risiken ernährungsmedizinischer Interventionen. Dies ist von besonderer Bedeutung bei Patienten mit einer voraussichtlichen Überlebenszeit von weniger als einigen Monaten. Aufgrund der komplexen Wechselwirkungen von mechanischen, metabolischen und psychologischen Faktoren sollten multiprofessionelle Teams beteiligt sein (Arends J. 2023).

Damit Palliativpatienten mit Ernährungsstörungen zuverlässig unterstützt werden, sollten im behandelnden Zentrum klare Strukturen und Zuständigkeiten sowie standardisierte Abläufe vorliegen (Arends J. 2023). Im Folgenden werden diese Aspekte näher betrachtet.

Die Häufigkeit von Unterernährung, Unterernährungsrisiko und depressiven Symptomen wird vor allem bei älteren Palliativpatienten als hoch eingestuft. Darüber hinaus zeigen Studien einen Zusammenhang zwischen depressiven Symptomen und dem Ernährungszustand, weshalb eine Therapie der Mangelernährung ein Ausgangspunkt zur Verbesserung der Lebensqualität sein kann (Efendioglu et al. 2022).

3.2 Screening

Durch das frühzeitige Ermitteln einer Mangelernährung und der darauffolgenden Intervention können die Folgen einer Mangelernährung positiv beeinflusst werden (Albert et al., 2014). Zahlreiche Screening-Tools wurden entwickelt und bei verschiedenen Patientenkategorien getestet. Das gewählte Instrument sollte leicht durchführbar und für die Anwendung bei allen Patienten geeignet sein (Arends J. 2023).

Die European Society for Clinical Nutrition and Metabolism (ESPEN) nennt in ihren Leitlinien wissenschaftlich fundierte und einfache Standardmethoden zur Erfassung des Risikos einer Mangelernährung, die routinemäßig in allen Bereichen der Patientenversorgung von Ärzten sowie von Pflege- und Ernährungsfachkräften durchgeführt werden können (Schütz, 2011). Bereits die Studie "Malnutrition in hospital: the clinical and economic implications" hat gezeigt, dass eine frühzeitige Erfassung einer Unter- oder Mangelernährung sehr gut über die etablierten und schnell durchführbaren Screeninginstools, wie z. B. das Nutritional Risk Screening 2002 (NRS 2002) umsetzbar ist (Löser, 2010). Der NRS 2002 (2002) gilt im Zusammenhang mit der Verbesserung des klinischen Outcomes und der Behandlung der Patienten als valides und vorausschauendes Instrument (Rasmussen, Holst, & Kondrup, 2010). Im Jahr 2002 wurde der Screeningbogen bzw. der zugrunde liegende Algorithmus anhand der Ergebnisse einer retrospektiven Analyse von 128 randomisierten kontrollierten Ernährungsinterventionsstudien entwickelt. Die Anwendung des NRS 2002, d. h. die eigentliche Durchführung des Screenings, sollte im Normalfall durch die Gesundheits- und Krankenpflege der Station erfolgen. Mithilfe des Ergebnisses in Form eines numerischen Scores werden diejenigen Patienten identifiziert, deren Prognose des Ernährungszustandes durch die Erkrankung bzw. Operation beeinflusst wird und die demzufolge von einer Ernährungstherapie profitieren (Norman, 2010). Eine Studie von Albert et al. hat hervorgebracht, dass vor allem aufgrund der Einfachheit und Zumutbarkeit für die Palliativpatienten, der der NRS 2002 als Screeninginstrument empfohlen wird (Albert et al., 2014).

3.3 Ernährungsassessment

Patienten, bei denen ein Risiko für eine Mangelernährung festgestellt wird, benötigen eine Nachsorge durch eine eingehende Bewertung der Faktoren, die den Ernährungszustand gefährden könnten (Arends J. 2023). Grundsätzlich sollte ärztliches Personal mit geeigneten Diätassistenten oder Ernährungswissenschaftler kooperieren. Ein organisatorischer Rahmen für die Kooperation und die Ernährungstherapie selbst ist der Nutrition Care Process (Swan et al. 2017; Lesser & Lesser 2021).

Der Begriff „Ernährungsassessment" beinhaltet die umfassende Diagnose von Ernährungsproblemen. Teil des Assessments sind u. A. die Krankengeschichte, die aktuelle Medikation, die körperliche Untersuchung, die Körperzusammensetzung (z. B. BIA), die Anthropometrie (Körpergewicht, Taillenumfang etc.), die Laborwerte und die Ernährungsanamnese. Ferner sind die Auswertung anthropometrischer Messungen, biochemischer Daten und medizinischer Tests sowie ernährungsspezifische körperliche Befunde relevant (Lesser & Lesser 2021; Valentini et al. 2013).

Die patientengenerierte subjektive globale Bewertung (PG-SGA) ist ein nicht-invasives klinisches Instrument zur Beurteilung des Ernährungszustands von Patienten (Ottery 1996; Wiegert et al. 2017). Das Risiko einer Mangelernährung, bewertet durch PG-SGA (Short Form), spiegelt die körperliche, emotionale und symptombezogene Belastung sowie die allgemeine Lebensqualität besser wider. Somit kann dieses Instrument zur Identifizierung von Patienten mit dem Risiko einer Verschlechterung der Lebensqualität beitragen (De Oliveira et al. 2020). Außerdem dient der PG-SGA-Score als unabhängiger prognostischer Faktor für das Überleben und ist daher ein nützliches Instrument für die Bewertung der Ernährung in der Palliativmedizin (Wiegert et al. 2017).

Angesichts der hohen Inzidenz von Ernährungsdefiziten, die mit dem reduzierten Überleben bei Palliativpatienten verbunden sind, ist die Bewertung des PG-SGA-Prognoserwertes wichtig, wenn die Notwendigkeit einer einfachen Ernährungsbewertungsmethode für den routinemäßigen Einsatz in der klinischen Praxis berücksichtigt werden soll. Darüber hinaus sollte auch die Vorwegnahme des Ernährungsbedarfs sowie der Prävention und des wirksamen Umgangs mit Symptomen diskutiert werden. Die Neubewertung sollte bis zum Tod kontinuierlich sein, wobei die Erhaltung oder Änderung der Ernährungsbewertung von der Lebenserwartung geleitet wird (Wiegert et al. 2017).

3.4 Bioelektrische Impedanzanalyse (BIA)

Die bioelektrische Impedanzanalyse (BIA) ist eine Methode zur Bewertung der Körperzusammensetzung, die für die Beurteilung des Ernährungszustands von Krebspatienten nützlich ist. Die Analyse ihrer Indikatoren kann bei der Vorhersage des klinischen Verlaufs hilfreich sein (Scislo et al. 2022). Mit dieser Methode ist es möglich, Parameter wie Fett- und Muskelgewebe, Muskel- und viszerales Fettgewebe, Gesamt-, intra- und extrazelluläres Wasser im Körper sowie die Zellkörpermasse zu ermitteln (Scislo et al. 2022). Die BIA wird aufgrund der geringen Messkosten und der Genauigkeit der erzielten Ergebnisse häufig angewendet. Sie ist ein wichtiges Element im diagnostischen und im therapeutischen Kontext, da die Ergebnisse Veränderungen in der Körperzusammensetzung von Patienten aufzeigen und damit auch Rückschlüsse auf die Wirksamkeit der Therapie zulassen (Scislo et al. 2022). Durch die Messergebnisse der BIA wird der Phasenwinkel (PA) ermittelt, welcher im Zusammenhang mit der Zellfunktion steht. Er gilt als zuverlässiger Marker für Mangelernährung. Ein niedriger PA kann auf eine Verschlechterung der Zellmembran hinweisen, was bei Palliativpatienten zu einer verkürzten kurzfristigen Überlebensdauer führen kann (Pérez Camargo et al. 2017).

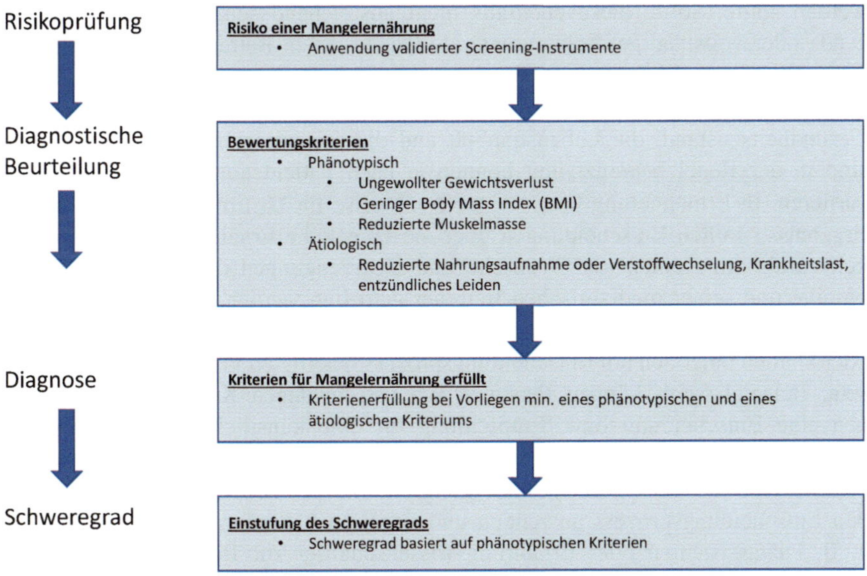

Abb. 3.1 GLIM-Diagnoseschema für Screening, Bewertung, Diagnose und Einstufung von Mangelernährung nach Cederholm et al. 2019

3.5 Diagnose von Mangelernährung – Kriterien der Global Leadership Initiative of Malnutrition (GLIM)

Der Ansatz der Global Leadership Initiative on Malnutrition (GLIM) zur Diagnose von Mangelernährung basiert, wie in (Abb. 3.1)dargestellt, auf der Beurteilung von drei phänotypischen (Gewichtsverlust, niedriger Body-Mass-Index und reduzierte Skelettmuskelmasse) und zwei ätiologischen (verminderte Nahrungsaufnahme/Assimilation und Krankheitslast/Entzündung) Kriterien, wobei die Diagnose „Mangelernährung" durch die Erfüllung einer beliebigen Kombination von mindestens einem phänotypischen und mindestens einem ätiologischen Kriterium vorliegt (Cederholm et al. 2024).

3.6 Ernährungstherapie

Die Rolle der Ernährungsunterstützung für Krebspatienten in der Palliativmedizin ist nach wie vor umstritten, weil noch kein endgültiger Konsens die Definition des Begriffs „Palliativpatienten" erzielt wurde und weil eine Mehrdeutigkeit des Adjektivs „palliativ" im medizinischen Sprachgebrauch vorzufinden ist. Dennoch wird in den Leitlinien empfohlen, bei all diesen Patienten Ernährungsdefizite zu ermitteln. Des Weiteren wird in den Leitlinien empfohlen, dass für den Fall einer unzureichenden oralen Nahrungsaufnahme, eine heimenterale Ernährung erwogen werden sollte. Sollte diese ebenfalls nicht ausreichend sein, kann eine (ergänzende oder vollständige) heimparenterale Ernährung in Betracht gezogen werden (Cotogni et al. 2021).

Die Auswirkungen der künstlichen Ernährung- und Flüssigkeitszufuhr auf den Gesundheitszustand, die Lebensqualität und die ernährungsbedingten Symptome sind in der Regel begrenzt und können je nach Patientenumfeld und Diagnose variieren. In Ermangelung konsistenter Nachweise für bestimmte gesundheitliche Ergebnisse sollten Entscheidungen über die künstliche Ernährungs- und Flüssigkeitszufuhr im Kontext der Wünsche und Überzeugungen des Patienten, seiner Familie und seiner medizinischen Betreuer getroffen werden. Diese Überzeugungen stimmen möglicherweise nicht mit den wahrscheinlichen Ergebnissen überein oder können unter den am Entscheidungsprozess beteiligten Personen uneinheitlich sein. Beispielsweise können Personen aus verschiedenen Kulturen oder Regionen eine Entscheidung bzw. Empfehlung für eine künstliche Ernährungs- und Flüssigkeitszufuhr aus unterschiedlichen Gründen ablehnend gegenüberstehen. In solchen Fällen können Palliativversorgungsteams eine Vielzahl von Strategien für den Entscheidungsprozess anwenden und dabei auch Ernährungstherapeuten wie z. B. Diätassistenten oder Ernährungswissenschaftler zur Beratung hinzuziehen (Loofs & Haubrick 2021).

Tumorerkrankungen des Verdauungstrakts sowie Kopf- und Halstumore führen sehr häufig zu Komplikationen bei der (oralen) Nahrungsaufnahme. Gastroenterologen spielen deshalb eine zentrale Rolle bei der Ernährungsversorgung dieser Patienten, u. a. indem sie endoskopische Techniken zur Aufrechterhaltung der oralen und enteralen Ernährung anwenden. Bei Auswahl der am besten geeignete Technik müssen dementsprechend die Tumorart, die Art der onkologischen Therapie, die Ernährungsziele und die voraussichtliche Überlebenszeit des Patienten berücksichtigt werden. Ernährungsempfehlungen bei Krebs erfordern dementsprechend einen interdisziplinären Ansatz (Nunes et al. 2020).

In der Spätphase der Palliativversorgung steht vor allem die psychosoziale Unterstützung – auch in Bezug auf Mahlzeiten und Nahrungsaufnahme – für Patienten und Angehörige im Vordergrund (Cederholm et al. 2017; Abb. 3.2).

Wenn die natürliche orale Aufnahme von Nahrung und Flüssigkeit eingeschränkt ist, besteht die Aufgabe vorrangig darin, mittels Ernährungstherapie den individuellen Ernährungsbedarf des Patienten zu decken. Die Ernährungstherapie ist eine medizinische Intervention, die einerseits eine Indikation zur Erreichung eines Behandlungsziels und andererseits die informierte Zustimmung des mündigen Patienten erfordert. Die Vorenthaltung oder der Entzug von Ernährungstherapie und künstlicher Flüssigkeitszufuhr muss je nach Situation (unheilbar Kranke, Palliativmedizin, Demenzkranke, alte Patienten) und immer vor dem Hintergrund der kulturellen und spirituellen Bedürfnisse des Patienten begründet werden. Mögliche Interventionen für Krebsüberlebende und Palliativpatienten im Bezug auf die Ernährungstherapie und Flüssigkeitszufuhr werden in (Abb. 3.2) dargestellt. Im Falle von ethischen Fragen oder Dilemmata wird die Anwendung des Vier-Prinzipien-Ansatzes der Medizinethik, welcher in (Tab. 3.1) dargestellt

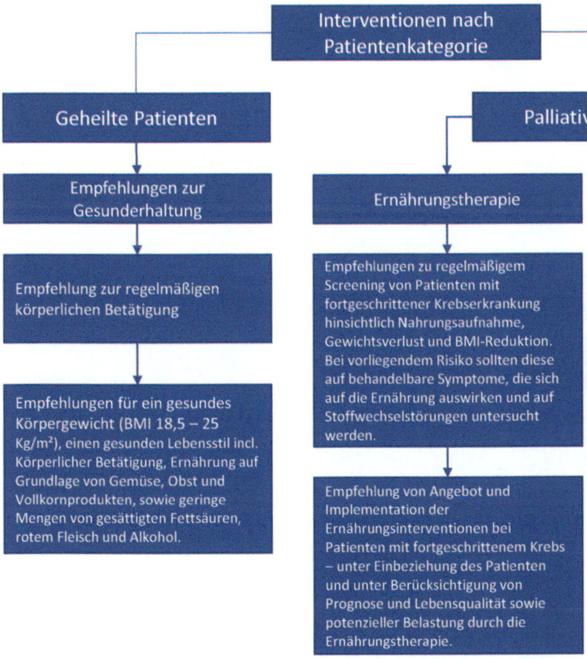

Abb. 3.2 Interventionen, die für Krebsüberlebende und Palliativpatienten im fortgeschrittenen Stadium relevant sind (Übersetzt aus: Muscaritoli M. et al.: ESPEN practical guideline: Clinical Nutrition in cancer 2021, S. 2909).

wird, empfohlen. Zu den vier Prinzipien zählen Autonomie, Fürsorge, Schadensvermeidung und Gerechtigkeit. Diese Grundsätze können dem Personal bei der Entscheidung helfen, ob z. B. die Fortführung der Ernährung angezeigt ist. Die betreuenden Personen, müssen das Recht auf Selbstbestimmung berücksichtigen und damit die Autonomie des Patienten respektieren. Gleichzeitig muss aber auch die besondere Verletzlichkeit des Patienten berücksichtigt werden, der an Unterernährung leidet oder von ihr bedroht ist. Pflegende müssen ethisch in der Lage sein, auf die Ernährungsbedürfnisse entsprechend dem Willen und den Wünschen des Patienten einzugehen, auch wenn der Patient nicht zur Selbstbestimmung fähig ist. Es gilt, stets den größtmöglichen Nutzen für den Patienten anzustreben und gleichzeitig Schaden zu vermeiden (Cardenas 2020).

Ernährungsmedizinische Intervention bei palliativen Patienten mit Demenz
Demenzkranke Patienten haben ein erhöhtes Risiko für Unterernährung aufgrund von verschiedenen Ernährungsproblemen. Eine Demenzerkrankung kann zu einer verminderten Nahrungsaufnahme und zu einer Verschlechterung des Ernährungszustandes führen, was wiederum zum Fortschritt der

Tab. 3.1 Betrachtung der klinischen Ernährung im Kontext der Prinzipienethik (Übersetzt von Cardenas 2020: Ethical issues and dilemmas in artificial nutrition and hydration S. 25)

Grundsatz „Wahrung der Autonomie"	**Definition:** Patienten sollten als autonome Akteure behandelt werden. Das bedeutet, dass die Fähigkeit des Einzelnen zur Selbstbestimmung anerkannt wird, seine Fähigkeit, unabhängige Entscheidungen zu treffen sowie eine glaubwürdige Wahl darüber zu treffen, wie sie ernährt werden möchten bzw. ob sie ernährt werden möchten oder nicht, und zwar auf der Grundlage ihrer persönlichen Werte und Überzeugungen. •Patienten mit eingeschränkter Autonomie haben Anspruch auf Schutz. •Autonomie bedeutet nicht, dass ein Patient das Recht hat, jede beliebige Behandlung zu erhalten, die er wünscht oder verlangt, wenn diese bestimmte Behandlung medizinisch nicht angezeigt ist. •Die Autonomie kann nur ausgeübt werden, wenn der Patient vollständig und angemessen informiert wurde und diese Informationen auch verstanden hat (Verständnis). Die Entscheidung muss ohne unangemessenen Zwang oder Druck getroffen werden. **Anwendung auf die klinische Ernährung:** die informierte Zustimmung oder Ablehnung des mündigen Patienten. **Erläuterung:** Ein mündiger Patient hat das Recht, eine Behandlung nach ausreichender Information abzulehnen, auch wenn diese Ablehnung zu seinem Tod führen würde. Die Verweigerung von Essen und Trinken durch einen älteren Patienten kann als Ausdruck eines selbstbestimmten Sterbens im Sinne einer autonomen Entscheidung für das eigene Leben angesehen werden. Dies sollte jedoch nicht mit schwerer Depression oder krankheitsbedingter Appetitlosigkeit verwechselt werden. **Beispiele für Regularien:** Das Pflegepersonal sollte Patienten und Betreuer darüber informieren, dass es sich bei der Ernährungstherapie um einen medizinischen Eingriff handelt, der eine Indikation zur Erreichung eines Behandlungsziels erfordert. Sie müssen klare Informationen geben über: •Verfahren: EN*, PN*, ONS*, Flüssigkeitszufuhr, Katheter, Schläuche, usw. •Zweck oder Ziel der Ernährungstherapie: Verbesserung der Lebenserwartung, des klinischen Ergebnisses und der Lebensqualität des Patienten. •Risiken und Nutzen der Ernährungstherapie •Alternativen: z. B. orale Einnahme kleine Mengen an Nahrung. Klinikmitarbeiter müssen das Verständnis und die Freiwilligkeit des Patienten erfragen und sicherstellen sowie eine angemessene Entscheidungsfindung in Bezug auf die Ernährungstherapie befördern.
Grundsatz „Fürsorge"	**Definition:** Der Grundsatz der Fürsorge verpflichtet dazu, zum Wohle des Patienten zu handeln. **Anwendung auf die klinische Ernährung:** Bewertung von Art und Umfang der Risiken und des Nutzens. **Erläuterung:** Eine angemessene Ernährungstherapie sollte bei medizinischer Indikation und nach Zustimmung des Patienten durchgeführt werden. Jede Entscheidung muss auf individueller Ebene getroffen werden. **Beispiele für Regularien:** •Bei allen Personen, die mit Gesundheitsdiensten in Kontakt kommen, sollte ein Screening auf das Risiko einer Mangelernährung mit Hilfe eines geeigneten validierten Instruments durchgeführt werden. •Das Ernährungsassesment und die Diagnose sollte im Rahmen der Ernährungstherapie durchgeführt werden.

(Fortsetzung)

Tab. 3.1 (Fortsetzung)

	•Die Überwachung der Ernährungstherapie sollte bei allen Personen erfolgen, die gemäß einem Ernährungsplan künstlich ernährt und hydriert werden. Dies umfasst das systematische Assesment sowie die Überwachung von Risiken und Nutzen. •Bei der Entlassung aus einer Gesundheitseinrichtung muss jede durchgeführte Ernährungstherapie dem nächsten Pflegepersonal mitgeteilt werden, um die Fortsetzung der Ernährungstherapie oder -unterstützung sicherzustellen. •Eine Ernährungstherapie sollte nur dann in Erwägung gezogen werden, wenn eine medizinische Indikation vorliegt, die eine Ernährung zur Erreichung der therapeutischen Ziele realistischerweise zulässt (z. B. Lebensverlängerung, Lebensverlängerung ohne Verlängerung des Leidens und der Beschwerden am Lebensende oder Erhaltung der Unabhängigkeit und der körperlichen Funktionen).
Grundsatz „Schadens-vermeidung"	**Definition:** Der Grundsatz der Schadensvermeidung verpflichtet dazu, anderen keinen Schaden zuzufügen. Versorgende haben die Pflicht, den potenziellen Nutzen für ihre Patienten zu maximieren und gleichzeitig den potenziellen Schaden für den Patienten zu minimieren („Primum non nocere"). **Anwendungen in der klinischen Ernährung:** Bewertung von Art und Umfang der Risiken und des Nutzens. **Erläuterungen:** Wenn die Risiken und Belastungen einer bestimmten Therapie für einen Patienten den potenziellen Nutzen überwiegen, dann besteht die Verpflichtung, die Therapie nicht durchzuführen (d.h. die Therapie zu unterlassen). Wenn eine Ernährungstherapie nutzlos ist und nur das Leiden oder die Sterbephase verlängert, sollte sie abgebrochen werden. **Regularien:** Kein längeres und unnötiges Hungern des Patienten zulassen. Die Ernährungstherapie ist zu unterlassen oder abzusetzen, wenn sie als aussichtslos angesehen wird (in einer Situation, in der sie nur das Leiden verlängert oder in der Sterbephase oder wenn es kein Behandlungsziel mehr besteht). In der Endphase des Lebens (z. B. bei Krebs oder Demenz) keine Ernährungstherapie durchführen (zurückhalten oder absetzen). Keine enterale Ernährung einleiten (zurückhalten) bei Patienten mit schwerer Demenz. Versuchen Sie nicht, Patienten im Wachkoma (PVS*) von Hand zu ernähren. Verwenden Sie keine künstliche Flüssigkeitszufuhr, um Durst und Mundtrockenheit zu lindern (oft verursacht durch Medikamente wie Opioide).
Grundsatz „Gerechtig-keit"	Der Grundsatz der Gerechtigkeit bezieht sich auf den gleichen Zugang zur Gesundheitsversorgung für alle. Begrenzte Ressourcen, einschließlich der Zeit, die Ärzte und anderes Gesundheitspersonal für ihre Patienten aufwenden, müssen so eingesetzt werden, dass ein echter Nutzen für die Patienten erzielt wird. Die Ressourcen sollten gerecht und ohne jegliche Diskriminierung eingesetzt werden. Im Hinblick auf die begrenzten Ressourcen müssen ethisch angemessene und transparente Kriterien angewandt werden. **Anwendungen in der klinischen Ernährung:** Jeder Patient hat das Recht auf die beste verfügbare Ernährungsversorgung. **Regularien:** Teure Ernährungstherapien sollten, wie jede andere Therapie auch, immer nur dann durchgeführt werden, wenn sie angezeigt sind. Eine Unterversorgung sollte jedoch niemals das Ergebnis von Kosteneinsparungen im Gesundheitswesen sein.

*EN = Enterale Ernährungstherapie, PN = parenterale Ernährungstherapie, ONS = orale Nahrungssupplemente
PVS = Syndrom reaktionsloser Wachheit

Krankheit beiträgt. Daher stellt sich die Frage, welche ernährungstherapeutischen Ansätze sich positiv auf den Verlauf der Krankheit auswirken. Die Überzeugung, dass eine enterale Ernährung Demenzkranken zugutekommen kann, wird von vielen Patienten und Pflegekräften geteilt. Es wird oft behauptet, dass durch enterale Ernährung mittels perkutaner endoskopischer Gastrostomie eine Aspiration verhindert wird und dass durch die Eindämmung von Nährstoffmängeln die Sterblichkeit, die Entstehung von Infektionen sowie Druckgeschwüren reduziert werden können. Allerdings existieren noch keine schlüssigen Nachweise, dass die enterale Ernährung einen positiven Effekt auf die genannten Aspekte hat. Umgekehrt kann die enterale Ernährung auch nachteilige Auswirkungen haben, wie z. B. Aspirationspneumonie und Diarrhöe, die bei immobilen Patienten Dekubitus verschlimmern können. Eine Entscheidung, die künstliche Ernährung einzustellen, könnte auch missverstanden werden, da Nahrung mit Leben und ihr Fehlen mit Verhungern verbunden ist. Auch hier gilt, dass Patienten mit Problemen bei der Nahrungsaufnahme individuelle Unterstützung, z. B. einen individuellen Ernährungs- und Pflegeplan benötigen. Die Erläuterung eines solchen Planes gegenüber Patienten und Angehörigen sollte mit größtmöglicher Sensibilität erfolgen, da einige medizinische Formulierungen oder auch die Beschreibung der Vorgehensweisen zu Ablehnung führen können. Die Fähigkeit von Patienten mit fortgeschrittener Demenz, Entscheidungen zu treffen, ist ebenfalls stark beeinträchtigt. Daher wird das Klinikpersonal dazu angehalten, möglichst frühzeitig im Krankheitsverlauf eine Patientenverfügung einzuholen (Cardenas 2020).

Das Ziel der Ernährungstherapie umfasst – wie bereits erwähnt – eine Minderung von Ernährungsproblemen, steigenden Genuss am Essen sowie die damit einhergehende steigende Lebensqualität. Um dies zu erreichen, ist eine ernährungsmedizinische Betreuung auf der Palliativstation unabdingbar. Auch der Einsatz von enteraler und parenteraler Ernährungstherapie verfolgt das Ziel, den ungewollten Gewichtsverlust zu minimieren und damit die Lebensqualität unter den gegebenen Umständen zu verbessern (Albert et al., 2014).

Bei Palliativpatienten steht gemäß der bereits genannten WHO-Definition ein möglichst leidensfreies und selbstbestimmtes Leben im Vordergrund, weshalb sowohl der funktionale Gesundheitsstatus als auch die individuelle Sichtweise auf die Lebensqualität berücksichtigt werden sollten (Löser, 2013). Die Fachgesellschaften DGEM, ESPEN und der DGG haben ein Stufenschema in (Abb. 3.3) etabliert, das eine Orientierung hinsichtlich ernährungstherapeutischer Maßnahmen bietet (Löser, 2013). Es ist als Behandlungsschema sowohl für die Ernährung von Patienten mit nachgewiesener Unter- bzw. Mangelernährung als auch für Patienten mit dem Risiko einer Mangelernährungsdiagnose entwickelt worden. Das Stufenschema zeigt verschiedene allgemeine und spezifische ernährungsmedizinische Interventionsmöglichkeiten, die für die individuelle Behandlung der Patienten einzusetzen sind.

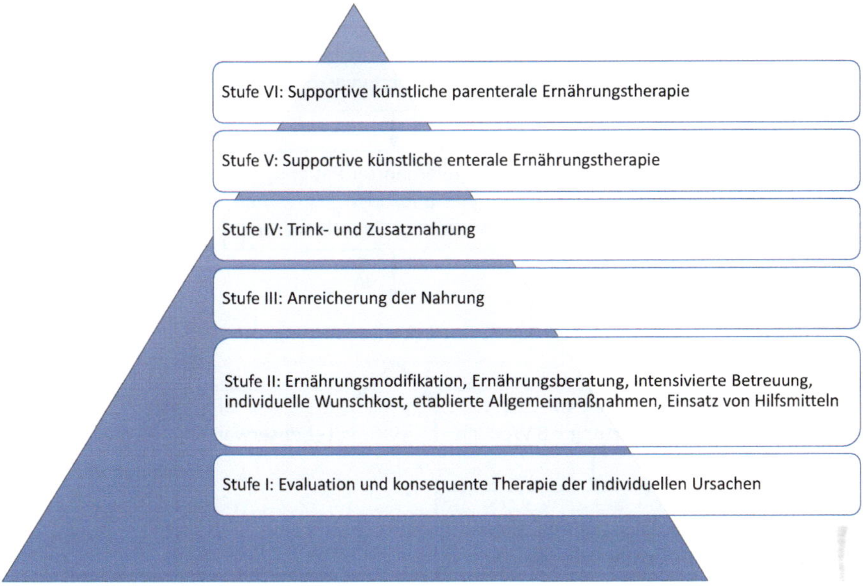

Abb. 3.3 Ernährungstherapeutisches Stufenschema nach Löser (Löser, 2013)

Die Versorgung von Palliativpatienten findet nicht nur in Kliniken oder spezialisierten Einrichtungen statt, sondern auch im häuslichen Umfeld. Künstliche Ernährung kann grundsätzlich in ein häusliches Palliativprogramm integriert werden, d. h. im Rahmen der spezialisierten ambulanten Palliativversorgung (SAPV). In (Abb. 3.4) werden Auswahlkriterien genannt, die die frühzeitige und korrekte Identifizierung von Patienten ermöglicht, die von einer künstlichen Ernährung zu Hause (enteral oder parenteral) profitieren können (Ruggeri et al. 2020).

3.6.1 Ernährungsberatung

Die Grundlage jeder Ernährungstherapie bei einem mangelernährten Patienten ist die Ernährungsberatung (Schütte et al. 2020). Bereits die erfolgte Ernährungsberatung verbessert nachweislich die Energie- und Proteinzufuhr bei palliativen Krebspatienten. Sie ist somit eine nichtinvasive Behandlungsstrategie, die bei Krebspatienten frühzeitig zur Ernährungsintervention eingesetzt werden sollte (Ueshima et al. 2023).

Auch nach den ESPEN-Leitlinien ist die Beratung der erste Ansatz innerhalb einer Ernährungsbehandlung. Sie ist somit Teil der Behandlung, die darauf abzielt, die Linderung der Symptome (Appetitlosigkeit, Übelkeit, frühes Sättigungsgefühl, Geschmacks- und Geschmacks- und Geruchsveränderungen, Verstopfung, Dysphagie und psychosoziale Faktoren) und die Aufnahme von besser verträglichen Speisen und Getränken zu fördern. Lebens- und Nahrungsmittelunverträglichkeiten

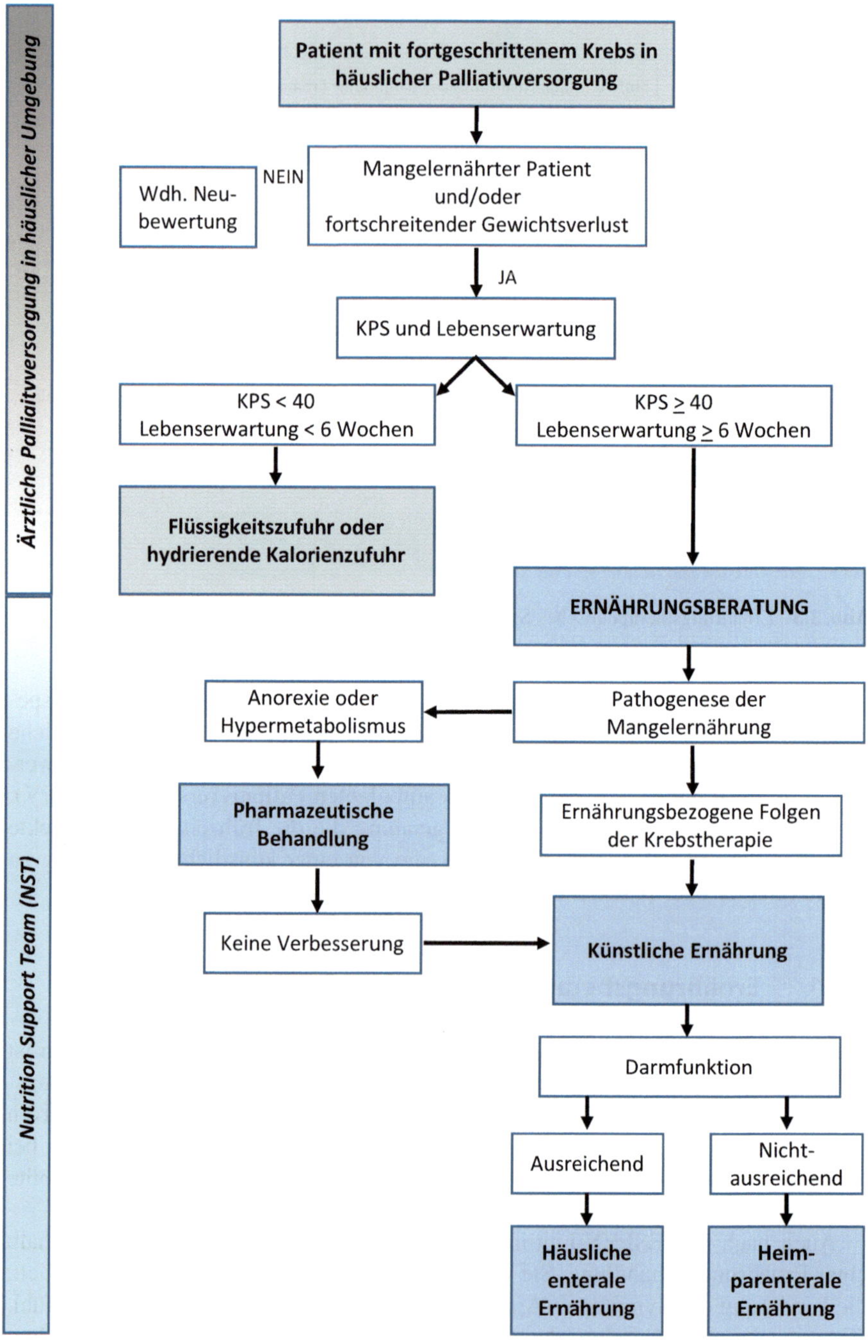

Abb. 3.4 Flowchart zur Identifikation von Patienten mit Bedarf nach (par-)enteraler Ernährung in häuslicher Umgebung. *KPS* Karnofsky Performance Status – Karnofsky-Index (Übersetzt von Ruggeri et al.: Home artificial nutrition in palliative care cancer patients: Impact on survival and performance status, 2020)

und Allergien, die Ernährungsgeschichte, das aktuelle Essensmuster und etwaige Geschmacks- oder Geruchsveränderungen, die die Vorlieben beeinflussen können, müssen hierbei berücksichtigt werden (Day 2017 & Cotogni et al. 2021).

Schwierigkeiten bei der Aufrechterhaltung der Nahrungszufuhr sind bei Krebspatienten weit verbreitet. Insbesondere in der letzten Lebensphase, die oftmals durch eine Kachexie mit einhergehendem Gewichtsverlust sowie einer Verschlechterung des körperlichen Zustands gekennzeichnet ist, sollte sich die Ernährungsversorgung auf Nahrungsmitteln konzentrieren, die der Patient verträgt und bevorzugt (Cotogni et al. 2021). Die europäischen Leitfäden empfehlen ferner, dass wann immer es möglich ist, die Nahrungsaufnahme zunächst auf oralem oder enteralem Weg erfolgen sollte. Wo dies nicht möglich ist, z. B. bei Dünndarmobstruktion, kann eine parenterale Ernährung erwogen werden (Fletcher et al. 2018).

Die Ernährungsempfehlungen sollten demzufolge die Ernährungsbedürfnisse und die vorherrschenden Symptome eines jeden Patienten berücksichtigen. Sie sind somit Teil einer personalisierten und maßgeschneiderten Behandlung, wie in Tab. 3.2 ausgeführt wird (Cotogni et al. 2021).

Palliativpatienten sollten darauf hingewiesen werden, dass die Richtlinien für eine gesunde Ernährung nicht in jedem Fall passend sind, vor allem dann, wenn sie die Nahrungsaufnahme und den Genuss einschränken. Orale Nahrungssupplemente (ONS) werden dann eingesetzt, wenn die Ernährungsbedarfe nicht durch Ernährungsberatung und die Anreicherung von Lebensmitteln befriedigt werden können (De van der Schueren 2019 & Cotogni et al. 2021). Laut einer Meta-Analyse von Lee et al. scheint die Kombination von ONS-Verabreichung und Ernährungsberatung in Bezug auf ernährungsbezogene und funktionelle Ergebnisse wirksamer zu sein als ONS allein (Gewichts- und Gewichtszunahme und Erhaltung der fettfreien Masse, Verbesserung des QoL-Funktionsscores; Lee et al. 2016 & Cotogni et al. 2021).

In manchen Einrichtungen fühlen sich Patienten durch das Teilen von Essen und Trinken mit anderen verbunden, wenn auch nur in geringem Umfang oder auf symbolische Art und Weise. Ein optimales Patientenmanagement in diesem Umfeld erfordert jedoch eine zielgerichtete Aufklärung sowie respektvolle Beratung für Patienten und Familien. In diesem Setting sollte auf die Art und Weise der Interaktionen zwischen Patienten, Pflegekräften und medizinischem Team geachtet werden, um die spezifischen Bedürfnisse jedes Patienten zu erfüllen und so die Lebensqualität zu verbessern (Arends et al. 2017b).

3.6.2 Enterale Ernährungstherapie

Die enterale Ernährung, die im Allgemeinen der parenteralen Ernährung vorgezogen wird, ist angezeigt, wenn Patienten ihren Energie- und Stoffwechselbedarf nicht decken können. Postpylorische Ernährungssonden sind der Magensonde vorzuziehen, insbesondere bei Patienten mit Aspiration, gastroösophagealem Reflux, schwerer Gastroparese und/oder wiederkehrender Übelkeit und Erbrechen. Doppellumen-Gastrojejunostomie-Sonden werden verwendet, wenn sowohl

Tab. 3.2 Ernährungsempfehlungen bei ernährungsassoziierten Komplikationen und Symptomen (übersetzt von Cotogni et al. 2021, https://creativecommons.org/licenses/by/4.0/).

Appetitlosigkeit	• Reduktion des Essensaufwands durch Einnahme energie- und proteinreicher Lebensmittel, kleine und häufige Snacks über den Tag verteilt. • Kalorienreiche flüssige Mahlzeiten.
Geschmacks- und Geruchsveränderungen	• Anpassung der Ernährung an neue Geschmackspräferenzen, Vermeidung von Lebensmitteln, die Abneigung hervorrufen, z. B. solche mit intensivem Geruch (gebratenes Fleisch, Fisch). • Einnahme mild gewürzter Speisen und/oder kalter Speisen (weniger geruchsintensiv) • Bei unempfindlicher Mundschleimhaut, Anwendung von Salz, Kräutern und Gewürzen.
Übelkeit und Erbrechen	• Kleine und häufige Snacks über den Tag verteilt (Cracker, Kekse), zur Vermeidung der Magenentleerung. • Nutzung von Zeiten, in denen sich der Patient weniger müde fühlt, alternativ Zeiträume zwischen den Chemotherapiezyklen. • Einnahme von weniger geruchsintensiven und kalten Speisen aufgrund besserer Verträglichkeit.
Orale Mukositis, Schmerzen	• Einnahme weicher, cremiger oder flüssiger Lebensmittel, Vermeidung harter Lebensmittel, die die Mundschleimhaut beschädigen können (Nüsse, hartes Obst, Krusten, Hartbackwaren). • Vermeidung warmer Speisen und Getränke, (eis)kalte Speisen und Flüssigkeiten können angenehm sein. • Vermeidung extremer Geschmacksintensitäten, insbesondere scharfe und saure Speisen, Zitrusfrüchte oder sehr salzhaltige Produkte.
Oropharynx-Dysphagie	• Zerkleinerung, Mahlen und „Befeuchtung“ von Lebensmitteln (durch Hinzufügen von Sahne oder Soße) trägt zu einer ausreichenden Dicke bei, um das Schlucken zu erleichtern. • Hinzufügen von Verdickungsmitteln bei flüssigen Lebensmitteln, um ein Ersticken zu verhindern. • Vermeidung von Lebensmitteln mit gemischter Konsistenz aufgrund des hohen Erstickungsrisikos.

(Fortsetzung)

Tab. 3.2 (Fortsetzung)

Ösophagus-Dysphagie	• Der Transit des Bolus durch die Speiseröhre kann durch Zerkleinern und Eintauchen der Lebensmittel in Flüssigkeiten (Getränke oder Soßen) begünstigt werden. • Ausführliches Kauen, langsames und achtsames Essen.
Verstopfung	• Verhinderung der Austrocknung durch ausreichende Flüssigkeits- und Ballaststoffzufuhr • Empfehlung zur Einnahme von 30-40 g Ballaststoffe pro Tag.

eine Dekompression des Magens als auch eine Ernährungstherapie gewünscht sind. Zu den allgemeinen Risiken der enteralen Sondenernährung gehören Diarrhöe, Stoffwechselentgleisungen und Aspiration. Mehrere Faktoren sollten bei der Entscheidungsfindung für die Platzierung einer Ernährungssonde berücksichtigt werden. Es ist es wichtig, die Prognose und die Ziele des Patienten realistisch einzuschätzen und die Risiken und Vorteile im Voraus zu besprechen (Ley et al. 2023).

3.6.3 Parenterale Ernährungstherapie

Parenterale Ernährung kann in Betracht gezogen werden, um Stress im Zusammenhang mit den Mahlzeiten zu verringern. Die Überwachung des Ernährungszustandes, z. B. die Erfassung von Gewichtsveränderungen, sollte vermieden werden, um nicht noch mehr Stress in der letzten Lebensphase des Patienten zu verursachen (Cederholm et al. 2017).

Die parenterale Ernährungstherapie sollte Leitliniengerecht umgesetzt werden. Dazu zählt unter anderem auch die Patientenaufklärung, die die Risiken und Vorteile, die Auswirkungen der Ernährung über längere Zeiträume sowie die Lebensqualität von Patienten, die ein aktiveres Leben führen möchten und die Auswirkungen auf ihre Familien umfasst. Sobald die Entscheidung für eine heimparenterale Ernährung (HPE) gefallen ist, sollten die Erwartungen des Patienten und seiner Familie mit dem möglichen Outcome abgestimmt und mögliche Komplikationen sowie die Grenzen der Therapie sorgfältig erörtert werden. Die Familien sind in der Regel durch den Ernährungszustand des Patienten belastet und ein solches Gespräch soll ihnen das Gefühl geben, dass ihre Bedenken berücksichtigt werden (Theilla et al. 2018). Eine ergänzende HPE kann dazu beitragen, den Verlust der fettfreien Masse des Patienten zu verhindern. In einigen Fällen kann sie sogar dazu beitragen, die fettfreie Masse bei Patienten mit unheilbarem gastrointestinalem Krebs zu erhöhen (Obling et al 2019).

In der Palliativmedizin wird allgemein anerkannt, dass die erheblichen Risiken und Belastungen der parenteralen Ernährung den potenziellen Nutzen überwiegen können, vor allem bei Patienten mit einer voraussichtlichen Überlebenszeit von weniger als zwei Monaten. Die Bestimmung der Prognose ist entscheidend, wenn es darum geht, Patienten zu helfen, Entscheidungen über geeignete Behandlungspfade zu treffen. Die Auswirkungen und Belastungen für den Patienten und seine Familie müssen berücksichtigt werden, wenn die HPE als Option in Betracht gezogen wird. Der Schwerpunkt sollte auf der Erhaltung oder Verbesserung der Lebensqualität der Patienten liegen. Während einige Patienten einen Nutzen für ihre Lebensqualität sehen, kann die HPE bei anderen Patienten dies nicht erreichen. Die Auswirkungen auf das häusliche Leben und die Vorlaufzeit für die Einleitung der HPE, insbesondere bei Patienten mit einer voraussichtlich kurzen Überlebenszeit, können inadäquat sein. Der Patient muss demzufolge in eine umfassende und offene Diskussion über alle Fragen im Zusammenhang mit der HPE einbezogen werden. Dies ist vonnöten, um die Entscheidungsfindung der Patienten zu unterstützen und um realistische Erwartungen an die wahrscheinlichen Ergebnisse zu schaffen (Fletcher et al. 2018).

Bei der Einleitung der HPE ist es wichtig, dass ein Plan für die Versorgung des Patienten am Lebensende erstellt wird, vor allem mit Blick darauf, unter welchen Voraussetzungen der Patient die HPE absetzen möchte. Auch das Management von PE-bedingten Komplikationen muss besprochen werden. Eine solche Komplikation kann das Auftreten von katheterbedingten Infektionen sein. Tritt diese ein, so erfordert dies eine dringende Einweisung in ein Krankenhaus. Dadurch verkürzt sich unweigerlich die Zeit, die der Patient zu Hause bei verbringt. Durch eine frühzeitige Diskussion dieser Fragen werden schwierige Entscheidungen vermieden, und es wird sichergestellt, dass die Wünsche des Patienten respektiert werden (Fletcher et al. 2018). Die allgemeine Annahme, dass Nährstoffzufuhr ein gewisses Maß an verlängertem Überleben garantiert, wird durch die Forschung in vielen stationären und ambulanten Einrichtungen nicht gestützt (Loofs & Haubrick 2021).

3.6.4 Ernährungstherapie am am Lebensende

Die wichtigste Aufgabe in den letzten Lebenstagen des Patienten besteht darin, belastende Symptome zu lindern und den Kranken so zu helfen, dass sie menschenwürdig sterben können (Arends J. 2023). Bei sterbenden Patienten wird eine Behandlung empfohlen, die sich am Wohlbefinden orientiert. Parenterale Flüssigkeitszufuhr und Ernährung stiften in dieser Phase den meisten Patienten keinen Nutzen mehr. Bei akuten Verwirrtheitszuständen, die nicht auf ein terminales Delir zurückzuführen sind wird jedoch eine kurze Hydratation empfohlen, um eine Dehydratation als auslösende Ursache auszuschließen (Muscaritoli et al. 2021). Bei geriatrischen und palliativen Patienten sollte unter ambulanten Bedingungen eine leichte bis mittelschwere Dehydratation, die nicht oral kompensierbar ist, mit einer Infusion von Flüssigkeit in das Subkutangewebe behandelt werden. Die subkutane Flüssigkeitsgabe ist bei diesen Patienten mit leichter bis mittelschwerer Dehydratation genauso effektiv wie eine intravenöse Flüssigkeitsgabe (O'Keeffe & Lavan 1996 & Bischoff et al. 2024).

Bei Patienten, die kurz vor dem Tod stehen, ist Hunger selten und minimale und minimale Mengen an gewünschten Nahrungsmitteln können ein angemessener Trost sein. Es ist wichtig zu erkennen, dass selbst kleine Mengen an Nahrung eine Bedeutung für den Patienten haben und zu seinem Wohlbefinden beitragen und somit die Autonomie und die Würde des Patienten respektieren (Cardenas 2020).

Bestimmte Patienten mit einem angemessenen Leistungsstatus können am Ende ihres Lebens vorübergehend von einer Ernährung und Flüssigkeitszufuhr profitieren. Dies ist vor allem bei Patienten mit fortgeschrittenem Krebs der Fall. Eindeutig kontraindiziert ist diese Vorgehensweise jedoch bei den meisten Patienten mit fortgeschrittener Demenz. Die Empfehlung, mit medizinisch verabreichter Ernährung und Flüssigkeitszufuhr fortzufahren, muss jedoch individuell und unabhängig von der Enddiagnose auf die Indikation abgestimmt werden. Es ist unbedingt darauf zu achten, dass durch die verabreichte Ernährung und die Flüssigkeitszufuhr keine Bauchschmerzen, Übelkeit, Durchfall und/oder extravaskuläre Flüssigkeitsüberlastung, Anasarka, Dyspnoe oder Aspiration von oropharyngealen Sekreten verursacht werden. Die Feststellung, wo sich ein Patient in diesem Spektrum befindet, erfordert ein feines Gespür für die Prognose und die Bestimmung des körperlichen und kognitiven Funktionszustands. Besteht Ungewissheit, ob ein Nutzen zu erwarten ist, sollte die Entscheidung für oder gegen eine ernährungstherapeutische Behandlung auf den Werten und Präferenzen des Patienten beruhen. Wie bereits ausgeführt, ist die Diskussion darüber mit Patienten und Angehörigen möglichst vor der terminalen Phase abzuschließen (Arends et al. 2017b; Bower et al. 2023).

Schließlich ist unser Verständnis der Herausforderungen gut entwickelt, aber Möglichkeiten zur Unterstützung der Ernährung und Flüssigkeitszufuhr am Lebensende, insbesondere zu Hause, sind jedoch noch weitgehend unerforscht. Dies ist eine wichtige Lücke, die es durch weitere Forschung zu schließen gilt (Barrado-Martín et al. 2021).

3.7 Medikation

Im palliativen Setting kommen pharmakologische Substanzen zur Beeinflussung von Ernährung und Stoffwechsel infrage (Arends et al. 2017a). Antiinflammatorische Konzepte werden zur Antagonisierung kataboler entzündlicher Prozesse postuliert und überprüft. Sowohl für Kortikosteroide (Prednisolon 10–20 mg/Tag; Dexamethason 2–4 mg/Tag) als auch für Gestagene (Megestrolacetat 160–480 mg/Tag) konnten günstige Wirkungen auf eine Verbesserung des Appetits festgestellt werden. Diese positive Wirkung der Kortikosteroide klingt jedoch bereits nach 1–2 Wochen ab. Zu beachten ist jedoch, dass Gestagene primär die Fettmasse und die Wassereinlagerung fördern und ein Risiko für Thromboembolien bergen (Arends et al. 2021).

Cannabis bzw. die darin enthaltenen Cannabinoide besitzen bei verschiedenen palliativmedizinisch relevanten Erkrankungen einen therapeutischen Nutzen (Grotenhermen & Müller-Vahl, 2012). Während die antiemetische Wirkung von

Cannabinoiden bei Chemotherapie-Patienten nachgewiesen ist, liegt nach derzeitigem Stand hinsichtlich der Appetitanregung bei Krebspatienten keine Evidenz vor (National Academies of Sciences et a. 2017; Arends J. 2023). Aufgrund der offensichtlich nicht ausreichenden Studienlage liegen keine ausreichenden Belege für oder gegen die Wirksamkeit von Cannabinoiden bei krebsassoziiertem Anorexie-Kachexie-Syndrom vor (National Academies of Sciences, 2017). Es wurden jedoch nur Studien mit niedrig konstanten Dosen von 5 mg/Tag durchgeführt; Studienergebnisse mit Dosiseskalationen bis 20 mg/Tag stehen noch aus (Arends J. 2023). Hingegen gilt die Evidenz der Wirksamkeit von Cannabis bei HIV/AIDS-assoziiertem Anorexie-Kachexie-Syndrom als gesichert (Grotenhermen & Müller-Vahl, 2012).

Über eine Hemmung von Zyklooxygenasen wirken nichtsteroidale Antirheumatika antientzündlich. Mehrere Berichte aus methodisch schwächeren Untersuchungen und eine ältere randomisierte Studie zeigten bei Tumorpatienten günstige Effekte auf das Körpergewicht, die Körpermagermasse und sogar auf das Überleben. Eine Empfehlung ist jedoch aufgrund der heterogenen Datenlage nicht ausreichend. Allenfalls im Rahmen einer Schmerztherapie kann der Einsatz nicht steroidaler Antirheumatika erwogen werden, um möglicherweise auch gleichzeitig das Gewicht sowie die Leistungsfähigkeit zu verbessern. Dabei muss jedoch das Spektrum der unerwünschten Wirkungen beachtet werden (Arends J. 2023).

Mehrere pharmazeutische Wirkstoffe wurden hinsichtlich positiver Effekte bei Kachexie identifiziert. Progesteronanaloga wie Megestrolacetat wurden in prospektiven Studien auf ihr orexigenes Potenzial hin untersucht. Die positiven Resultate in Bezug auf Appetitverbesserung und Lebensqualität zeigen Potenziale zur Bekämpfung der krebsbedingten Mangelernährung. Das Gleiche gilt auch für Kortikosteroide, die nachweislich Symptome wie Schwäche, Anorexie, Übelkeit und Erbrechen lindern. Weitere Wirkstoffe, denen eine positive Wirkung auf krebsbedingte Kachexie und Anorexie haben sollen, sind unter anderem Cannabinoide, NSAIDs, verzweigtkettige Aminosäuren sowie Melatonin, Thalidomid, Statine, L-Carnitin und Androgene (Schütte et al. 2020 & Yalcin et al. 2019).

Literatur

Albert S, Sauter C, Rettig S, Niederle R, Seekatz B, & van Oorschot B (2014) Ernährungstherapie auf einer Palliativstation: Besonders primär mangelernährte Patienten und Patienten mit deutlich reduzierter oraler Nahrungsaufnahme profitieren. [Evaluation of Nutritional Therapy in a Palliative Care Unit: Benefit Specially for Primarily Malnourished Patients and Patients with Reduced Oral Food Intake]. Palliativmedizin, 15(02), 62–69. https://doi.org/10.1055/s-0033-1360031

Arends J (2023) Ernährung und Nahrungsergänzungsmittel. In: Innere Medizin 2023 Schwerpunkt: Supportive und komplementäre Therapien in der Onkologie. 64:10–18. https://doi.org/10.1007/s00108-022-01456-z

Arends J (2023) Malnutrition in cancer patients: Causes, consequences and treatment options. Eur J Surg Oncol. 2024 May;50(5):107074. https://doi.org/10.1016/j.ejso.2023.107074. Epub 2023 Sep 14. PMID: 37783594

Arends J, Strasser F, Gonella S, Solheim TS, Madeddu C, Ravasco P, Buonaccorso L, de van der Schueren MAE, Baldwin C, Chasen M, Ripamonti C, ESMO Guidelines Committee. Electronic address: clinicalguidelines@esmo.org (2021) Cancer cachexia in adult patients: ESMO Clinical Practice Guidelines☆. In: ESMO Open. 2021 Jun;6(3):100092. https://doi.org/10.1016/j.esmoop.2021.100092. PMID: 34144781; PMCID: PMC8233663

Arends J, Bachmann P, Baracos V, Barthelemy N, Bertz H, Bozzetti F, Fearon K, Hütterer E, Isenring E, Kaasa S, Krznaric Z, Laird B, Larsson M, Laviano A, Mühlebach S, Muscaritoli M, Oldervoll L, Ravasco P, Solheim T, Strasser F, de van der Schueren M, Preiser JC (2017a) ESPEN guidelines on nutrition in cancer patients. In: Clin Nutr. 2017 Feb;36(1):11–48. https://doi.org/10.1016/j.clnu.2016.07.015. Epub 2016 Aug 6. PMID: 27637832

Arends J, Baracos V, Bertz H, Bozzetti F, Calder PC, Deutz NEP, Erickson N, Laviano A, Lisanti MP, Lobo DN, McMillan DC, Muscaritoli M, Ockenga J, Pirlich M, Strasser F, de van der Schueren M, Van Gossum A, Vaupel P, Weimann A (2017b) ESPEN expert group recommendations for action against cancer-related malnutrition. Clin Nutr. 2017 Oct;36(5):1187–1196. https://doi.org/10.1016/j.clnu.2017.06.017. Epub 2017 Jun 23. PMID: 28689670

Barrado-Martín Y, Hatter L, Moore KJ, Sampson EL, Rait G, Manthorpe J, Smith CH, Nair P, Davies N (2021) Nutrition and hydration for people living with dementia near the end of life: A qualitative systematic review. J Adv Nurs. 2021 Feb;77(2):664-680. https://doi.org/10.1111/jan.14654. Epub 2020 Nov 29. PMID: 33249602; PMCID: PMC7898342

Bischoff SC, Arends J, Decker-Baumann C, Hütterer E, Koch S, Mühlebach S, Roetzer I, Schneider A, Seipt C, Simanek R, Stanga Z (2024) S3-Leitlinie Heimenterale und heimparenterale Ernährung der Deutschen Gesellschaft für Ernährungsmedizin (DGEM), In Zusammenarbeit mit der Österreichischen Arbeitsgemeinschaft für klinische Ernährung (AKE), der Gesellschaft für Ernährungsmedizin und Metabolismus Schweiz (GESKES) und der Fachgesellschaft Deutsche Gesellschaft für Pflegewissenschaft (DGP), S3 Guideline Home Enteral and Home Parenteral Nutrition of the German Society for Clinical Nutrition and Metabolism (DGEM), In cooperation with the Austrian Society for Clinical Nutrition (AKE), the Swiss Society for Clinical Nutrition and Metabolism (GESKES) and the German Society of Nursing Science (DGP) In: Aktuel Ernahrungsmed 2024; 49: 73–155, https://doi.org/10.1055/a-2270-7667

Blackwood HA, Hall CC, Balstad TR, Solheim TS, Fallon M, Haraldsdottir E, Laird BJ (2020) A systematic review examining nutrition support interventions in patients with incurable cancer. Support Care Cancer. 2020 Apr;28(4):1877–1889. https://doi.org/10.1007/s00520-019-04999-4. Epub 2019 Jul 29. PMID: 31359182

Bower KL, Shilling DM, Bonnes SL; Shah A, Lawson CM, Collier BR, Whitehead PB (2023) Ethical Implications of Nutrition Therapy at the End of Life. Curr Gastroenterol Rep. 2023 Mar;25(3):69–74. https://doi.org/10.1007/s11894-023-00862-z. Epub 2023 Mar 2. PMID: 36862286

Bullock AF, Patterson MJ, Paton LW, Currow DC, Johnson MJ (2024) Malnutrition, sarcopenia and cachexia: exploring prevalence, overlap, and perceptions in older adults with cancer. Eur J Clin Nutr. 2024 Jun;78(6):486–493. https://doi.org/10.1038/s41430-024-01433-9. Epub 2024 Apr 5. PMID: 38580728; PMCID: PMC11182746

Bundesärztekammer (2011) Bekanntmachungen Grundsätze der Bundesärztekammer zur ärztlichen Sterbebegleitung. In: Deutsches Ärzteblatt, Jg. 107, Heft 18 vom 7. Mai 2010, A 877 bis A 882

Cardenas D (2020) Ethical issues and dilemmas in artificial nutrition and hydration. Clin Nutr ESPEN. 2021 Feb;41:23-29. https://doi.org/10.1016/j.clnesp.2020.12.010. Epub 2020 Dec 31. PMID: 33487269

Cederholm T, Jensen GL, Ballesteros-Pomar MD, Blaauw R, Correia MITD., Cuerda C, Evans DC, Fukushima R, Ochoa Gautier JB, Gonzalez MC, van Gossum A, Gramlich L, Hartono J, Heymsfield SB, Jager-Wittenaar H, Jayatissa R, Keller H, Malone A, Manzanares W, McMahon MM, Mendez Y, Mogensen KM, Mori N, Muscaritoli M, Nogales GC, Nyulasi I, Phillips W, Pirlich M, Pisprasert V, Rothenberg E, de van der Schueren M, Shi HP, Steiber A, Winkler MF, Barazzoni R, Compher C (2024) Guidance for assessment of the inflammation etiologic criterion for the GLIM diagnosis of malnutrition: A modified Delphi approach. In: Clin Nutr. 2024

Mai; 43(5):1025–1032. https://doi.org/10.1016/j.clnu.2023.11.026. Epub 29. November 2023. PMID: 38238189

Cederholm T, Jensen GL, Correia MITD, Gonzalez MC, Fukushima R, Higashiguchi T, Baptista G, Barazzoni R, Blaauw R, Coats AJS, Crivelli AN, Evans DC, Gramlich L, Fuchs-Tarlovsky V, Keller H, Llido L, Malone A, Mogensen KM, Morley JE, Muscaritoli M, Nyulasi I, Pirlich M., Pisprasert V, de van der Schueren MAE, Siltharm S, Singer P, Tappenden K, Velasco N, Waitzberg D, Yamwong P, Yu J, Van Gossum A, Compher C; GLIM Core Leadership Committee, GLIM Working Group. GLIM criteria for the diagnosis of malnutrition – A consensus report from the global clinical nutrition community. J Cachexia Sarcopenia Muscle. 2019 Feb;10(1):207–217. https://doi.org/10.1002/jcsm.12383. PMID: 30920778; PMCID: PMC6438340

Cederholm T, Barazzoni R, Austin P, Ballmer P, Biolo G, Bischoff SC, Compher C, Correia I, Higashiguchi T, Holst M, Jensen GL, Malone A, Muscaritoli M, Nyulasi I, Pirlich M, Rothenberg E, Schindler K, Schneider SM, de van der Schueren MA, Sieber C, Valentini L, Yu JC, Van Gossum A., Singer P (2017) ESPEN guidelines on definitions and terminology of clinical nutrition. Clin Nutr. 2017 Feb;36(1):49–64. https://doi.org/10.1016/j.clnu.2016.09.004. Epub 2016 Sep 14. PMID: 27642056

Cederholm T, Bosaeus I, Barazzoni R, Bauer J, Van Gossum A, Klek S, Muscaritoli M, Nyulasi I, Ockenga J, Schneider SM, De van der Schueren MAE, Singer P (2015) Diagnostic criteria for malnutrition e an ESPEN consensus statement. In: ClinNutr 2015;34:335e40

Cotogni P, Stragliotto S, Ossola M, Collo A, Riso S (2021) On Behalf Of The Intersociety Italian Working Group For Nutritional Support In Cancer. The Role of Nutritional Support for Cancer Patients in Palliative Care. In: Nutrients. 22. January 2021; 13(2):306. https://doi.org/10.3390/NU13020306. PMID: 33498997; PMCID: PMC7911232. https://creativecommons.org/licenses/by/4.0/

De Oliveira LC, Abreu GT, Lima LC, Aredes MA, Wiegert EVM (2020) Quality of life and its relation with nutritional status in patients with incurable cancer in palliative care. Support Care Cancer. 2020 Oct;28(10):4971–4978. https://doi.org/10.1007/s00520-020-05339-7. Epub 2020 Feb 7. PMID: 32034514

De van der Schueren M.A.E (2019) Use and effects of oral nutritional supplements in patients with cancer. Nutrition. 2019 Nov-Dec;67-68:110550. https://doi.org/10.1016/j.nut.2019.07.002. Epub 2019 Jul 29. PMID: 31525608

Efendioglu EM, Cigiloglu A, Turkbeyler IH (2022) Malnutrition and Depressive Symptoms in Elderly Palliative Care Patients. J Palliat Care. 2022 Oct;37(4):503–509. https://doi.org/10.1177/08258597211045500. Epub 2021 Oct 14. PMID: 34647838

Fletcher J, Woodham D, Dera M, Cooper SC (2018) Home parenteral nutrition in patients receiving palliative care: a curriculum-based review. Frontline Gastroenterol. 2019 Oct;10(4):421–426. https://doi.org/10.1136/flgastro-2018-101113. Epub 2018 Dec 17. PMID: 31656569; PMCID: PMC6788129

Grotenhermen, F, & Müller-Vahl, K (2012) The Therapeutic Potential of Cannabis and Cannabinoids. In: Deutsches Ärzteblatt International, 109(29–30), 495–501. https://doi.org/10.3238/arztebl.2012.0495.

Lee JLC, Leong LP, Lim SL (2016) Nutrition intervention approaches to reduce malnutrition in oncology patients: a systematic review. Support Care Cancer. 2016 Jan;24(1):469–480. https://doi.org/10.1007/s00520-015-2958-4. Epub 2015 Sep 24. PMID: 26404858

Lesser MNR, Lesser LI (2021) Nutrition Support Therapy. Am Fam Physician. 2021 Dec 1;104(6):580–588. PMID: 34913658

Ley D, Austin K, Wilson KA, Saha S (2023) Tutorial on adult enteral tube feeding: Indications, placement, removal, complications, and ethics. JPEN J Parenter Enteral Nutr. 2023 Jul;47(5):677–685. https://doi.org/10.1002/jpen.2510. Epub 2023 May 23. PMID: 37122159

Loofs TS, Haubrick K (2021) End-of-Life Nutrition Considerations: Attitudes, Beliefs, and Outcomes. Am J Hosp Palliat Care. 2021 Aug;38(8):1028–1041. https://doi.org/10.1177/1049909120960124. Epub 2020 Sep 18. PMID: 32945174

Lorton CM, Griffin O, Higgins K, Roulston F, Stewart G, Gough N, Barnes E, Aktas A, Walsh TD (2020) Late referral of cancer patients with malnutrition to dietitians: a prospective study of clinical practice. Support Care Cancer. 2020 May;28(5):2351–2360. https://doi.org/10.1007/s00520-019-05042-2. Epub 2019 Sep 4. PMID: 31485981

Löser C (2013) Ernährung am Lebensende – medizinische, ethische und juristische Grundsätze der palliativmedizinischen Ernährung. [Nutrition at the End of Life – Medical, Ethical, and Legal Aspects of Palliative Medicine]. Aktuelle Ernahrungsmed, 38(01), 46–66. https://doi.org/10.1055/s-0032-1332836

Löser C (2010) Malnutrition in hospital: the clinical and economic implications. Dtsch Arztebl Int 107(51–52):911–917. https://doi.org/10.3238/arztebl.2010.0911

Millar C, Reid J, Porter S (2013) Healthcare professionals' response to cachexia in advanced cancer: a qualitative study. Oncol Nurs Forum. 2013 Nov; 40(6):E393–402. https://doi.org/10.1188/13.ONF.E393-E402. PMID: 24161643

Muscaritoli M, Arends J, Bachmann P, Baracos V, Barthelemy N, Bertz H, Bozzetti F, Hütterer E, Isenring E, Kaasa S, Krznaric Z, Laird B, Larsson M, Laviano A, Mühlebach S, Oldervoll L, Ravasco P, Solheim TS, Strasser F, de van der Schueren M, Preiser JC, Bischoff SC (2021) ESPEN practical guideline: Clinical Nutrition in cancer. Clin Nutr. 2021 May;40(5):2898–2913. https://doi.org/10.1016/j.clnu.2021.02.005. Epub 2021 Mar 15. PMID: 33946039

National Academies of Sciences, Engineering, and Medicine; Health and Medicine Division; Board on Population Health and Public Health Practice; Committee on the Health Effects of Marijuana: An Evidence Review and Research Agenda (2017) The Health Effects of Cannabis and Cannabinoids: The Current State of Evidence and Recommendations for Research. In: Washington (DC): National Academies Press (US); 2017 Jan 12. PMID: 28182367

Nunes G, Fonseca J, Barata AT, Dinis-Ribeiro M, Pimentel-Nunes P (2020) Nutritional Support of Cancer Patients without Oral Feeding: How to Select the Most Effective Technique? GE Port J Gastroenterol. 2020 Apr;27(3):172–184. https://doi.org/10.1159/000502981. Epub 2019 Oct 7. PMID: 32509923; PMCID: PMC7250336

Obling SR, Wilson BV, Pfeiffer P, Kjeldsen J (2019) Home parenteral nutrition increases fat free mass in patients with incurable gastrointestinal cancer. Results of a randomized controlled trial. Clin Nutr. 2019 Feb;38(1):182–190. https://doi.org/10.1016/j.clnu.2017.12.011. Epub 2017 Dec 21. PMID: 29305245

Ottery FD (1996) Definition of standardized nutritional assessment and interventional pathways in oncology. In: Nutrition. 1996 Jan;12(1 Suppl):15–9. https://doi.org/10.1016/0899-9007(96)90011-8. PMID: 8850213

O'Keeffe STT, Lavan JN (1996) Subcutaneous fluids in elderly hospital patients with cognitive impairment. Gerontology. 1996;42(1):36–9. https://doi.org/10.1159/000213768. PMID: 8641599

Pérez Camargo DA, Allende Pérez SR, Rivera Franco MM, Álvarez Licona NE, Urbalejo Ceniceros VI, Figueroa Baldenegro LE (2017) Phase Angle of Bioelectrical Impedance Analysis as Prognostic Factor in Palliative Care Patients at the National Cancer Institute in Mexico. In: Nutr Cancer. 2017 May-Jun;69(4):601–606. https://doi.org/10.1080/01635581.2017.1299880. Epub 2017 Mar 29. PMID: 28353355

Pirlich M, Schutz T, Norman K, Gastell S, Lubke HJ, Bischoff SC, Lochs H (2006) The German hospital malnutrition study. Clin Nutr 25(4):563–572. https://doi.org/10.1016/j.clnu.2006.03.005

Rasmussen HH, Holst M, Kondrup J (2010) Measuring nutritional risk in hospitals. Clin Epidemiol 2:209–216. https://doi.org/10.2147/clep.S11265

Ruggeri E, Ostan R, Varani S, Pannuti R, Biasco G (2022) Home Artificial Nutrition and Energy Balance in Cancer Patients: Nutritional and Clinical Outcomes. Nutrients. 2022 Oct 14;14(20):4307. https://doi.org/10.3390/nu14204307. PMID: 36296990; PMCID: PMC9607087

Ruggeri E, Giannantonio M, Agostini F, Ostan R, Pironi L, Pannuti R (2020) Home artificial nutrition in palliative care cancer patients: Impact on survival and performance status. Clin Nutr.

2020 Nov;39(11):3346–3353. https://doi.org/10.1016/j.clnu.2020.02.021. Epub 2020 Feb 22. PMID: 32143890

Schütte K, Middelberg-Bisping K, Schulz C (2020) Nutrition and gastroenterological support in end of life care. Best Pract Res Clin Gastroenterol. 2020 Oct-Dec;48-49:101692. https://doi.org/10.1016/j.bpg.2020.101692. Epub 2020 Oct 14. PMID: 33317794

Scislo L, Walewska E, Bodys-Cupak I, Skorus-Zadecka U, Richter P, Szczepanik AM (2022) Selected Body Composition Parameters Analysis Based on Bioelectrical Impedance in Patients Operated for Gastrointestinal Cancer. In: In Vivo. 2022 Nov-Dec;36(6):2936-2944. https://doi.org/10.21873/invivo.13036. PMID: 36309384; PMCID: PMC9677783

Swan WI, Vivanti A, Hakel-Smith NA, Hotson B, Orrevall Y, Trostler N, Beck Howarter K, Papoutsakis C (2017) Nutrition Care Process and Model Update: Toward Realizing People-Centered Care and Outcomes Management. J Acad Nutr Diet. 2017 Dec;117(12):2003–2014. https://doi.org/10.1016/j.jand.2017.07.015. Epub 2017 Oct 5. PMID: 28988837

Day T (2017) Managing the nutritional needs of palliative care patients. Br J Nurs. 2017 Nov 23;26(21):1151–1159. https://doi.org/10.12968/bjon.2017.26.21.1151. PMID: 29168937

Theilla M, Cohen J, Kagan I, Attal-Singer J, Lev S, Singer P (2018) Home parenteral nutrition for advanced cancer patients: Contributes to survival? Nutrition. 2018 Oct;54:197–200. https://doi.org/10.1016/j.nut.2017.03.005. Epub 2017 Mar 24. PMID: 28571682

Ueshima J, Nagano A, Maeda K, Enomoto Y, Kumagai K, Tsutsumi R, Higashibeppu N, Uneno Y, Kotani J (2023) JAPANESE SOCIETY FOR CLINICAL NUTRITION AND METABOLISM Guideline Development Committee. Nutritional counseling for patients with incurable cancer: Systematic review and meta-analysis. Clin Nutr. 2023 Feb;42(2):227–234. https://doi.org/10.1016/j.clnu.2022.12.013. Epub 2023 Jan 7. PMID: 36680918

Valentini L, Volkert D, Schütz T, Ockenga J, Pirlich M, Druml W, Lochs H (2013) Leitlinie der Deutschen Gesellschaft für Ernährungsmedizin (DGEM). Aktuelle Ernährungsmedizin 38(02):97–111. https://doi.org/10.1055/s-0032-1332980

Vigano AL, di Tomasso J, Kilgour RD, Trutschnigg B, Lucar E, Morais JA, Borod M (2014) The abridged patient-generated subjective global assessment is a useful tool for early detection and characterization of cancer cachexia. In: J Acad Nutr Diet. 2014 Jul;114(7):1088–1098. https://doi.org/10.1016/j.jand.2013.09.027. Epub 2014 Jan 24. PMID: 24462323

Wiegert EVM, da Costa Rosa KS, Dos Santos RTF., Dos Santos DA, de Freitas R, de Oliveira LC (2022) The use of nutrition support near the end of life for hospitalized patients with advanced cancer at a reference center: Two realities. Nutr Clin Pract. 2022 Apr;37(2):425-434. https://doi.org/10.1002/ncp.10737. Epub 2021 Jul 10. PMID: 34245470

Wiegert EVM, Padilha PC, Peres WAF (2017) Performance of Patient-Generated Subjective Global Assessment (PG-SGA) in Patients With Advanced Cancer in Palliative Care. In: Nutr Clin Pract. 2017 Oct;32(5):675–681. https://doi.org/10.1177/0884533617725071. Epub 2017 Aug 29. PMID: 28850795

Yalcin S, Gumus M, Oksuzoglu B, Özdemir F, Evrensel T, Sarioglu AA, Sahin B, Mandel NM, Goker E; Turkey Medical Oncology Active Nutrition Platform. Nutritional Aspect of Cancer Care in Medical Oncology Patients. Clin Ther. 2019 Nov;41(11):2382–2396. https://doi.org/10.1016/j.clinthera.2019.09.006. Epub 2019 Nov 4. PMID: 31699437

Gastrointestinale Blockaden

4

Gesine Benze

4.1 Einleitung

Ein funktionierender Gastrointestinaltrakt ist aus der Sicht des gesunden Menschen eine Tatsache, die in der Regel als selbstverständlich hingenommen wird. Die orale Nahrungsaufnahme geschieht in der Erwartung der reibungslosen Passage und Verarbeitung der Nahrung bis hin zur Ausscheidung von Resten über den Stuhlgang. Passagestörungen durch gastrointestinale Blockaden verursachen nicht nur entsprechende Symptome, wie z. B. Übelkeit, Erbrechen, Obstipation und Schmerzen, sie können u. U. auch existenzbedrohend sein. Für eine gastrointestinale Blockade gibt es prinzipiell benigne und maligne Ursachen. Eine Passagestörung beruht auf einem mechanischen Hindernis und/oder einer Propulsionsstörung. Die häufigsten benignen mechanischen Ursachen im Erwachsenenalter sind Hernien, Briden nach vorhergehenden Operationen und (post-)entzündlich bedingte Verengungen. Auch Gallensteine, impaktierte Speisereste oder impaktierter Stuhl sorgen z. T. für eine Obstruktion. Tumoren benigner oder maligner Art können durch Kompression des Darms von außen oder intraluminal zu einer Obstruktion führen. Eine Passagestörung durch eine Propulsionsstörung im Sinne einer Paralyse wird z. B. durch Medikamente, primäre und sekundäre Erkrankungen des neuronalen Systems oder durch Malignome, die das Nervensystem infiltrieren, hervorgerufen.

Im Kontext von Palliativmedizin ist die maligne intestinale Obstruktion (MIO) eine Manifestation der gastrointestinalen Blockade von besonderer Brisanz. Von daher liegt der Fokus des vorliegenden Kapitels auf diesem Krankheitsbild.

G. Benze (✉)
Klinik für Palliativmedizin, Universitätsmedizin Göttingen, Georg-August-Universität, Göttingen, Deutschland
E-Mail: gesine.benze@med.uni-goettingen.de

© Der/die Autor(en), exklusiv lizenziert an Springer-Verlag GmbH, DE, ein Teil von Springer Nature 2026

C. G. Dietrich et al. (Hrsg.), *Gastroenterologische Palliativmedizin*,
https://doi.org/10.1007/978-3-662-70326-7_4

Die Diagnose von MIO sollte ein Trigger für die Involvierung von Palliativversorgung sein (Dans 2021; Leitlinienprogramm Onkologie 2020). Der Einbezug von Palliativmedizin bewirkt einen Benefit für Patienten mit MIO durch Erleichterung einer multi- und interprofessionellen/-disziplinären Betreuung (inklusive Seelsorge, Sozialarbeit, Ernährungsberatung, Psychologie und Physiotherapie), Diskussionen über vorausschauende Behandlungs- und Versorgungsplanung sowie, wenn angemessen, Verlegung in eine hospizliche Versorgung (Blumenthaler 2023).

4.1.1 Definition der malignen intestinalen Obstruktion

Bei einer malignen intestinalen Obstruktion liegt klinisch und bildgebend ein kompletter oder inkompletter intestinaler Verschluss aufgrund eines inkurablen intraabdominalen Tumors oder einer intraperitonealen Metastasierung vor (Anthony 2007).

Definiert wird sie nach folgenden Kriterien (Anthony 2007):

1) Klinischer Nachweis eines Darmverschlusses (Anamnese, körperliche und/oder radiologische Untersuchung),
2) Darmverschluss hinter dem Treitzschen Band und
3) Diagnose eines intraabdominellen unheilbaren Karzinoms oder eines extraabdomiellen Karzinoms mit Peritonealkarzinose.

MIO kann im Bereich des Dünndarms oder Dickdarms vorkommen, wobei der Dünndarm häufiger ist (Ripamonti 2008). Sie kann singulär oder multisegmental auftreten. MIO ruft eine Reduktion oder eine Abwesenheit der Fortbewegung des Darminhaltes und eine Darmdistension hervor (Ripamonti 2008).

4.1.2 Prävalenz der malignen intestinalen Obstruktion

Eine maligne intestinale Obstruktion kommt bei bis zu 15 % der Krebspatienten vor. Am höchsten ist die Prävalenz bei Kolonkarzinomen (10–29 %) und Ovarialkarzinomen (20–50 %) (Ripamonti 2008; Star 2018; Obita 2016; Shariff 2022; Tuca 2012; Cousins 2016). Des Weiteren können andere Karzinomentitäten, deren Ursprungsorgan sich im Bauchraum befindet, wie Magen-, Pankreas-, Blasen- und Endometriumkarzinome, oder auch extraabdominelle Karzinomentitäten, die in den Bauchraum hinein metastasieren, wie Lungen-, Mammakarzinome und Melanome, im fortgeschrittenen Stadium eine intestinale Obstruktion zur Folge haben.

Bei ca. 60 % aller Patienten mit MIO kommt es zu einem primären Dünndarmbefall, bei ca. 33 % zu einem Befall des Kolons und bei über 20 % der Patienten sind beide Darmabschnitte betroffen (Ripamonti 2001).

4.1.3 Ätiologie, Pathogenese und Pathophysiologie

Der Mechanismus der Entwicklung einer MIO ist meist multifaktoriell und kann in 2 Hauptgruppen unterteilt werden: Mechanische und funktionelle Obstruktion (Cousins 2016; Ripamonti 2008). Ursachen für eine mechanische Obstruktion sind: extra- oder intraluminale Obstruktion durch Tumorgewebe oder intramurale Obstruktion durch Tumorwachstum innerhalb der Darmwand („intestinale Linitis plastica"). Insbesondere eine Peritonealkarzinose kann im Verlauf zu einer MIO führen. Die funktionelle Obstruktion ist Folge von Motilitätsstörungen, die durch Tumorinfiltration der Darmmuskulatur, des Mesenteriums, von Nerven und/oder des coeliacalen oder enterischen Plexus sowie durch paraneoplastische Syndrome bedingt sind. Darüber hinaus können benigne Faktoren einen Ileus hervorrufen oder verschlimmern bzw. die Darmmotilität verschlechtern wie Elektrolytstörungen, Obstipation/Stuhlimpaktierung, motilitätshemmende Medikamente (Opioide, Anticholinergika, intraperitoneale Chemotherapie), Fibrose, Darmstrikturen, Adhäsionen und Briden nach Bestrahlung oder Operationen, autonome Dysfunktion sowie Stenosierungen durch entzündliche Darmerkrankungen.

Die Akkumulation von Verdauungssekreten, Wasser, Salz, Stuhl und Gas im Darmlumen führt zu persistierender Darmdistension mit erhöhtem endoluminalem Druck und konsekutiver Schädigung des intestinalen Epithels sowie peristaltischen Kontraktionen. Daraus folgt eine Entzündungsreaktion mit Ausschüttung von inflammatorischen, vasoaktiven und nozizeptiven Mediatoren. Hierdurch kommt es zu einer Hyperämie und einem Ödem der Darmwand, was im Weiteren zu Hypersekretion und Flüssigkeitsansammlung im Darm führt, was wiederum die intestinale Distension verstärkt (Tuca 2012; Binet 2019; Ripamonti 2008). Bakterielle Überwucherung und Translokation sind weitere Mechanismen bei der Entwicklung von Symptomen.

4.1.4 Symptome der malignen intestinalen Obstruktion

Menschen mit MIO beschreiben belastende Bauchschmerzen, abdominelle Krämpfe, Meteorismus, Zunahme des Bauchumfangs, Übelkeit, Erbrechen, Obstipation, gelegentlich paradoxe Diarrhoe sowie Unfähigkeit zu essen und zu trinken mit der Konsequenz einer Reduktion von Lebensqualität, Ernährungs- und Allgemeinzustand (Ripamonti 2008; Caparica 2020; Selby 2010; Currow 2015; McCaffrey 2020). Patienten klagen zudem über Sodbrennen, Mundtrockenheit und Appetitverlust. Auch Fatigue, allgemeine Schwäche und gestörter Nachtschlaf sind mögliche Symptome, wobei deren Genese nicht sicher abzugrenzen ist von anderen Ursachen wie der Krebserkrankung selbst und Nebenwirkungen von Therapien sowie ggf. Co-Mobiditäten.

Übelkeit und Erbrechen treten intermittierend oder kontinuierlich auf. Die Ursache von Übelkeit und Erbrechen ist meist multifaktoriell. Unter anderem

Tab. 4.1 Höhe der gastrointestinalen Obstruktion mit entsprechenden Symptomen und klinischen Befunden. (Adaptiert nach Tradounsky 2024, veröffentlicht unter einer Creative Commons Attribution 4.0 International Lizenz (CC BY 4.0) https://creativecommons.org/licenses/by/4.0/)

Höhe der Obstruktion	Symptome	Klinische Befunde
Ösophagus	Dysphagie, Reflux unverdauter Nahrung	
Gastrodudenaler Übergang	Übelkeit, schwallartiges Erbrechen von Nahrung mit klarem Magensaft	
Dünndarm	Übelkeit, abdominelle Krämpfe (meist umbilical oder diffus), galliges Erbrechen	Leichte abdominelle Distension, hochgestellte Darmgeräusche
Dickdarm	Eher lokalisierte abdominelle Krämpfe, Obstipation, Meteorismus, Übelkeit im späteren Stadium	Ausgeprägte abdominelle Distension

werden afferente Fasern durch Darmödem und -distension aktiviert, wodurch proemetische Rezeptoren aktiviert werden (Babic 2014). Auch Stoffwechsel- und Elektrolytveränderungen sowie medikamentöse Auslöser spielen eine Rolle.

Ca. 70–90 % der Patienten mit MIO berichten über abdominelle Schmerzen, deren Ursachen u. a. abdominelle Distension, Darmspasmen und Perforationen sein können (Tuca 2012). Der Schmerz kann intermittierend oder kontinuierlich sowie vom Charakter dumpf drückend oder stechend sowie kolikartig sein.

Der Schweregrad der Symptome hängt auch von der Höhe der Obstruktion ab (Tab. 4.1). Großvolumiges Erbrechen mit biliärem Sekret, Anorexie, periumbilikale Schmerzen und ein leicht bis moderat distendiertes Abdomen weisen auf eine Dünndarmobstruktion hin. Ein deutlich distendiertes Abdomen, übelriechendes kleinvolumiges Erbrechen und lokalisierter Schmerz sind häufiger bei Dickdarmobstruktion.

Bei einer kompletten Obstruktion wird kein oder wenig Stuhl abgesetzt. Bei einem inkompletten Verschluss gehen Winde ab und es kommt zeitweise zu Stuhlgang. Eine sog. Pseudodiarrhoe entsteht, wenn sich Stuhl proximal der Engstelle ansammelt, durch bakterielle Prozesse verflüssigt wird, die Engstelle passiert und als vermeintliche Diarrhoe in Erscheinung tritt.

Meistens entwickeln sich die Symptome einer MIO langsam über Tage oder Wochen. Obstruktionen können auch intermittierend bestehen und sich z. T. spontan zurückbilden, sodass die Symptome wieder verschwinden.

Komplikativ können eine Peritonitis, Perforation und Reflux mit Aspirationsgefahr auftreten.

Funktionelle Obstruktionen unterscheiden sich von mechanischen durch das Fehlen von kolikartigem Schmerz und von Darmgeräuschen.

Neben den körperlichen Beschwerden verursacht eine MIO auch psychische Belastungen für Patienten und Angehörige. Ein wesentlicher Faktor bezüglich des psychischen und emotionalen Belastung bei MIO für Patienten und Angehörige ist die Unsicherheit von Behandlern angesichts einer schweren Vorhersagbarkeit von Verlauf und Lebenserwartung (Baddeley 2022). Soziale Auswirkungen gibt es z. B. in Bezug auf gemeinsame Mahlzeiten und andere soziale Aktivitäten. Es kann zu einer sozialen Isolation kommen.

Die Symptomintensität kann mithilfe von Skalen, wie z. B. durch die Numerische Rating Skala (NRS), erfasst werden. Das MD Anderson Symptom Inventory Gastrointestinal Obstruction (MDASI-GIO) wurde speziell zur Erfassung der Symptomschwere bei Patienten mit MIO und dem Einfluss dieser Symptome bezüglich auf den alltäglichen Funktionsstaus von Patienten entwickelt (Badgwell 2022). Patienten werden nach der Stärke von 20 krankheitsbezogenen und behandlungsbezogenen Symptomen gefragt, die innerhalb der letzten 24 h aufgetreten sind. Jedes Symptom (Schmerz, Fatigue, Übelkeit, Schlafstörung, emotionale Belastung, Luftnot, Gedächtnisstörungen, Appetitlosigkeit, Schwindel, Mundtrockenheit, Traurigkeit, Erbrechen und Taubheit oder Kribbeln, Unfähigkeit zu essen, Unfähigkeit Stuhlgang zu haben, abdominelles Unwohlsein, Obstipation, Blähgefühl, Völlegefühl und abdominelle Krämpfe) wird anhand einer 11-Punkte-Skala erfasst (0 = nicht vorhanden bis 10 = maximal vorstellbare Stärke).

4.2 Diagnose der malignen intestinalen Obstruktion

Grundlage der Diagnose einer MIO sind **Anamnese und körperliche Untersuchung.** Bei der Anamnese sind Fragen zu Symptomgeschehen und Körperfunktionen inklusive Stuhlgang (Volumen, Beschaffenheit, Beimengungen, Farbe, Konsistenz und Häufigkeit) sowie die Eruierung von abdominellen Voroperationen, Interventionen und Bestrahlungen sowie Fragen zu Ernährung (Gewohnheiten, Veränderungen), Flüssigkeitsaufnahme und Medikamenten wichtig. Bei der abdominellen Untersuchung ist besonders auf Qualität und Quantität der Darmgeräusche, Meteorismus, Aszites, Druckdolenz, Peritonismus und abdominelle Resistenzen zu achten. Eine digitale rektale Untersuchung sollte nicht fehlen, wenn diese für den Patienten zumutbar ist.

Weiterführende diagnostische Maßnahmen zur MIO sollen in Abhängigkeit von der klinischen Situation des Patienten, bestehenden systemischen Therapieoptionen, einer möglichen Operabilität und von Vorbefunden erwogen werden (Leitlinienprogramm Onkologie 2020). Diesbezüglich ist das erreichbare Therapieziel entscheidend. Wenn eine Systemtherapie, Intervention oder Operation prinzipiell indiziert ist, möglich erscheint und in Risiko-Nutzen-Abwägung zumutbar sowie vom Patienten gewünscht ist, so ist eine Computertomographie (CT) zur sicheren Diagnosestellung und der daraus folgenden Entscheidungsfindung unverzichtbar. Eine CT des Abdomens und Beckens mit i.v. Kontrastmittel (KM) ist der Goldstandard für die Diagnose einer MIO (Expert Panel on Gastrointestinal Imaging 2020; Tuca 2012; Binet 2019; Ripamonti 2008), da sie eine Spezifität und Sensitivität von über 90 % hat (Ripamonti 2008; Micco 2020; Fillipone 2007). Bei Verdacht auf eine hochgradige Obstruktion oral des Kolons sollte auf orales

KM verzichtet werden (Expert Panel on Gastrointestinal Imaging 2020). Ein CT dient zur Identifikation der Lokalisation und der Zahl der obstruierten Segmente sowie des Vorhandenseins bedrohlicher Situationen (z. B. Strangulation und Perforation), kann Peritonealkarzinose und Aszites nachweisen sowie nichtmaligne Ursachen der Obstruktion wie postoperative Adhäsionen, Hernien oder bestrahlungsinduzierte Fibrose nachweisen (Micco 2020; Filippone 2007; Maglinte 2005; Silva 2009; Demarest 2023).

Eine Ultraschalluntersuchung des Abdomens kann bei Verdacht auf MIO durchgeführt werden, wenn die CT-Untersuchung nicht gewünscht oder nicht möglich ist, oder im Rahmen der Verlaufsbeurteilung unter der Behandlung (Leitlinienprogramm Onkologie 2020).

Wird eine operative oder interventionelle Therapie erwogen, trägt eine Blutuntersuchung zur Risikoabschätzung bei (Zöllner 2024) und zeigt auf, welche Parameter (z. B. Gerinnung, Elektrolyte) zuvor optimiert werden müssen.

4.3 Therapie der malignen intestinalen Obstruktion

Der Behandlungsansatz sollte multi- und interprofessionell/-disziplinär sein, um eine Verbesserung der Gesamtsituation bei diesen Patienten und ihrer Angehörigen zu erreichen.

Behandelnde Ärzte sollten sensible Gespräche mit Patienten und ihren Angehörigen über mögliche Behandlungsoptionen, zu erwartende Behandlungserfolge im Hinblick auf Lebenszeitverlängerung, Symptomkontrolle und Verbesserung der Lebensqualität sowie mögliche Nebenwirkungen und Belastungen führen. Der Verlauf von MIO ist zum Teil nicht gut vorhersehbar und beinhaltet eine Spanne von komplexen und herausfordernden Symptomen, die für Patienten und Angehörige schwer zu bewältigen sein können. Daher ist auch emotionale und psychologische Unterstützung wichtig. Neben der Symptomlinderung und ggf. kausalen Therapie sind Fragen der Ernährung und Flüssigkeitsgabe sowie der weiteren Versorgung zu klären.

Das Vorgehen bei Detektion einer mechanischen Obstruktion ist in Abb. 4.1 dargestellt.

Grundlegend in der Therapie sind **pflegerische Maßnahmen.** Hierzu gehören Mundpflege zur Linderung der Mundtrockenheit und nach Erbrechen sowie orale Erfrischung z. B. durch Crushed Ice oder gefrorene Fruchtstücke. Bei rezidivierendem Erbrechen sollten Auffangbehältnisse und Tücher in Reichweite des Patienten sein. Gute Raumluft durch regelmäßiges Lüften sowie das Vermeiden belastender Gerüche sind von zentraler Bedeutung. Zur Aufrechterhaltung oder Wiederherstellung der Darmpassage bei inkompletter MIO und/oder zum Ableiten von entstehenden Gasen können Einläufe als Begleitmaßnahme zu einer medikamentösen Therapie angeboten werden (Leitlinienprogramm Onkologie). Bei krampfartigen Schmerzen und Meteorismus können feucht-warme Wickel eine zusätzliche Linderung bringen (DGP Sektion Pflege 2015).

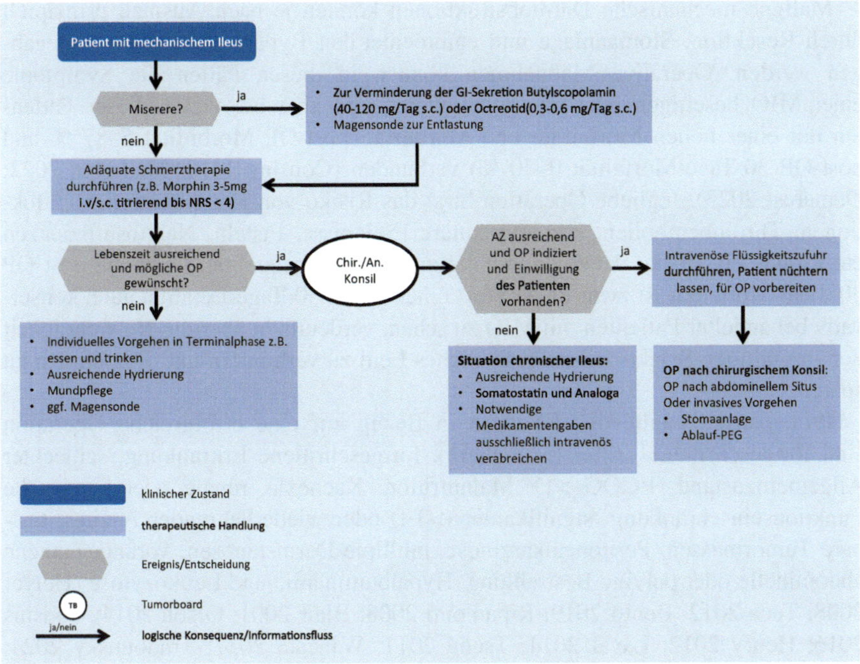

Abb. 4.1 Medizinisches Vorgehen bei mechanischer Darmobstruktion (Ettrich 2018, initial publiziert in Ettrich 2017)

Die initiale Strategie nach Ausschluss einer unmittelbaren Interventionsnotwendigkeit (z. B. bei Perforation oder Strangulation) ist ein Therapieversuch mit einer Kombination von i.v.-Flüssigkeitsgabe, Antiemetika, Elektrolytausgleich und gastrointestinaler Dekompression durch eine nasogastrale Sonde. Die Rate spontaner Auflösung einer MIO liegt bei bis zu 30 %. Trotz einer Reobstruktionsrate von mehr als 70 % kann dieser Ansatz einigen Aufschub bei moribunden Patienten erreichen oder Zeit für eine sorgfältig geplante individualisierte Therapie bei Patienten geben (Tuca 2012). Erläuterungen zur weiteren medikamentösen Therapie sind unter Abschn. 4.3.1 aufgeführt.

Das Ziel operativer und interventioneller Eingriffe ist neben der Wiederherstellung der Darmpassage, die Lebensqualität durch Symptomlinderung und die Möglichkeit zur Wiederaufnahme der oralen Nahrungszufuhr zu verbessern (Tuca 2012; Binet 2019). Die Empfehlung für oder gegen eine operative Behandlung der MIO soll multidisziplinär unter Einbeziehung eines erfahrenen Viszeralchirurgen, eines Palliativmediziners und eines Anästhesisten erfolgen (Leitlinienprogramm Onkologie 2020). Eine MIO ist nur sehr selten ein Notfall. Den Patienten und Angehörigen ist eine angemessene Zeit zur Verfügung zu stellen, um die vielen Aspekte zu bedenken und so die für den Patienten individuell beste Therapieentscheidung zu treffen (Krouse 2002).

Maligne mechanische Darmobstruktionen können je nach Ausmaß prinzipiell durch Resektion, Stomaanlage und enteroenteralen Bypass chirurgisch angegangen werden. Operative Maßnahmen können in diesen Fällen die Symptome einer MIO beseitigen oder deutlich lindern, sind aber bei vielen dieser Patienten mit einer hohen Morbidität und Mortalität (post-OP Morbidität 5–87 % und post-OP 30-Tage-Mortalität 0–40 %) verbunden (Cousins 2016; Madariga 2022; Demarest 2023). Jegliche Operation birgt das Risiko von Komplikationen (Infektionen, Thrombembolien, kardiovaskuläre Ereignisse, Fisteln, Nahtinsuffizienzen etc.) sowie ein Risiko der Beeinträchtigung der Lebensqualität. Die hohe post-OP 30-Tage-Mortalität ist zwar im Kontext einer hohen 30-Tage-Letalität auch konservativ behandelter Patienten mit MIO zu sehen, verdeutlicht aber die Notwendigkeit der sorgfältigen Selektion, um zusätzliches Leid zu verhindern und Ressourcen zu sparen.

Prognostisch ungünstige Faktoren in Bezug auf eine erfolgreiche Operation sind fortgeschrittenes Alter (>65 Jahre), fortgeschrittene Erkrankung, schlechter Allgemeinzustand (ECOG >1), Malnutrition, Kachexie, renale oder hepatische Funktionseinschränkung, signifikanter (>3 l) oder wiederkehrender Aszites, tastbare Tumormassen, Peritonealkarzinose, multiple Darmstenosen, vorangegangene abdominelle oder pelvine Bestrahlung, Hypalbuminämie und Leukozytose (Helyer 2008; Tuca 2012; Bento 2019; Ripamonti 2008; Blair 2001; Olson 2014; Cousins 2016; Henry 2012; Laval 2014; Tseng 2011; Wancata 2017; Tradounsky 2024; Demarest 2023; Shariff 2022; Madariga 2022; Fackche 2021). Eine chirurgische Intervention ist reserviert für eine sorgfältig ausgesuchte Patientenklientel. Insgesamt ist die Entscheidung für oder gegen eine Operation höchst individuell. In Kap. 10 wird das Thema der operativen Therapie bei MIO eingehend beschrieben.

Interventionelle endoskopische Verfahren kommen insbesondere dann infrage, wenn eine Operation nicht möglich, das Eingriffsrisiko zu hoch und/oder die Lebenserwartung gering ist (<6 Monate) oder wenn eine OP nicht gewünscht ist. Eine Indikation für ein endoluminales Stenting bei MIO besteht bei singulärer, kurzstreckiger tumorbedingter Obstruktion im Magenausgang, Duodenum, Kolon oder Rektum bei Patienten mit mittleren Performance Status und mittlerer Lebenserwartung (30–60 Tage) (Tuca 2012; Ripamonti 2008; Demarest 2023; Ahmed 2021). Der Vorteil einer endoskopischen Intervention gegenüber einer Operation liegt in der geringen Invasivität und dem damit verbundenen geringeren Morbiditätsrisiko. Darüber hinaus führt dieses Verfahren zu einer schnelleren Wiederaufnahme der oralen Nahrungszufuhr und kürzeren Krankenhausliegezeiten (Espinel 2006; Fiori 2004; Fackche 2021). Die Raten einer effektiven Behebung der Obstruktionssymptome durch Stenting liegen bei 75–90 % und sind vergleichbar mit einer palliativen OP (Jaruvongvanich 2020; Boland 2019). Allerdings besteht das Risiko einer Stentobstruktion, -migration und –perforation. Die genauere Erläuterung dieser und weiterer endoskopischen Verfahren bei MIO findet sich in Kap. 8.

Die operative oder interventionelle Versorgung einer MIO stellt in der Regel keinen Notfalleingriff dar und sollte mit dem Patienten und seinen Angehörigen eingehend besprochen werden.

Nasogastrale Sonden können für eine temporäre Dekompression bei MIO genutzt werden. Eine nasogastrale Sonde ist präoperativ und präinterventionell eine wichtige Maßnahme, um u. a. Aspirationen zu verhindern. Durch die Entleerung von Magen- und Darmsekret führt die Sonde zur Erleichterung von Übelkeit und Erbrechen sowie zur Linderung abdomineller Schmerzen. Da die Distension des Darms zu einer erhöhten Wandspannung mit konsekutiver Mikrozirkulationsstörung und Hypoxie führt und es dadurch zu einem Kreislauf der Verstärkung der Ileus-Symptome mit Hypovolämie und bakterieller Durchwanderung kommt, ist eine initiale Entlastung durch Anlage einer nasogastralen Sonde sinnvoll (Plusczyk 2006). Es wird angenommen, dass die frühe Anlage einer nasogastralen Ablaufsonde die Wahrscheinlichkeit einer spontanen Auflösung einer MIO erhöhen kann, da der endoluminale Druck und das konsekutive Darmwandödem reduziert werden. Allerdings wird die Sonde nicht von allen Patienten toleriert. Liegt die Sonde länger, steigt zudem die Gefahr von unerwünschten Nebenwirkungen bzw. Komplikationen wie z. B. Erosionen/Ulzerationen der Nasen- und/oder Magenschleimhaut, Aspiration, Pneumonie, Pharyngitis, Ösophagitis, Sinusitis, Otitis media und Blutung (Laval 2014; Tuca 2012; Binet 2019; Ripamonti 2008; Olson 2014; Prabhakaran 2012).

Falls auf eine Ablaufsonde im Verlauf aufgrund ansonsten unstillbaren Erbrechens nicht verzichtet werden kann, ist eine Ablauf-PEG (perkutane endoskopische Gastrostomie) als Alternative zeitnah zur längerfristigen Dekompression zu erwägen (Laval 2024), wenn eine Operation oder eine andere endoskopische Intervention nicht infrage kommen. Die Anlage der Ablauf-PEG erfolgt in der Regel endoskopisch. Eine interventionell-radiologische oder operative Anlage sind weitere Optionen. Auch perkutane transösophageale Magensonden können für eine längerfristige gastrale Dekompression genutzt werden.

Eine Ablauf-PEG mit mehr als 80 % Symptomkontrolle (Tuca 2012; Thampy 2020) ist insbesondere bei den Patienten sinnvoll, bei denen ein minimaler körperlicher Eingriff vorteilhaft ist und die wahrscheinlich eine Darmoperation nicht überleben würden (Banting 2021). Für eine Verlängerung der Überlebenszeit durch Anlage einer Ablauf-PEG gibt es keine ausreichende Evidenz (Patterson 2024). Signifikanter Aszites ist eine relative Kontraindikation für eine PEG. Er sollte zuvor durch eine Drainage reduziert werden (Campagnutta 2000; Madariga 2022), wodurch das Risiko einer Leckage neben der PEG minimiert wird. Andere relative Kontraindikationen sind Peritonitis, aktive Magenulcera und Koagulopathien. Negative Effekte einer PEG können Leckagen, Schmerzen nach Anlage, Angst vor Gerüchen, reduzierte Mobilität, stets präsente Sonde (Körperbild) und Angst vor Verstopfung der Sonde sein.

Vielen Patienten ist durch eine gastrale Ablaufsonde die Wiederaufnahme von Flüssigkeit und ggf. auch kleineren sondengängigen Nahrungsmengen im Sinne von „comfort oral feeding" möglich, um Genuss zu erfahren, ohne dass es zu Erbrechen kommt (Tuca 2012; Thampy 2020).

4.3.1 Medikamentöse Therapie

Bei anhaltendem Erbrechen, relevanter Passagestörung und Resorptionsstörungen sollen Medikamente nach Möglichkeit parenteral appliziert werden (Leitlinienprogramm Onkologie 2020). Möglich sind je nach Medikament intravenöse, subcutane, transdermale oder transmukosale Applikationsrouten.

Die medikamentöse Therapie der Symptome ist eine wesentliche Säule in der Behandlung und sollte unabhängig von der Entscheidung für oder gegen eine Operation bzw. Intervention eingeleitet werden. Sie beinhaltet in der Regel eine Kombination aus verschiedenen Substanzen. Grundsätzlich sind zwei verschiedene Ansätze abzuwägen (Klein 2012). Wenn eine Wiederherstellung der Passage bei inkompletter MIO angestrebt wird, finden neben prokinetischen Antiemetika und Laxanzien auch Corticoide zur Ödemreduktion Verwendung. Besteht eine komplette MIO, werden neben Antiemetika und Analgetika antisekretorische Pharmaka eingesetzt, die die intraluminale Sekretion vermindern sollen (Klein 2012).

Für die Therapie von Übelkeit und Erbrechen bei MIO stehen Antiemetika mit unterschiedlichen Ansatzpunkten zur Verfügung, die ggf. auch kombiniert werden können. Prokinetika wie Metoclopramid sollten nur bei inkompletter MIO zur Antiemese eingesetzt werden, nicht aber bei kompletter MIO oder bei krampfartigen abdominellen Schmerzen (Leitlinienprogramm Onkologie 2020).

Bei einer kompletten MIO können Antipsychotika (z. B. Haloperidol, Levomepromazin, Olanzapin) oder Antihistaminika/H1-Blocker (z. B. Dimenhydrinat) allein oder in Kombination zur Antiemese eingesetzt werden (Shariff 2022; Hsu 2019; Kaneishi 2012). Medikament der Wahl ist der Dopamin-(D-)2-Antagonist Haloperidol (Hsu 2019). Olanzapin antagonisiert Serotonin an 5-Hydroxytryptamin-(HT-)3- und 5HT2c-Rezeptoren sowie D2-Rezeptoren. Serotonin-(5HT3-)Antagonisten wie Ondanseton und Granisetron blockieren die Wirkung von Serotonin, das u. a. bei geschädigter Darmschleimhaut oder bei Darmdistension aus enterochromaffinen Zellen ausgeschüttet wird, auf vagale Nervenfasern (Rémi 2022). 5HT3-Antagonisten können ergänzend in Kombination verabreicht werden.

Anticholinergika (z. B. Butylscopolamin),Somatostatin-Analoga (z. B. Octreotid), H2-Blocker (z. B. Ranitidin) oder Protonenpumpen-Hemmer können zur Reduktion der gastrointestinalen Sekretion bei MIO eingesetzt werden (Leitlinienprogramm Onkologie 2020). Die antisekretorische Therapie zielt darauf ab, das Darmödem und die intraluminale Sekretion zu vermindern (Binet 2019; Currow 2015), wodurch letztlich Darmdistension, Übelkeit und Erbrechen reduziert werden. Octreotid blockiert die Ausschüttung des vasoaktiven intestinalen Peptids (VIP) und vermindert die Produktion von Magen- und Pankreassäften sowie die Ausschüttung von Gallenflüssigkeit über die Gallenblase (Ripamonti 2000). Außerdem verlangsamt es die Peristaltik und reduziert dadurch abdominelle Krämpfe (Demarest 2023). Auch bewirkt es eine Vasokonstriktion in der Darmwand, sodass das peritumorale Ödem reduziert werden kann. Octreotid kann subcutan als Bolus oder kontinuierlich appliziert werden. Die Wirkdauer beträgt 6–12 h. Eine Depotformulierung kann monatlich i.m. appliziert werden.

Die Rolle von Corticoiden bei MIO ist komplex und die Wirkmechanismen sind nicht komplett verstanden. Corticoide haben einen antiinflammatorischen und antisekretorischen Effekt, der helfen kann, das intestinale Wandödem zu verringern sowie Salz- und Wasserresorption zu verbessern und dadurch Schmerzen, Übelkeit und Erbrechen zu verringern (Hsu 2019; Feuer 2000; Madariga 2022). Eine Tagesdosis von 4–16 mg Dexamethason kann angewendet werden, wobei es keine optimale Dosis bei MIO gibt (Currow 2015; Feuer 2000). Wenn innerhalb von 3–5 Tagen keine Symptomverbesserung erfolgt, sollte erwogen werden, Dexamethason wieder abzusetzen (Feuer 2000). Zur Passagewiedereröffnung können Corticosteroide als Therapieversuch für 5–10 Tage bei MIO eingesetzt werden (Feuer 2000; Madariga 2022). Durch Reduktion des peritumoralen Ödems und der Darmwandinflammation kann bei Reduktion des Masseneffektes die Passage u. U. wiederhergestellt werden.

Es gibt in der Literatur kontroverse Ansichten bezüglich der Nutzung von Somatostationanaloga und Steroiden (Madariga 2022; Obita 2016; Fackche 2021; Currow 2015; Selby 2010). Cochrane Reviews schlussfolgern, dass nicht genug gut designte Studien existieren, um zu einer Schlussfolgerung zu kommen, oder dass die Definition von Therapieerfolg nicht über alle Studien konsistent ist.

Dosierungs- und Applikationsempfehlungen zu Medikamenten bei Übelkeit und Erbrechen finden sich in Tab. 4.2.

Abdominelle Schmerzen sollen mit Nicht-Opioiden (z. B. Metamizol) und Opioiden behandelt werden (Leitlinienprogramm Onkologie 2020). Bei kolikartigen abdominellen Schmerzen sollte Butylscopolamin gegeben werden (Leitlinienprogramm Onkologie 2020; Tab. 4.3).

Die Therapie der Obstipation ist bei inkompletter MIO und bei funktioneller Obstruktion besonders relevant. Bei einer inkompletten MIO sollten stimulierende Laxanzien und hohe Einläufe nur unter engmaschiger Überwachung gegeben werden, da sie zu einer Zunahme der Obstruktion und kolikartigen Schmerzen führen können (Leitlinienprogramm Onkologie 2020). Außerdem können weichmachende Laxanzien verabreicht werden (Leitlinienprogramm Onkologie 2020). Wenn bei der rektalen-digitalen Untersuchung Stuhl im Rectum ertastet wird, können manuelle Ausräumung und Suppositorien erwogen werden.

Bei einer kompletten MIO sollten keine stimulierenden Laxanzien und hohe Einläufe verabreicht werden (Leitlinienprogramm Onkologie 2020). Auch osmotische Laxanzien sollten vermieden werden.

Bei funktioneller Obstruktion können Metoclopramid und Erythromycin zusätzlich zu Steroiden und osmotischen Laxanzien die Peristaltik verbessern.

Tab. 4.2 Therapie von Übelkeit und Erbrechen bei gastrointestinaler Obstruktion. (Nach Leitlinienprogramm Onkologie 2020, mit freundlicher Genehmigung)

Substanzklasse	Medikament	Dosis	Bemerkung
Prokinetikum	Metoclopramid	30–40* mg/d s. c.*	Mittel der Wahl, wenn inkomplette Obstruktion oder funktionelle Störungen vermutet werden. Wegen Verstärkung der GI-Motilität können Schmerzen und Erbrechen verstärkt werden. **Cave:** Bei Vorliegen einer kompletten Obstruktion Medikament absetzen.
Antipsychotika	Haloperidol*	2,5–10 mg/d s. c.* oder i.v.*	Mittel der Wahl, wenn komplette Obstruktion und keine prokinetischen Antiemetika verwendet werden können.
	Levomepromazin*	1–5 mg oral/ s. c.* zur Nacht	Erhöhung bis 25 mg/d möglich, aber selten notwendig.
	Olanzapin*	2,5 mg als Anfangsdosis, bis ggf. 5–10 mg oral/ s. l. tgl.	Cave bei älteren und dementen Patienten wegen verlängerter Halbwertzeit und erhöhtem Mortalitätsrisiko.
Antihistaminikum	Dimenhydrinat	150 mg rektal; 62–400 mg/d s. c.* oder i.v.	Wirkt sedierend.
Setrone	Ondansetron*	8 mg oral oder s. l./ s. c.*/ i.v. 2–3 mal tgl.	Verstärkung Obstipation.
	Granisetron*	1–2 mg oral/s. c.*/ i.v. 1 mal tgl.	Verstärkung Obstipation, Steigerung bis 9 mg tgl. möglich.

(Fortsetzung)

Tab. 4.2 (Fortsetzung)

Substanzklasse	Medikament	Dosis	Bemerkung
Anticholinergikum	Butylscopolamin*	40–80 mg/d s. c./ i.v.; Dosiserhöhung bis 120 mg* möglich	Zur Verminderung der GI-Sekretion, keine eigene antiemetische Wirkung. Zunahme von Mundtrockenheit und Durst möglich.
Somatostatinanaloga	Octreotid*	Anfangsdosis 100 µg 12-stdl.; Steigerung bis 750 µg/d möglich, darüber selten mehr Effekt	Zur Verminderung der GI-Sekretion; Mittel der 2. Wahl, da teuer.
	Lanreotid*	60 mg tief s. c. in äußeren oberen Quadranten des Gesäßes alle 3 Monate	Falls notwendig 120 mg alle 4 Wochen.
H_2-Blocker	Ranitidin*	50 mg 2–4 mal tgl. oder kontinuierlich 100–200 mg/24 h i.v.	
Protonenpumpen-inhibitoren	Omeprazol*	40–80 mg/ d i.v./ s. c.*	
Kortikosteroide	Dexamethason*	8–12 mg/d s. c.*/ i.v.	Zur Reduktion des peritumorösen Ödems (mögliche Wiederherstellung der Passage) und Antiemese, weniger mineralokortikoide Nebenwirkungen als Methylprednisolon.

* Off-Label-Use

4.3.2 Flüssigkeit und Ernährung bei Patienten mit MIO

Grundsätzlich ist in der Frage von Flüssigkeit und Ernährung zu unterscheiden, ob eine Operation oder Intervention zur Wiederherstellung einer intestinalen Passage möglich ist und erfolgen wird oder ob es diese Maßnahmen nicht möglich sind bzw. mangels Einverständnis des Patienten nicht durchgeführt werden.

Bei der initialen Diagnose einer MIO sollte eine Nahrungskarenz erfolgen. Wenn die akute MIO sich völlig oder teilweise löst, kann ein symptomorientierter, langsamer und stufenweiser oraler Kostaufbau erfolgen. Wenn Flüssigkeiten

Tab. 4.3 Medikamentöse Therapie intestinaler Koliken (Nach Leitlinienprogramm Onkologie 2020, mit freundlicher Genehmigung)

Medikament	Dosis	Bemerkung
Metamizol	1.000–4.000 mg/d s. c.* oder i.v.)	Zusätzliche spasmolytische Komponente. Bei subkutaner Gabe: keine Einzeldosis, sondern als Infusion verabreichen.
Butylscopolamin (Anticholinergikum)	40–80 mg/d s. c./ i.v.	Gleichzeitig auch Verminderung der GI-Sekretion. Zunahme von Mundtrockenheit und Durst möglich.
Morphin (bzw. andere Opioide Stufe III)	10–20 mg/d s. c. bzw. titrieren	Bei opioidnaiven Patienten bzw. entsprechend der vorher verschriebenen oralen Dosis.

* Off-Label-Use

toleriert werden, kann ballastoffarme weiche und bei guter Toleranz im Verlauf normale ballaststoffarme Kost versucht werden (Madariaga 2022). Sollte ein operatives oder interventionelles Verfahren bevorstehen bzw. die Entscheidung dazu noch ausstehen, ist der Patient entsprechend vorzubereiten und nüchtern zu lassen. Bei persistierenden MIO ohne Wiederherstellung der Passage oder eine Ablaufsonde ist es entsprechend des Patientenwunsches möglich, orale Kost anzubieten, wenn der Patient Erbrechen in Kauf nimmt.

Parenterale Flüssigkeitsgabe sollte separat von parenteraler Ernährung betrachtet werden. Beim Vorliegen von Elektrolytstörungen und Dehydrierung sollen Infusionen zum Ausgleich gegeben werden, bis eine Entscheidung über eine chirurgische oder interventionelle Behandlung der MIO gefallen ist (Leitlinienprogramm Onkologie 2020). Parenterale Flüssigkeit kann sowohl intravenös als auch subkutan verabreicht werden, wobei bis zu 1500 ml/d subcutan ohne nachteilige lokale Effekte gegeben werden können (Coelho 2020). Bei profusem Erbrechen kann eine parenterale Flüssigkeitsgabe indiziert sein, gerade wenn eine längere Prognose zu erwarten ist und/oder eine Intervention zu Passagewiederherstellung geplant ist. Besteht ein durch Dehydratation bedingtes Delir kann parenterale Flüssigkeit effektiv helfen.

Zur Therapie von Mundtrockenheit und Durstgefühl hilft parenterale Flüssigkeit gerade am Lebensende wenig. In dieser Situation hat gute Mundpflege einen deutlich höheren Stellenwert. Parenterale Flüssigkeit kann Probleme verursachen (vermehrter Aszites, Pleuraergüsse, Lungenödem, periphere Ödeme, bronchiale Sekretion, Übelkeit und Erbrechen), die gerade am Lebensende den Benefit übersteigen können (Lokker 2021; Madariaga 2022). Es muss gut zwischen Nutzen und Belastung abgewogen werden.

Die Entscheidung, eine parenterale Ernährung zu starten oder fortzusetzen, erfordert eine sorgfältige Überlegung und ehrliche Diskussion mit Patienten bezüglich des potenziellen Benefits. Verschiedene Kriterien, die berücksichtigt werden sollten, finden sich in Leitlinien (Muscaritoli 2021). Das Behandlungsziel wäre, durch die Optimierung des Ernährungsstatus eine funktionelle, symptomatische und mentale Verbesserung zu erreichen. Es ist nicht klar, in welchem Umfang Malnutrition bei Patienten mit weit fortgeschrittener Krebserkrankung, insbesondere mit MIO, korrigierbar ist, bevor eine Verschlechterung des Allgemeinzustandes und der Prognose auftritt. Malnutrition und Kachexie bei Patienten mit fortgeschrittener Krebserkrankung und MIO sind oft irreversibel und therapieresistent (Ni 2020). Heimparenterale Ernährung kann die Lebensqualität in einer ausgesuchten Gruppe von Patienten mit MIO verbessern oder erhalten. Es ist notwendig, Benefit und Risiken bei totale parenteraler Ernährung (TPE) gegeneinander abzuwägen und Lebenszeitprognose einzubeziehen (Naghibi 2015; Bozzetti 2015). Mögliche positive prognostische Kriterien für Überleben und Benefit durch TPE können sein: langsam wachsender chemosensitiver Tumor (Ruggeri 2020; Brard 2006; Chouhan 2016; Santarpia 2006), Fortführung krankheitsspezifischer Therapie, ECOG 0–1, keine Flüssigkeitsretention (Ödeme, Aszites, Pleuraerguss), keine Anämie und normale Albuminlevel. (Demarest 2023; Dzierzanowski 2021). Die Lebensqualität kann durch TPE in bis zu 25 % verbessert werden, allerdings gibt es Komplikationsraten bis zu 54 % (Shariff 2022). Parenterale Ernährung kann assoziiert sein mit metabolischen, volumenbedingten oder katheterbedingten (Infektion, venöse Thrombose) Komplikationen.

Eine zentrale klinische Herausforderung ist die Identifikation von Patienten, die voraussichtlich lang genug leben, um von einer parenteralen Ernährung zu profitieren. Bei Patienten mit mangelnder enteraler Nahrungsaufnahme, langsam wachsenden Tumoren und fehlender Organmetastasierung, die eher am Energiemangel sterben würden, kann eine langfristige parenterale Ernährung den Funktionsstatus des Patienten stabilisieren oder verbessern (Bozzetti 2009; Cozzaglio 1997). Guidelines (Muscaritoli 2021; Bozzetti 2009; Naghibi 2020) regen an, parenterale Ernährung bei Patienten durchzuführen, die eine Prognose von mindestens 2–3 Monaten haben. Viele Patienten profitieren nicht von TPE aufgrund einer klinischen Verschlechterung durch Krankheitsprogress, chronische Inflammationsreaktion, latente Infektionen, Depression oder suboptimaler Ernährungstherapie.

Patienten sehen die Heimparenterale Ernährung vielfach als „Rettungsleine“ an, die das Überleben und die Lebensqualität verbessert, ihnen hilft, zu Hause versorgt zu werden, eine gewisse Normalität zu haben und Zeit mit ihren Angehörigen zu verbringen (Sowerbutts 2019). Gleichzeitig ergeben sich auch einen Verlust an Normalität und eine eingeschränkte körperliche Freiheit (Sowerbutts 2019).

Die Rolle der parenteralen Ernährung wird bei Patienten mit einer inoperablen gastrointestinalen Obstruktion kontrovers diskutiert (Ripamonti 2001). Es gibt einerseits Anhaltspunkte dafür, dass bei inoperabler MIO die parenterale Ernährung keinen entscheidenden Einfluss auf das Überleben hat (Patel 2024; Patterson 2024). Andererseits bestehen auch Anhaltspunkte, dass positive Effekte auf Überlebenszeit und Lebensqualität bei Patienten mit einer MIO (Karnofsky-Index >50, gastrointestinales Karzinom, Prognose >1–3 Monate) möglich sind (Leitlinienprogramm Onkologie 2020).

Bei Patienten, die eine erwartete Überlebenszeit von wenigen Wochen haben, sollte eine parenterale Ernährung kritisch in Bezug auf Nutzen und Risiko abgewogen werden (Leitlinienprogramm Onkologie 2020). Die Frage, ob der Patient an der Tumorerkrankung oder der mangelnden Energiezufuhr stirbt, kann bei der Entscheidung helfen, genauso wie ein mögliches Hungergefühl. Parenterale Ernährung sollte nicht routinemäßig in den letzten Lebenstagen begonnen werden. Am Lebensende sollte die TPE eher beendet (oder nicht begonnen) werden, da das Risiko für Komplikationen steigt und Leiden verlängert wird (Madariaga 2022).

4.4 Prognose und Therapiezielfindung bei Patienten mit MIO

MIO im Rahmen einer metastasierten Tumorerkrankung repräsentiert eine fortgeschrittene Krankheitssituation mit einer Prognose, die bei wenigen Wochen bis mehreren Monaten eingeschätzt wird (Badgwell 2011; Pujara 2017; Olson 2014; Bateni 2018). Mehrere Monate sind möglich, wenn die Patienten krankheitsbeeinflussende Therapien erhalten (haben; Shariff 2022; Hsu 2019). Die mediane Überlebenszeit beträgt 83 Tage, die mittlere Überlebenszeit 116 Tage und die 3-Monats-Mortalität beträgt 55 % (Naghibi 2015). Multifokale Obstruktion (3 oder mehr Orte), Aszites, Peritonealkarzinose und Wandverdickung des Darmes sind assoziiert mit schlechten Gesamtüberleben (Badgwell 2011; Miccò 2020). Weitere Faktoren, die mit einer schlechten Prognose verbunden sind, sind ein sich verschlechternder Performance-Status, eine fortgeschrittene maligne Erkrankung in anderen Organen (Hui 2015) sowie im Labor eine systemische Inflammationsreaktion (z. B. erhöhtes CRP), reduziertes Albumin und eine Leukozytose (Dolan 2017). Der Henry Score (Henry 2012) wurde entwickelt, um die 30-Tage-Mortalität bei Patienten mit MIO therapieunabhängig vorherzusagen und die Menschen zu identifizieren, die möglicherweise von einer Operation profitieren. Hierfür werden 5 Faktoren verwendet: Aszites, Peritonealkarzinose und Nachweis einer kompletten Obstruktion des Dünndarms in der Bildgebung, Hypalbuminämie (<3 g/dl) und Leukozytose. Ein höherer Henry Score weist auf ein höheres Risiko für eine kurze Überlebenszeit hin (Henry 2012). Karnofsky-Index und Eastern Cooperative Oncology Group (ECOG) als Performance-Status helfen, Patienten zu identifizieren, deren vorhergesagte verbleibende Lebenszeiterwartung lang genug ist, um einen substanziellen Benefit von invasiven Interventionen zu haben (Mor 1984; Hwang 2004). Bei einem Karnofsky-Index >50 werden mediane Überlebenszeiten von 172 Tagen berichtet gegenüber 29 Tagen, wenn der Karnofsky-Index <50 ist (Hwang 2004).

Mit Patienten und ihren Angehörigen soll frühzeitig über den möglichen Krankheitsverlauf, die Therapieoptionen und Therapieziele sowie die Wünsche des Patienten gesprochen und ein entsprechender Behandlungsplan formuliert werden (Leitlinienprogramm Onkologie 2020).

Ein vorrangiger Schritt bezüglich des diagnostischen und therapeutischen Vorgehens ist die Bestimmung individueller Therapieziele. Diese sind abhängig von Prognose, Allgemeinzustand, Komorbiditäten, Risiko-Nutzen-Abwägung von Therapieoptionen, vom Lebensort und Betreuungsmöglichkeiten sowie von den Wünschen des Patienten. Es ist essenziell, ein gutes Verständnis der Patienten und ihrer Stellvertreter für die Prognose und dafür, welchen Einfluss Therapien auf die individuelle Lebensqualität sowie die Lebenszeit haben können, zu erreichen. Die partizipative Entscheidungsfindung („shared decision making") sollte ein konkretes Therapieziel, welches durch operative, interventionelle oder medikamentöse Maßnahmen erreicht werden kann, definieren. Übergeordnete Ziele sind Lebensqualität und Lebensverlängerung. Im Vordergrund operativer bzw. interventioneller Maßnahmen stehen Ziele wie Symptomlinderung, die Wiederaufnahme der oralen Nahrungszufuhr oder Verbessern bzw. Ausschalten einer enteralen Fistel oder Verhindern bzw. Sanieren eines septischen Fokus bei drohender Perforation oder Peritonitis durch die MIO (Wancata 2016; Paul Olson 2014).

Spätestens beim Auftreten einer MIO sollte an eine vorausschauende Versorgungsplanung gedacht werden, um Patienten zu ermöglichen, für sie wichtige Fragen zu klären.

Literatur

Ahmed O, Lee JH, Thompson CC, Faulx A (2021) AGA Clinical Practice Update on the Optimal Management of the Malignant Alimentary Tract Obstruction: Expert Review. Clin Gastroenterol Hepatol 19:1780–1788

Anthony T, Baron T, Mercadante S, Green S, Chi D, Cunningham J, Herbst A, Smart E, Krouse RS (2007) Report of the clinical protocol committee: development of randomized trials for malignant bowel obstruction. J Pain Symptom Manage 34(1 Suppl):49–59

Babic T, Browning KN (2014) The role of vagal neurocircuits in the regulation of nausea and vomiting. Eur J Pharmacol 722:38–47

Baddeley E, Mann M, Bravington A, Johnson MJ, Currow D, Murtagh FEM, Boland EG, Obita G, Oliver A, Seddon K, Nelson A, Boland JW, Noble SIR (2022) Symptom burden and lived experiences of patients, caregivers and healthcare professionals on the management of malignant bowel obstruction: A qualitative systematic review. Palliat Med 36(6):895–911

Badgwell B, Williams LA, Chen TH, Cleeland C, Mendoza T (2022) Development and Validation of a Patient-reported Outcome Measure for Gastrointestinal Obstruction in the Setting of Advanced Malignancy. Ann Surg 276(6):e805–e811

Badgwell BD, Contreras C, Askew R, Krouse R, Feig B, Cormier JN (2011) Radiographic and clinical factors associated with improved outcomes in advanced cancer patients with bowel obstruction. J Palliat Med 14(9):990–996

Banting SP, Waters PS, Peacock O, Narasimhan V, Lynch AC, McCormick JJ, Warrier SK, Heriot AG (2021) Management of primary and metastatic malignant small bowel obstruction, operate or palliate. A systematic review. ANZ J Surg 91(3):282–290
Bateni SB, Gingrich AA, Stewart SL, Meyers FJ, Bold RJ, Canter RJ (2018) Hospital utilization and disposition among patients with malignant bowel obstruction: a population-based comparison of surgical to medical management. BMC Cancer 18(1):1166
Bento JH, Bianchi ET, Tustumi F, Leonardi PC, Junior UR, Ceconello I (2019) Surgical Management of Malignant Intestinal Obstruction: Outcome and Prognostic Factors. Chirurgia (Bucur) 114(3):343–351
Binet Q, Duck L (2019) Management of end-stage malignant bowel obstruction: an evidence-based review for clinical practice. Belg J Med Oncol 13(4):123–128
Blair SL, Chu DZ, Schwarz RE (2001) Outcome of palliative operations for malignant bowel obstruction in patients with peritoneal carcinomatosis from nongynecological cancer. Ann Surg Oncol 8(8):632–637
Blumenthaler AN, Bruera E, Badgwell BD (2023) Palliative and Supportive Care Consultation for Patients With Malignant Gastrointestinal Obstruction is Associated With Broad Interdisciplinary Management. Ann Surg 277(2):284–290
Boland PA, Kelly ME, Donlon NE, Rausa E, Beddy DP, McCormick PH, Mehigan BJ, Larkin JO (2019) Outcomes following colonic stenting for malignant left-sided bowel obstruction: a systematic review of randomised controlled trials. Int J Colorectal Dis 34(10):1625–1632
Bozzetti F, Arends J, Lundholm K, Micklewright A, Zurcher G, Muscaritoli M, ESPEN (2009) ESPEN Guidelines on Parenteral Nutrition: non-surgical oncology. Clin Nutr 28(4):445–454
Bozzetti F, Cotogni P, Lo Vullo S, Pironi L, Giardiello D, Mariani L (2015) Development and validation of a nomogram to predict survival in incurable cachectic cancer patients on home parenteral nutrition. Ann Oncol 26(11):2335–2340
Brard L, Weitzen S, Strubel-Lagan SL, Swamy N, Gordinier ME, Moore RG, Granai CO (2006) The effect of total parenteral nutrition on the survival of terminally ill ovarian cancer patients. Gynecol Oncol 103(1):176–180
Campagnutta E, Cannizzaro R (2000) Percutaneous endoscopic gastrostomy (PEG) in palliative treatment of non-operable intestinal obstruction due to gynecologic cancer: a review. Eur J Gynaecol Oncol 21(4):397–402
Caparica R, Amorim L, Amaral P, Uratani L, Muniz D, Hendlisz A, de Azambuja E, Glasberg J, Takahashi TK, Filho EA, Canellas R, Saragiotto D, Sabbaga J, Mak M (2020) Malignant bowel obstruction: effectiveness and safety of systemic chemotherapy. BMJ Support Palliat Care. 17:bmjspcare-2020-002656. https://doi.org/10.1136/bmjspcare-2020-002656. Epub ahead of print. PMID: 33334819
Chouhan J, Gupta R, Ensor J, Raghav K, Fogelman D, Wolff RA, Fisch M, Overman MJ (2016) Retrospective analysis of systemic chemotherapy and total parenteral nutrition for the treatment of malignant small bowel obstruction. Cancer Med 5(2):239–247
Coelho TA, Wainstein AJA, Drummond-Lage AP (2020) Hypodermoclysis as a Strategy for Patients With End-of-Life Cancer in Home Care Settings. Am J Hosp Palliat Care 37(9):675–682
Cousins SE, Tempest E, Feuer DJ (2016) Surgery for the resolution of symptoms in malignant bowel obstruction in advanced gynaecological and gastrointestinal cancer. Cochrane Database Syst Rev 2016(1):CD002764. https://doi.org/10.1002/14651858.CD002764.pub2. PMID: 26727399; PMCID: PMC7101053
Cozzaglio L, Balzola F, Cosentino F, DeCicco M, Fellagara P, Gaggiotti G, Gallitelli L, Giacosa A, Orban A, Fadda M, Gavazzi C, Pirovano F, Bozzetti F (1997) Outcome of cancer patients receiving home parenteral nutrition. Italian Society of Parenteral and Enteral Nutrition (S.I.N.P.E.). JPEN J Parenter Enteral Nutr 21(6):339–342
Currow DC, Quinn S, Agar M, Fazekas B, Hardy J, McCaffrey N, Eckermann S, Abernethy AP, Clark K (2015) Double-blind, placebo-controlled, randomized trial of octreotide in malignant bowel obstruction. J Pain Symptom Manage 49(5):814–821
Dans M, Kutner JS, Agarwal R, Baker JN, Bauman JR, Beck AC, Campbell TC, Carey EC, Case AA, Dalal S, Doberman DJ, Epstein AS, Fecher L, Jones J, Kapo J, Lee RT, Loggers ET,

McCammon S, Mitchell W, Ogunseitan AB, Portman DG, Ramchandran K, Sutton L, Temel J, Teply ML, Terauchi SY, Thomas J, Walling AM, Zachariah F, Bergman MA, Ogba N, Campbell M (2021) NCCN Guidelines® Insights: Palliative Care, Version 2.2021. J Natl Compr Canc Netw 19(7):780–788

Demarest K, Lavu H, Collins E, Batra V (2023) Comprehensive Diagnosis and Management of Malignant Bowel Obstruction: A Review. J Pain Palliat Care Pharmacother 37(1):91–105

DGP Sektion Pflege (2015) Obstipation in der Palliativpflege. https://www.dgpalliativmedizin.de/images/stories/Leitlinie_-Obstipation_V_1.1_09.2015.pdf. Zugegriffen: 2. Apr 2025

Dolan RD, McSorley ST, Horgan PG, Laird B, McMillan DC (2017) The role of the systemic inflammatory response in predicting outcomes in patients with advanced inoperable cancer: Systematic review and meta-analysis. Crit Rev Oncol Hematol 116:134–146

Dzierżanowski T, Sobocki J (2021) Survival of Patients with Multi-Level Malignant Bowel Obstruction on Total Parenteral Nutrition at Home. Nutrients 13(3):889. https://doi.org/10.3390/nu13030889.PMID:33801869;PMCID:PMC8000265

Espinel J, Sanz O, Vivas S, Jorquera F, Muñoz F, Olcoz JL, Pinedo E (2006) Malignant gastrointestinal obstruction: endoscopic stenting versus surgical palliation. Surg Endosc 20(7):1083–1087

Ettrich T, Schönsteiner S, Mayer-Steinacker R et al. (2017) SOP – Darmpassagestörung in der Palliativmedizin. Onkologe 23:566–572. https://doi.org/10.1007/s00761-017-0239-1

Ettrich T, Schönsteiner S, Mayer-Steinacker R, Döhner H, Gog C, Thuss-Patience P, Wolf C, Ostgathe C (2018) SOP – Darmpassagestörung in der Palliativmedizin. Onkologe 24(Suppl 1):22–28

Expert Panel on Gastrointestinal Imaging; Chang KJ, Marin D, Kim DH, Fowler KJ, Camacho MA, Cash BD, Garcia EM, Hatten BW, Kambadakone AR, Levy AD, Liu PS, Moreno C, Peterson CM, Pietryga JA, Siegel A, Weinstein S, Carucci LR (2020) ACR Appropriateness Criteria® Suspected Small-Bowel Obstruction. J Am Coll Radiol 17(5S):305–314

Fackche NT, Johnston FM (2021) Malignant Bowel Obstruction. Adv Surg 55:35–48

Feuer DJ, Broadley KE (2000) Corticosteroids for the resolution of malignant bowel obstruction in advanced gynaecological and gastrointestinal cancer. Cochrane Database Syst Rev 2000(2):CD001219. https://doi.org/10.1002/14651858.CD001219. PMID: 10796761; PMCID: PMC6481479

Filippone A, Cianci R, Storto ML (2007) Bowel obstruction: comparison between multidetector-row CT axial and coronal planes. Abdom Imaging 32(3):310–316

Fiori E, Lamazza A, Volpino P, Burza A, Paparelli C, Cavallaro G, Schillaci A, Cangemi V (2004) Palliative management of malignant antro-pyloric strictures. Gastroenterostomy vs. endoscopic stenting. A randomized prospective trial. Anticancer Res 24(1):269–271

Helyer L, Easson AM (2008) Surgical approaches to malignant bowel obstruction. J Support Oncol 6(3):105–113

Henry JC, Pouly S, Sullivan R, Sharif S, Klemanski D, Abdel-Misih S, Arradaza N, Jarjoura D, Schmidt C, Bloomston M (2012) A scoring system for the prognosis and treatment of malignant bowel obstruction. Surgery 152(4):747–756; discussion 756–757

Hsu K, Prommer E, Murphy MC, Lankarani-Fard A (2019) Pharmacologic Management of Malignant Bowel Obstruction: When Surgery Is Not an Option. J Hosp Med 14(6):367–373

Hui D, Hess K, dos Santos R, Chisholm G, Bruera E (2015) A diagnostic model for impending death in cancer patients: Preliminary report. Cancer 121(21):3914–3921

Hwang SS, Scott CB, Chang VT, Cogswell J, Srinivas S, Kasimis B (2004) Prediction of survival for advanced cancer patients by recursive partitioning analysis: role of Karnofsky performance status, quality of life, and symptom distress. Cancer Invest 22(5):678–687

Jaruvongvanich V, Chesta F, Baruah A, Oberoi M, Adamo D, Singh PG, Meyer A, Law RJ, Buttar N (2020) Palliative treatment for malignant gastrointestinal obstruction with peritoneal carcinomatosis: enteral stenting versus surgery. Endosc Int Open 8(10):E1487–E1494

Kaneishi K, Kawabata M, Morita T (2012) Olanzapine for the relief of nausea in patients with advanced cancer and incomplete bowel obstruction. J Pain Symptom Manage 44(4):604–607

Klein C, Stiel S, Bükki J, Ostgathe C (2012) Pharmacological treatment of malignant bowel obstruction in severely ill and dying patients: a systematic literature review. Schmerz 26(5):587–599

Krouse RS, McCahill LE, Easson AM, Dunn GP (2002) When the sun can set on an unoperated bowel obstruction: management of malignant bowel obstruction. J Am Coll Surg 195(1):117–128

Laval G, Marcelin-Benazech B, Guirimand F, Chauvenet L, Copel L, Durand A, Francois E, Gabolde M, Mariani P, Rebischung C, Servois V, Terrebonne E, Arvieux C; French Society for Palliative Care; French Society for Digestive Surgery; French Society for Gastroenterology; French Association for Supportive Care in Oncology; French Society for Digestive Cancer, 2014

Leitlinienprogramm Onkologie (Deutsche Krebsgesellschaft, Deutsche Krebshilfe, AWMF): Palliativmedizin für Patienten mit einer nicht-heilbaren Krebserkrankung, Langversion 2.2, 2020, AWMF-Registernummer: 128/001OL, https://www.leitlinienprogramm-onkologie.de/leitlinien/palliativmedizin. Zugegriffen: 2. Apr 2025

Lokker ME, van der Heide A, Oldenmenger WH, van der Rijt CCD, van Zuylen L (2021) Hydration and symptoms in the last days of life. BMJ Support Palliat Care 11(3):335–343

Madariaga A, Lau J, Ghoshal A, Dzierżanowski T, Larkin P, Sobocki J, Dickman A, Furness K, Fazelzad R, Crawford GB, Lheureux S (2022) MASCC multidisciplinary evidence-based recommendations for the management of malignant bowel obstruction in advanced cancer. Support Care Cancer 30(6):4711–4728

Maglinte DD, Kelvin FM, Sandrasegaran K, Nakeeb A, Romano S, Lappas JC, Howard TJ (2005) Radiology of small bowel obstruction: contemporary approach and controversies. Abdom Imaging 30(2):160–178

McCaffrey N, Asser T, Fazekas B, Muircroft W, Agar M, Clark K, Eckermann S, Lee J, Joshi R, Allcroft P, Sheehan C, Currow DC (2020) Health-related quality of life in patients with inoperable malignant bowel obstruction: secondary outcome from a double-blind, parallel, placebo-controlled randomised trial of octreotide. BMC Cancer 20(1):1050. https://doi.org/10.1186/s12885-020-07549-y.PMID:33129304;PMCID:PMC7603764

Miccò M, Sbarra M, Gui B, Bianco NC, Rodolfino E, Manfredi R (2020) Prognostic CT findings of malignant bowel obstruction in patients with advanced ovarian cancer. Tumori 106(2):149–154

Mor V, Laliberte L, Morris JN, Wiemann M (1984) The Karnofsky Performance Status Scale. An examination of its reliability and validity in a research setting. Cancer 53(9):2002–2007

Muscaritoli M, Arends J, Bachmann P, Baracos V, Barthelemy N, Bertz H, Bozzetti F, Hütterer E, Isenring E, Kaasa S, Krznaric Z, Laird B, Larsson M, Laviano A, Mühlebach S, Oldervoll L, Ravasco P, Solheim TS, Strasser F, de van der Schueren M, Preiser JC, Bischoff SC (2021) ESPEN practical guideline: Clinical Nutrition in cancer. Clin Nutr 40(5):2898–2913

Naghibi M, Smith TR, Elia M (2015) A systematic review with meta-analysis of survival, quality of life and cost-effectiveness of home parenteral nutrition in patients with inoperable malignant bowel obstruction. Clin Nutr 34(5):825–837

Naghibi M, Woodward J, Neild P and the BIFA Committee. The British Intestinal Failure Alliance (BIFA; 2020) Position Statement Palliative parenteral nutrition (HPN) for patients with malignancy,. https://www.bapen.org.uk/pdfs/bifa/position-statements/position-statement-on-palliative-hpn-for-patients-with-malignancy-dec-2020.pdf. Zugegriffen: 2. Apr 2025

Ni J, Zhang L (2020) Cancer Cachexia: Definition, Staging, and Emerging Treatments. Cancer Manag Res 12:5597–5605

Obita GP, Boland EG, Currow DC, Johnson MJ, Boland JW (2016) Somatostatin Analogues Compared With Placebo and Other Pharmacologic Agents in the Management of Symptoms of Inoperable Malignant Bowel Obstruction: A Systematic Review. J Pain Symptom Manage 52(6):901–919

Olson TJP, Pinkerton C, Brasel KJ, Schwarze ML (2014) Palliative surgery for malignant bowel obstruction from carcinomatosis: a systematic review. JAMA Surg 149(4):383–392

Patel PS, Fragkos K, Keane N, Wilkinson D, Johnson A, Chan D, Roberts B, Neild P, Yalcin M, Allan P, FitzPatrick MEB, Gomez M, Williams S, Kok K, Sharkey L, Swift C, Mehta S, Naghibi

M, Mountford C, Forbes A, Rahman F, Di Caro S (2024) Nutritional care pathways in cancer patients with malignant bowel obstruction: A retrospective multi-centre study. Clin Nutr ESPEN 59:118–125

Patterson M, Greenley S, Ma Y, Bullock A, Curry J, Smithson J, Lind M, Johnson MJ (2024) Inoperable malignant bowel obstruction: palliative interventions outcomes – mixed-methods systematic review. BMJ Support Palliat Care 13(e3):e515–e527

Plusczyk T, Bolli M, Schilling M (2006) Ileuskrankheit. Chirurg 77(10):898–903

Prabhakaran S, Doraiswamy VA, Nagaraja V, Cipolla J, Ofurum U, Evans DC, Lindsey DE, Seamon MJ, Kavuturu S, Gerlach AT, Jaik NP, Eiferman DS, Papadimos TJ, Adolph MD, Cook CH, Stawicki SP (2012) Nasoenteric tube complications. Scand J Surg 101(3):147–155

Pujara D, Chiang YJ, Cormier JN, Bruera E, Badgwell B (2017) Selective Approach for Patients with Advanced Malignancy and Gastrointestinal Obstruction. J Am Coll Surg 225(1):53–59

Rémi C, Bausewein C, Charlesworth S, Wilcock A, Howard P (Hrsg; 2022) Arzneimitteltherapie in der Palliativmedizin. Urban & Fischer, München

Ripamonti C, Easson AM, Gerdes H (2008) Management of malignant bowel obstruction. Eur J Cancer 44(8):1105–1115

Ripamonti C, Twycross R, Baines M, Bozzetti F, Capri S, De Conno F, Gemlo B, Hunt TM, Krebs HB, Mercadante S, Schaerer R, Wilkinson P; Working Group of the European Association for Palliative Care (2001) Clinical-practice recommendations for the management of bowel obstruction in patients with end-stage cancer. Support Care Cancer 9(4):223–233

Ripamonti C, Mercadante S, Groff L, Zecca E, De Conno F, Casuccio A (2000) Role of octreotide, scopolamine butylbromide, and hydration in symptom control of patients with inoperable bowel obstruction and nasogastric tubes: a prospective randomized trial. J Pain Symptom Manage 19(1):23–34

Ruggeri E, Giannantonio M, Agostini F, Ostan R, Pironi L, Pannuti R (2020) Home artificial nutrition in palliative care cancer patients: Impact on survival and performance status. Clin Nutr 39(11):3346–3353

Santarpia L, Alfonsi L, Pasanisi F, De Caprio C, Scalfi L, Contaldo F (2006) Predictive factors of survival in patients with peritoneal carcinomatosis on home parenteral nutrition. Nutrition 22(4):355–360

Selby D, Wright F, Stilos K, Daines P, Moravan V, Gill A, Chakraborty A (2010) Room for improvement? A quality-of-life assessment in patients with malignant bowel obstruction. Palliat Med 24(1):38–45

Shariff F, Bogach J, Guidolin K, Nadler A (2022) Malignant Bowel Obstruction Management Over Time: Are We Doing Anything New? A Current Narrative Review. Ann Surg Oncol 29(3):1995–2005

Silva AC, Pimenta M, Guimarães LS (2009) Small bowel obstruction: what to look for. Radiographics 29(2):423–439

Sowerbutts AM, Lal S, Sremanakova J, Clamp AR, Jayson GC, Teubner A, Hardy L, Todd C, Raftery AM, Sutton E, Morgan RD, Vickers AJ, Burden S (2019) Palliative home parenteral nutrition in patients with ovarian cancer and malignant bowel obstruction: experiences of women and family caregivers. BMC Palliat Care 18(1):120. https://doi.org/10.1186/s12904-019-0507-5.PMID:31884962;PMCID:PMC6936090

Star A, Boland JW (2018) Updates in palliative care – recent advancements in the pharmacological management of symptoms. Clin Med (Lond) 18(1):11–16

Thampy S, Najran P, Mullan D, Laasch HU (2020) Safety and Efficacy of Venting Gastrostomy in Malignant Bowel Obstruction: A Systematic Review. J Palliat Care 35(2):93–102

Tradounsky GE (2024) Gastro-Intestinal Symptoms in Palliative Care Patients. Curr Oncol 31(4):2341–2352

Tuca A, Guell E, Martinez-Losada E, Codorniu N (2012) Malignant bowel obstruction in advanced cancer patients: epidemiology, management, and factors influencing spontaneous resolution. Cancer Manag Res 4:159–169

Tseng WH, Yang X, Wang H, Martinez SR, Chen SL, Meyers FJ, Bold RJ, Canter RJ (2011) Nomogram to predict risk of 30-day morbidity and mortality for patients with disseminated malignancy undergoing surgical intervention. Ann Surg 254(2):333–338

Wancata LM, Abdelsattar ZM, Suwanabol PA, Campbell DA Jr, Hendren S (2017) Outcomes After Surgery for Benign and Malignant Small Bowel Obstruction. J Gastrointest Surg 21(2):363–371

Wancata LM, Hinshaw DB (2016) Rethinking autonomy: decision making between patient and surgeon in advanced illnesses. Ann Transl Med. Feb;4(4):77. https://doi.org/10.3978/j.issn.2305-5839.2016.01.36. PMID: 27004224; PMCID: PMC4779776

Zöllner C, Böhmer A, Geldner G, Karst J, Obertacke U, Pauschinger M et al (2024) Präoperative Evaluation erwachsener Patientinnen und Patienten vor elektiven, nicht herz-thoraxchirurgischen Eingriffen. Eine gemeinsame Empfehlung der Deutschen Gesellschaft für Anästhesiologie und Intensivmedizin, der Deutschen Gesellschaft für Chirurgie und der Deutschen Gesellschaft für Innere Medizin. Anästh Intensivmed 65:240–270

Wasserverlust und Diarrhö

5

Friederike Cordes und Konrad Schoppmeyer

5.1 Definition

Diarrhö ist ein Symptom, das bei Palliativpatienten aufgrund der Grunderkrankung oder onkologischen Therapie häufig auftritt. Bis zu 15 % der Palliativpatienten leiden unter chronischer oder intermittierender Diarrhö; bei onkologischen Patienten unter Chemotherapie tritt das Symptom Diarrhö sogar bei jedem zweiten Patienten auf. Eine sorgfältige Diagnostik ist daher wichtig, um zielgerichtet therapieren zu können und den symptomassoziierten Leidensdruck in der palliativen Situation zu verringern.

Diarrhö wird definiert als erhöhte Stuhlfrequenz >3 Stühle täglich, einer verminderten Stuhlkonsistenz mit ungeformter breiiger oder flüssiger Konsistenz (Bristol stool scale 6/7) oder Stuhlgewicht >200 g täglich. Eine chronische Diarrhö entspricht einem Anhalten der Symptomatik >3 Wochen.

5.2 Differenzialdiagnosen

Im Folgenden sollen bei großer Bandbreite an generellen Differenzialdiagnosen vorwiegend Ursachen, die speziell bei Palliativpatienten eine große Rolle spielen, näher beleuchtet werden. Dies beinhaltet vor allem Komplikationen der Grunderkrankung, Nebenwirkungen der onkologischen Therapie und infektiöse

F. Cordes (✉) · K. Schoppmeyer
Innere Medizin II/Gastroenterologie, Euregioklinik Nordhorn, Nordhorn, Deutschland
E-Mail: Friederike.Cordes@euregio-klinik.de

K. Schoppmeyer
E-Mail: Konrad.Schoppmeyer@euregio-klinik.de

© Der/die Autor(en), exklusiv lizenziert an Springer-Verlag GmbH, DE, ein Teil von Springer Nature 2026

C. G. Dietrich et al. (Hrsg.), *Gastroenterologische Palliativmedizin*,
https://doi.org/10.1007/978-3-662-70326-7_5

Komplikationen durch intrinsische und extrinsische Immunkompromittierung bei Palliativpatienten.

5.2.1 Hormonbildende Malignome

Bestimmte Tumorentitäten, insbesondere hormonproduzierende NETs (VIPom, Gastrinom, Karzinoid-Syndrom), aber auch Bronchialkarzinome mit neuroendokriner Komponente, kolorektale villöse Adenome oder das seltene neoplastische Syndrom der Mastozytose, haben das Potenzial, durch paraneoplastische Hormonproduktion mit aktiver Flüssigkeitssekretion ins Darmlumen Diarrhö bis hin zu schweren Wasserverlusten auszulösen. Auch medulläre Schilddrüsenkarzinome oder eine hyperthyreote Stoffwechsellage können sekretorisch oder motilitätssteigernd mit Diarrhö eingehen.

5.2.2 Maligne intestinale Obstruktion mit paradoxer Diarrhö

Bestimmte Tumorerkrankungen können durch intraluminales Wachstum oder Kompression von außen eine mechanische Obstruktion des Gastrointestinaltraktes mit progredienter Passagestörung im Sinne einer malignen intestinalen Obstruktion hervorrufen. Dazu zählen kolorektale Karzinome, intestinale NETs, GISTs oder Lymphome sowie alle Tumorentitäten mit Manifestation im Abdomen und kleinen Becken inklusive Peritonealmetastasierung, bspw. im Rahmen eines Magen- oder Ovarialkarzinoms.

Während bei (sub-)totaler Obstruktion des Ileokolons eine Ileussymptomatik führend ist, kann eine beginnende intestinale Obstruktion mit zunächst partieller Lumenverlegung zu sog. paradoxer Diarrhö, also dem Abgang von verflüssigtem Stuhlgang infolge prästenotischer bakterieller Zersetzung des Stuhlgangs führen.

5.2.3 Malabsorption/Maldigestion

Tumorentitäten mit Manifestation im terminalen Ileum, bspw. intestinale NETs, GISTs, Lymphome, seltene Adenokarzinome oder hamartöse Dünndarmtumore, bzw. die Resektion des terminalen Ileums, können mit dysfunktionaler Gallensäureresorption des terminalen Ileums einhergehen, die durch erhöhte Konzentration von Gallensäuren im Colon zu einer sekretorischen Diarrhö i. S. eines Gallensäureverlustsyndroms führen kann. Operativ-onkologische Interventionen mit Resektion von Teilen des Gastrointestinaltraktes erhöhen das Risiko einer Malabsorption mit assoziierter sekretorischer und osmotischer Diarrhö bis hin zum Kurzdarmsyndrom bei Dünndarmrestlänge unter 200 cm. Postoperative Änderung des oberen Gastrointestinaltraktes nach Resektion von Pankreas-, Gallengangs-, Magen- oder Duodenaltumoren können zu Schlingensyndromen und Diarrhö durch bakterielle

Fehlbesiedlung und intraluminale Maldigestion führen. Das (operierte) Pankreaskarzinom kann zu Steatorrhö durch exokrine Pankreasinsuffizienz führen; der Verschlussikterus durch hepatobiliäre Tumormanifestation oder Leberversagen im Rahmen ausgeprägter hepatischer Metastasierung ist mit cholestatischer Diarrhö assoziiert.

5.2.4 Diarrhö durch nichtoperative Tumortherapien

Weitere Ursachen der Diarrhö bei Palliativpatienten stehen im Zusammenhang mit der medikamentösen Tumortherapie (Tab. 5.1). Dabei können je nach Substanz sowohl sekretorische als auch entzündlich-assoziierte Diarrhoen durch therapieinduzierte intestinale Mukosaschädigung bis hin zur schweren Kolitis auftreten. Hier sind insbesondere die Substanzen Irinotecan, Fluoropyrimidine und Docetaxel sowie Chemotherapieprotokolle mit den entsprechenden Substanzen zu nennen, die je nach Kombination in bis über 40 % mit Diarrhö einhergehen können.

Der Schweregrad von Diarrhö im Zusammenhang mit einer medikamentösen Tumortherapie wird nach den *common terminology criteria for adverse events*

Tab. 5.1 Ausgewählte Systemtherapeutika mit erhöhtem Risiko für schwere Diarrhö (Grad III/IV)

Zytostatika	Inzidenz
Irinotecan	6 %
Irinotecan mit Fluorouracil oder Folinsäure	15 %
Bolus Fluorouracil mit Folinsäure	16 %
Docetaxel	5 %
Docetaxel mit Capecitabin	14 %
Regime	
FOLFIRI	14 %
FOLFOXIRI	20 %
CapeIRI	47 %
Zielgerichtete Therapeutika	
Afatinib	14 %
Bevacizumab	2–7 %
Cabozantinib	12 %
Cetuximab mit FOLFIRI oder FLOX	16–17 %
Idelalisib	14 %
Ipilimumab	5 %
Lapatinib	10 %
Regorafinib	5–8 %
Sorafenib	2–8 %
Sunitinib	5–8 %
Ziv-Aflibercept	19 %

Tab. 5.2 Einordnung systemtherapievermittelter Nebenwirkungen anhand der common terminology criteria for adverse events (CTCAE), Version 5.0

Diarrhö	
Grad 0	Keine Beschwerden
Grad I	Erhöhte Stuhlfrequenz < 4 Stühlen täglich über dem Ausgangswert; milde Erhöhung des Stoma-Outputs über dem Ausgangswert
Grad II	Erhöhte Stuhlfrequenz von 4–6 Stühlen täglich über dem Ausgangswert; moderate Erhöhung des Stoma-Outputs über dem Ausgangswert; Einschränkung der instrumentellen Alltagsaktivitäten (ADL)
Grad III	Erhöhte Stuhlfrequenz ≥7 Stühlen täglich über dem Ausgangswert, Hospitalisierung notwendig, starke Erhöhung des Stoma-Outputs über dem Ausgangswert; starke Einschränkung der ADL
Grad IV	Drohende lebensbedrohliche Komplikation; dringende Intervention indiziert
Grad V	Tod

(CTCAE) des National Cancer Institute (NCI) je nach Symptomatik und Manifestation in leichtgradige (Grad I, II) und schwere Verlaufsformen (Grad III, IV) eingeteilt (Tab. 5.2). Die Zuordnung zum CTCAE-Schweregrad ist klinisch relevant, da sich entsprechende Therapien und das Management der Tumortherapie auch daraus ableiten, und sollte daher früh erfolgen.

Durch den vermehrten Einsatz zielgerichteter Immuntherapien in der palliativen Tumortherapie spielen immun-assoziierte Nebenwirkungen, sog. *immune-related adverse events* (irAEs) bei Palliativpatienten eine zunehmende Rolle.

> Diarrhö und Kolitis sind häufige irAEs und können Wochen bis Monate nach Start der Immuntherapie auftreten, weswegen bei entsprechender Anamnese an irAEs gedacht werden muss.

Dabei besteht das höchste Risiko für schwere Diarrhö und Kolitis durch Immuntherapie (irAEs Grad III/IV) unter Mono- oder Kombinationstherapie mit Ipilimumab, wobei schwere Diarrhö in 9 % und schwere Kolitis in 8 % beschrieben wurden. Auch eine immuntherapievermittelte Hyperthyreose kann eine mögliche Ursache von Diarrhö darstellen, wobei schwere Verlaufsformen selten sind.

Neben irAEs ist eine immuntherapieassoziierte Exazerbation von Autoimmunerkrankungen möglich, welche bei ca. 41 % der Patienten mit autoimmuner Vorerkrankung beschrieben wurde, was vor Therapieplanung mitbedacht werden muss. Diarrhö kann also auch durch Exazerbation von vorbestehenden chronisch entzündlichen Darmerkrankungen oder sonstigen autoimmunen gastrointestinalen Erkrankungen unter Immuntherapie auftreten.

Auch eine Radiatio mit Bestrahlungsbereich im kleinen Becken kann zu einem strahlenassoziierten intestinalen Mukosaschaden mit Kolitis führen, die mit Diarrhö und Hämatochezie einhergehen kann.

5.2.5 Diarrhö bei infektiöser (Entero-)Kolitis

Patienten mit Chemotherapie, nutritiven Mangelzuständen oder ausgeprägter Metastasierung haben ein hohes Risiko für **opportunistische Infektionen** mit teils schweren und prolongierten Verläufen von normalerweise selbstlimitierenden Infektionen des Gastrointestinaltraktes. Ein großes Risiko besteht in der **Clostridioides-difficile-**assoziierten Enterocolitis aufgrund der häufigeren Antiobiotikagabe und Hospitalisierung bei diesem Patientenkollektiv. Zudem können gerade bei immunsupprimierten Patienten **CMV** und HSV sowie Kryptosporidien und Mikrosporidien eine schwere therapiebedürftige Kolitis induzieren. Eher selten bei onkologischen Patienten sind infektiöse Diarrhoen durch Campylobacter spp., nichttyphöse Salmonellen, Shigellen oder Yersinien.

5.3 Klinik und Diagnostik

Während in der Allgemeinbevölkerung die akute Diarrhö häufig selbstlimitierend ist und nur in Ausnahmefällen diagnostisch abgeklärt werden muss, haben Palliativpatienten durch ihre Grunderkrankung und die onkologische Therapie ein erhöhtes Risiko für einen komplizierten Verlauf. Insbesondere ein erhöhtes Lebensalter, vorbestehende Darmerkrankungen, Radiatio des Abdomens oder Beckens und bestehende oder drohende Mangelernährung stellen **Risikofaktoren** für einen schweren Verlauf der Diarrhö dar und sollten möglichst früh erfasst werden.

5.3.1 Anamnese

Eine gezielte **Anamnese** ermöglicht initial eine richtungsweisende Differenzialdiagnostik. Insbesondere sollten die Grunderkrankungen und die aktuellen sowie stattgehabten onkologischen Therapien (Zytostatika, Immuntherapie, Strahlentherapie, Voroperationen) sowie die Einnahme von Antibiotika und Laxantien erfasst werden. Außerdem sollten Frequenz und Konsistenz des Stuhlganges dokumentiert und eine **Stuhlvisite** durchgeführt werden, die in Kombination mit der Anamnese zur relevanten Eingrenzung möglicher Diagnosen führen kann:

- **blutige oder eitrige Diarrhö,** mit Bauchschmerzen oder Fieber: Infektiöse Enterokolitis (Shigellen, Campylobakter, Yersinien, Clostridioides difficile,

CMV); nichtinfektiöse (Entero-)Kolitis durch Immuntherapie oder Zytostatika, chronisch entzündliche Darmerkrankungen, Strahlenkolitis, ischämische Kolitis, gastrointestinale Blutungen
- **wässrige Diarrhö mit hoher Frequenz:** Akute infektiöser Enterokolitis (Salmonellen, toxinbildende E. Coli, Noro-/Rotaviren u. v. m.), hormonbildende Malignome, Zytostatika
- **intermittierende flüssige Stühle, abwechselnd mit Obstipation,** Bauchschmerzen und Erbrechen: paradoxe Diarrhö bei partieller maligner intestinaler Obstruktion (Stenosen, Tumore, Peritonealkarzinose)
- **voluminöse Fettstühle:** Maldigestion und Malabsorption, Pankreasinsuffizienz

Zusätzlich sollte nach Begleitsymptomatik (Schmerzen, Gewichtsabnahme, Fieber, Ödeme) sowie nach Assoziation mit Nahrungsmitteln und Auftreten von Diarrhö im Lebensumfeld gefragt werden.

5.3.2 Körperliche Untersuchung

Auskultation der Darmgeräusche, **Palpation** des Abdomens und digital-rektale Untersuchung sind zentraler Bestandteil der körperlichen Untersuchung bei Patienten mit Diarrhö. Zusätzlich ist eine Beurteilung des Allgemeinzustandes und des **Wasserhaushaltes** sowie des **Ernährungszustandes** wichtig. Hierbei sollte gezielt auf Zeichen der Exsikkose (trockene Schleimhaut, stehende Hautfalten, kollabierte Venen, niedriger Blutdruck), Mangelerscheinungen (Kachexie, Ödeme, Parästhesien) und kutane Läsionen geachtet werden. Bei stark beeinträchtigten oder instabilen Patienten bzw. Alarmsymptomen, sog. ***Red Flags*** (s. unten), die auf einen schweren Verlauf hinweisen, sollte eine frühe stationäre Diagnostik und Therapie eingeleitet werden.

Red Flags bei Diarrhö als Hinweis auf schweren Verlauf oder Notfall

- Blutige Diarrhö
- Fieber
- Schwere Diarrhö mit großem Volumen oder Flüssigkeitsverlust
- Exsikkose, Apathie
- Instabile Vitalparameter, Schocksymptomatik
- Massive Bauchschmerzen, Druckschmerz
- Peritonismus, akutes Abdomen
- Verdacht auf antibiotikaassoziierte Kolitis

5.3.3 Laborchemische und mikrobiologische Diagnostik

Das **Labor** sollte Blutbild, Elektrolyte, Blutzucker, Laktat, CRP, Bilirubin und Transaminasen sowie Albumin und INR bei Verdacht auf Leberfunktionsstörung oder Mangelerscheinung beinhalten. Harnstoff, Kreatinin und GFR liefern Hinweise auf eine Nierenfunktionsstörung. Bei Verdacht auf Malabsorption sollten Kalzium, Phosphat, Eisen, Cholesterin und alkalische Phosphatase bestimmt werden. Zudem sollten TSH und Schilddrüsenhormone zum Ausschluss einer Hyperthyreose bei erhöhter Kontrastmittel-Exposition onkologischer Patienten bestimmt werden. Bei schwerer Kolitis immunsupprimierter Patienten sollte eine CMV-PCR aus dem Blut erfolgen.

Bei nicht selbstlimitierender Diarrhö ist die **mikrobiologische Stuhldiagnostik** zum Ausschluss nichttyphöser Salmonellen, Shigellen, Yersinien, Campylobacter spp., Clostridioides difficile inklusive Toxin und Noro- und Rotaviren bei akuter Diarrhö sinnvoll. Bei schweren oder unklaren Verläufen empfehlen die Leitlinien aufgrund der häufig bestehenden Immunkompromittierung onkologischer Patienten mit erhöhtem Risiko für fakultativ darmpathogene Keime eine erweiterte Stuhldiagnostik inklusive Pseudomonas spp., Aeromonas spp., toxinbildenden Clostridium perfringens-, Staphylococcus aureus- oder Klebsiella oxytoca-Stämmen. Bei persistierender wässriger Diarrhö sollte bei Patientin unter onkologischer Therapie zudem eine Protozoendiagnostik mit Ausschluss von Kryptosporidien, Lamblien und Mikrosporidien erfolgen.

5.3.4 Apparative Diagnostik

Der abdominelle **Ultraschall** kann eine erste Einordnung von Diarrhö durch mögliche Detektion von Kolitis, Aszites, Infektfoci und (Sub-)Ileuszuständen ermöglichen. Ein **CT** sollte bei Hinweisen auf intestinale Passagestörungen, Abszedierungen, Peritonismus oder schweren unklaren Bauchschmerzen zur rechtzeitigen Erfassung von Komplikationen erfolgen.

Bei persistierender Diarrhö ohne Erregernachweis, progredienten Beschwerden oder Verdacht auf (immunvermittelte) Kolitis wird eine **Koloskopie** mit Biopsien zur histologischen Sicherung und CMV-Diagnostik empfohlen. Die endoskopisch darstellbare typische Morphologie der Clostridioides-difficile-assoziierten Kolitis mit Bildung von Pseudomembranen kann bei febriler Neutropenie fehlen. Bei Verdacht auf neutropene Entercolitis sollte eine (partielle) Koloskopie wegen der Gefahr der Perforation nicht erfolgen.

5.4 Therapie

Ursache und Symptomatik sind maßgebliche Aspekte der Therapiemaßnahmen, wobei häufig auch eine multifaktorielle Genese bei Palliativpatienten vorliegt.

5.4.1 Allgemeine Therapiemaßnahmen

Eine rasche **Rehydrierung,** Normalisierung des Volumenstatus und Ausgleich der Elektrolyte durch adäquate Flüssigkeits- und Eletrolytsubstitution sind vordringliche initiale Therapiemaßnahmen. Dies kann bei kompensiertem Allgemeinzustand und fehlender Übelkeit oder Erbrechen durch orale Substitution von Kochsalz- und Glucose-haltiger Trinklösung erfolgen. Bei schwerer **Exsikkose,** drohendem Organversagen inklusive veränderter Bewusstseinslage oder bei starker Übelkeit oder Erbrechen sollte rasch eine intravenöse Flüssigkeits- und Eletrolytsubstitution eingeleitet werden. Prokinetische oder osmotisch wirksame Medikamente sollten pausiert werden. Zeichen der **Mangelernährung** oder ein kataboler Ernährungszustand sollten zudem aktiv erfasst werden; eine enterale oder parenterale Ernährungssubstitution sollte je nach Ernährungszustand des Patienten, Dauer der Diarrhö und den palliativen Therapiezielen evaluiert werden.

5.4.2 Therapie der zytostatikaassoziierten (nicht infektiösen) Diarrhö

Eine **prophylaktische medikamentöse Therapie** wird generell nicht empfohlen, da sie bei keinem Tumortherapieregime mit Nutzen belegt ist. Nach Ausschluss einer infektiösen Genese besteht die Therapie der Wahl bei **zytostatikaassoziierter Diarrhö** in der oralen Gabe von Loperamid (initial 4 mg und 2 mg nach jedem ungeformten Stuhl, max. 16 mg täglich). Eine stationäre Aufnahme sollte bei onkologischen Patienten mit **schwerer Diarrhö** trotz motilitätshemmender Therapie erfolgen, insbesondere bei Dauer der Symptomatik >48 h. Die wichtigste Maßnahme besteht im raschen intravenösen Elektrolyt- und Flüssigkeitsausgleich. Zusätzlich sollte bei **refraktärer Diarrhö** unter Loperamid nach Ausschluss einer Kolitis oder infektiösen Genese additiv Octreotid (100–150 µg s.c. 3×/d, Dosiseskalation 500 µg s.c. 3×/d), Opiumtropfen (0,6–1,2 ml oral 3×/d), Kodein (15–60 mg max. 4×/d), Budesonid (9 mg oral 1×/d) oder Racecadotril (100 mg 3×/d für 48 h) eingesetzt werden.

5.4.3 Spezifische Therapie der immuntherapievermittelten Kolitis

Die Therapie von irAEs bei Patienten unter Immuntherapie sollte immer interdisziplinär mit dem behandelnden Onkologen erfolgen. Die primäre Therapie beinhaltet bei schweren irAEs (CTCAE Grad III/IV, Tab. 5.2) eine **Steroidstoßtherapie** (1–2 mg/kg KG Prednisolon p.o. bei Grad III; 1–2 mg/kg KG Methylprednisolon i.v. bei Grad IV°) zur Unterdrückung der Immunantwort mit jeweils langsamen Tapering über 4–6 Wochen. Bei Steroidrefraktärität >72 h ist eine Eskalation der Immunsupression mittels Biologica (Infliximab, Vedolizumab) indiziert.

5.4.4 Therapie der infektiösen Diarrhö

Bei Clostridioides-difficile-assoziierter Enterokolitis wird die Primärtherapie mit Fidaxomycin (200 mg p.o. 2×/d, 10 Tage) oder alternativ Vancomycin (125 mg p.o. 4×/d, 10 Tage) empfohlen; bei erhöhtem Rezidivrisiko sollte primär mit Fidaxomycin therapiert werden. Metronidazol oral sollte bei schlechter Resistenzlage nicht mehr eingesetzt werden.

Bei Auftreten eines Rezidivs sollte im Fall einer initialen Vancomycingabe eine Therapie mit Fidaxomycin erfolgen.

Eine CMV-Colitis sollte mit Ganciclovir (5 mg/kg KG 2×/d i.v., 2 Wochen) mit oraler Therapie für weitere 2 Wochen therapiert werden.

Fallbeispiel

Ein 50-jähriger Patient mit metastasiertem malignen Melanom Stadium IV und Therapiestart einer Immuntherapie (Nivolumab und Ipilimumab) vor 4 Wochen stellte sich mit progredienter wässriger Diarrhö mit einer Frequenz bis 10× täglich und akutem Nierenversagen ohne Therapieansprechen auf Loperamid in der Notaufnahme vor. Koloskopisch zeigte sich das Bild einer moderaten segmentalen Kolitis. Histologisch konnte der initiale Verdacht einer immunvermittelten Kolitis verstärkt werden, sodass nach Ausschluss einer infektiösen Genese die Diagnose einer Checkpoint-Inhibitor vermittelten Kolitis mit Schweregrad III nach CTCAE gestellt wurde (Abb. 5.1). Zusätzlich bestand bei dem Patienten das klinische und laborchemische Bild einer zuvor nicht bekannten Hyperthyreose ohne sonografisches oder serologisches Korrelat. Nach interdisziplinärer Fallbesprechung erfolgte die Einleitung einer Prednisolonstoßtherapie mit 180 mg (2 mg/kg KG) täglich intravenös für drei Tage. Bei gutem Ansprechen wurde die Steroidtherapie an Tag 3 oralisiert und auf 125 mg bzw. 100 mg (Tag 6) reduziert. Bereits nach erster Prednisolongabe besserte sich die Symptomatik deutlich mit abnehmender Frequenz der Diarrhö. Die intravenöse Volumensubstitution bei reguliertem Flüssigkeitshaushalt und Normalisierung der Retentionsparameter konnte beendet werden. Bei ebenfalls rascher Normalisierung der Schilddrüsenparameter unter der Steroidtherapie wurde der Verdacht auf eine zusätzliche immunvermittelte Hyperthyreose gestellt. Nach einer Woche konnte der Patient in deutlich gebessertem Allgemeinzustand mit 1–2 breiig-geformten Stühlen entlassen werden. Auch unter Ausschleichen der Steroide um 10 mg alle 3 Tage im ambulanten Verlauf blieb der stabile Allgemeinzustand des Patienten erhalten.

◄

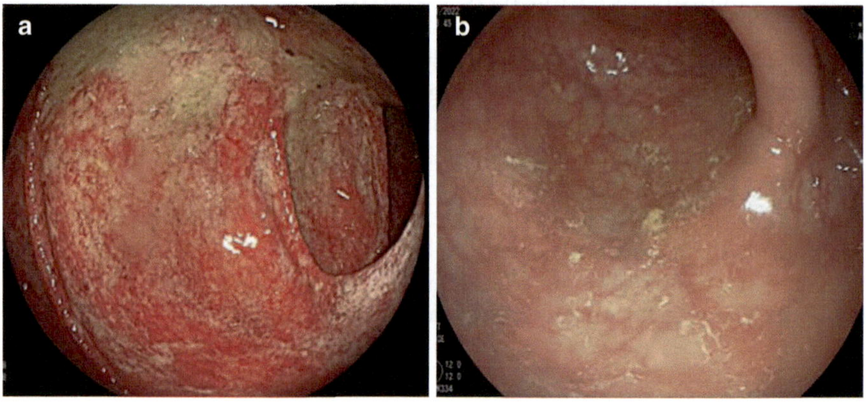

Abb. 5.1 **a** Sigmoidoskopie mit Nachweis einer immunvermittelten Kolitis unter Checkpoint-Inhibitoren vor Therapieeinleitung. **b** Komplette Ausheilung der Kolitis 6 Wochen nach Einleitung einer Steroidstoßtherapie

Literatur

Baron EJ, Miller JM, Weinstein MP et al (2013) Executive summary: a guide to utilization of the microbiology laboratory for diagnosis of infectious diseases: 2013 recommendations by the Infectious Diseases Society of America (IDSA) and the American Society for Microbiology (ASM)(a). Clin Infect Dis 57:485–488

Braun GS, Kirschner M, Rübben A, et al. (2020) Nebenwirkungen neuer onkologischer Immuntherapien [Side effects of novel cancer immunotherapies]. Nephrologe. 2020;15(3):191–204. German. https://doi.org/10.1007/s11560-020-00424-8. Epub 2020 Apr 29. PMID: 32351619; PMCID: PMC7189634

Buchtele N, Knaus H, Schellongowski P (2024) Nebenwirkungen nach Immuncheckpointinhibitortherapie: Wissenswertes für Intensivmediziner:innen [Side effects of immune checkpoint inhibitor therapy: What intensive care specialists need to know]. Med Klin Intensivmed Notfmed. 2024 Mar;119(2):85–96. German. https://doi.org/10.1007/s00063-023-01057-0. Epub 2023 Sep 3

Heinzerling L, de Toni EN, Schett G, Hundorfean G et al (2019Feb 22) Checkpoint Inhibitors. Dtsch Arztebl Int 116(8):119–126. https://doi.org/10.3238/arztebl.2019.0119

Khoja L, Day D, Wei-Wu Chen T et al. (2017Oct 1) Tumour- and class-specific patterns of immune-related adverse events of immune checkpoint inhibitors: a systematic review. Ann Oncol 28(10):2377–2385. https://doi.org/10.1093/annonc/mdx286. PMID: 8945858

Kist M, Mauch H, Podbielski A, et al. (2013) MIQ 09: Gastrointestinale Infektionen

Leitlinienprogramm Onkologie (Deutsche Krebsgesellschaft, Deutsche Krebshilfe, AWMF): S3-Leitlinie Supportive Therapie bei onkologischen PatientInnen, Langversion 2.01, 2024, AWMF-Registernummer: 032-054OL https://www.leitlinienprogrammonkologie.de/leitlinien/supportive-therapie/; Zugegriffen: 1. Nov 2024

Reischer A, Heinrich K, Bergwelt M (2023) Nebenwirkungsmanagement bei Immuncheckpointinhibitoren; InFo Hämatologie + Onkologie, 2023; 26 (9)

Schmidt-Hieber M, Bierwirth J, Buchheidt D et al. (2018) Diagnosis and management of gastrointestinal complications in adult cancer patients: 2017 updated evidence-based guidelines of the Infectious Diseases Working Party (AGIHO) of the German Society of Hematology and Oncology (DGHO). Ann Hematol 97:31–49. https://doi.org/10.1007/s00277-017-3183-7

Schneider BJ, Naidoo J, Santomasso BD et al. (2021) Management of Immune-Related Adverse Events in Patients Treated With Immune Checkpoint Inhibitor Therapy: ASCO Guideline Update. J Clin Oncol. 2021 Dec 20;39(36):4073–4126. https://doi.org/10.1200/JCO.21.01440. Epub 2021 Nov 1. Erratum in: J Clin Oncol. 2022 Jan 20;40(3):315. https://doi.org/10.1200/JCO.21.02786

U.S. Department of Health and Human Services; CTCAE Version 5.0. Publish Date: November 27, 2017. https://ctep.cancer.gov

Zeuß D, Marth T (2016) Tumoren des Dünndarms. In: Lehnert H et al. DGIM Innere Medizin. Springer Reference Medizin. Springer, Berlin, Heidelberg. https://doi.org/10.1007/978-3-642-54676-1_336-2

Hepatobiliäre Symptome

6

Lena Bartke, Nicole Selbach und Ali Canbay

6.1 Einleitung

Der hepatobiliäre Symptomenkomplex findet sich in der Palliativsituation als gemeinsame Endstrecke sowohl maligner als auch nicht maligner Erkrankungen und stellt die Behandler meist vor große Herausforderungen. Ätiologisch sind bei den malignen Erkrankungen nicht nur lebereigene Tumoren wie das hepatozelluläre Karzinom (*hepatocellular carcinoma,* HCC) und cholangiozelluläre Karzinom (*Cholangiocellular carcinoma,* CCC) zu nennen, sondern bei klinisch führender hepatischer Metastasierung eine Vielzahl anderer Karzinome.

Palliativmedizinisch weniger im Fokus sind bisher nicht maligne, aber dennoch lebenslimitierende Erkrankungen in der Hepatologie. Die Leberzirrhose oder „fortgeschrittene Lebererkrankung" (*end-stage liver disease,* ESLD) als gemeinsame Endstrecke verschiedener chronischer hepatischer Grunderkrankungen ist zwar prinzipiell kurativ durch eine Lebertransplantation behandelbar, jedoch erreichen viele Betroffene dieses Ziel aus verschiedensten Gründen nicht. In der Genese der Leberzirrhose bleiben die alkoholassoziierte oder steatotische Lebererkrankung

L. Bartke
Knappschaft Kliniken, Universitätsklinikum Bochum GmbH, Bochum, Deutschland

N. Selbach · A. Canbay
Medizinische Klinik, Knappschaft Kliniken, Universitätsklinikum Bochum GmbH, Bochum, Deutschland
E-Mail: Lena.Bartke@ruhr-uni-bochum.de

N. Selbach
E-Mail: nicole.selbach@knappschaft-kliniken.de

A. Canbay
E-Mail: ali.canbay@rub.de; Ali.Canbay@ruhr-uni-bochum.de

© Der/die Autor(en), exklusiv lizenziert an Springer-Verlag GmbH, DE, ein Teil von Springer Nature 2026

C. G. Dietrich et al. (Hrsg.), *Gastroenterologische Palliativmedizin,*
https://doi.org/10.1007/978-3-662-70326-7_6

(*alcoholic liver disease,* ALD, *steatotic liver disease,* SLD) in Deutschland weiterhin führend, aber auch virale, autoimmune und seltene Lebererkrankungen (PBC/PSC/AIH u. v. a.) können zur irreversiblen Schädigung führen.

Sowohl bei maligner als auch nichtmaligner Erkrankung wird die teils erhebliche Symptomlast durch das zunehmende Leberversagen bestimmt, wenngleich sich die Verläufe durchaus unterscheiden können. Zeigt sich bei maligner Genese in palliativer Situation in der Regel eine kurz- bis mittelfristige Progredienz, kann bei nichtmalignen Erkrankungen teilweise wiederholt eine Stabilisierung erreicht werden, womit eine größere Variabilität des Krankheitsverlaufs entsteht und dieser individuell schwerer vorhersehbar ist. So werden die Behandler vor die Herausforderung gestellt, den passenden Zeitpunkt für die Integration palliativmedizinischer Behandlungskonzepte zu erkennen (Stichwort *„timely integration of palliative care“*). Organspezifische Scores dienen der Abschätzung der Schwere des Organversagens, palliativmedizinische Screeningtools nutzen eher den körperlichen Funktionsstatus und Krankheitsverlauf. Die Gespräche über grundlegende Änderungen im Krankheitsverlauf mit Patient:in und Zu-/Angehörigen sind oft anspruchsvoll. Das Versterben an einer „Krebserkrankung“ ist für viele eher erfassbar als an einer nichtmalignen Erkrankung, insbesondere durch die Erfahrung wiederholter Rekompensation und Stabilisierung wird die lebensbedrohliche Erkrankungssituation oft nicht so wahrgenommen.

Die Symptomlast bei fortschreitendem Organversagen der Leber ist erheblich, was einen deutlichen Einfluss auf die Lebensqualität hat. Hiervon sind nicht nur Patienten mit Tumorerkrankungen betroffen, Patienten mit Leberzirrhose leiden oft über Jahre in ähnlichem Maß nicht nur an therapierefraktärem Aszites, hepatischer Enzephalopathie (HE) und Pruritus, sondern auch unter Schmerzen (30–79 %), Atemnot (20–88 %), Schlaflosigkeit/Schlafstörungen (26–77 %), Tagesschläfrigkeit (29,5–71 %), Muskelkrämpfen (56–68 %), sexueller Dysfunktion und Depression (Philips und Kedarisetty 2023).

Das Wissen um eine veränderte Pharmakokinetik und -dynamik aufgrund des eingeschränkten Lebermetabolismus und reduzierten Serumalbumins, stellt die behandelnden Ärztinnen und Ärzte vor therapeutische Herausforderungen. Die medikamentöse Behandlung wird durch die Sorge vor Überdosierung oder Verschlechterung einer HE erschwert. Zudem ist die Datenlage für die medikamentösen Empfehlungen für dieses Patientenkollektiv oft unzureichend und man kommt in den Bereich des *off label use,* was in der Palliativsituation nicht selten ist. Diese Schwierigkeiten sollten jedoch nicht dazu führen, dass Beschwerden unzureichend behandelt werden.

Wir wollen hier einen praxisorientierten Überblick über die Behandlung der wichtigsten Symptome des hepatobiliären Formenkreises geben und auf Besonderheiten der palliativmedizinischen Begleitung eingehen. Hinlänglich bekannte palliative, z. B. interventionelle Maßnahmen der Gastroenterologie wie tranjuguläre intrahepatische portosystemischer Shunt-(TIPSS-) oder perkutane transhepatische Cholangiodrainage-(PTCD-)Anlage werden erwähnt, jedoch nicht umfassend beleuchtet.

6.1.1 Besonderheiten der palliativmedizinischen Behandlung

Die Verbesserung der Lebensqualität („*Quality of life*", QoL) ist ein zentrales Ziel der palliativmedizinischen Behandlung. Einbezogen wird auch das soziale bzw. familiäre Umfeld, das unter Umständen erheblichen Belastungen ausgesetzt ist. Es ist oft entscheidend für Versorgung und Unterstützung der Patienten. Der Behandlungsschwerpunkt wandelt sich also von einer organ- und funktionsbezogenen zu einer symptom- und bedarfsorientierten Behandlung. Dies erfordert zu allererst die anamnestische Erhebung der individuellen Symptomlast. Psychosoziale Belastungen sollten mit erfragt werden, da diese bestehende somatische Symptome wie Schmerzen oder Atemnot aggravieren können. Durch Überlastung und Überforderung pflegender Zugehöriger können vermeidbare stationäre Aufenthalte entstehen. Therapiezielgespräche mit Thematisierung palliativer Optionen sind in der onkologischen Behandlung abhängig vom Fortschreiten der Tumorerkrankung regelhaft erforderlich, sollten aber auch bei Patienten mit Leberzirrhose mit zunehmenden Phasen der Dekompensation und Auftreten schwerer Komplikationen erfolgen. Viele Betroffene der Leberzirrhose sind im berufsfähigen Alter, sodass zusätzlich finanzielle Aspekte im Hintergrund belastend wirken können. Das Stigma der Leberzirrhose und eine mögliche Suchtanamnese können als weitere Belastung hinzukommen. Die behandelnden Haus- und Fachärzte spielen für Information und Organisation ambulanter Hilfen und palliativmedizinischer Versorgungsangebote eine entscheidende Rolle. Palliativmedizinische Aspekte sollten parallel und bedarfsgerecht im Verlauf des Erkrankungsgeschehens eingebunden und Therapieziele sowohl nach ärztlicher Expertise als auch entsprechend der Patientenwünsche regelmäßig re-evaluiert werden (s. Abb. 6.2).

> Der palliativmedizinische Behandlungsfokus wendet sich von einer organ- und funktionsbezogenen hin zu einer symptom- und bedarfsorientierten Betrachtungsweise.

6.2 Prognose Scores und palliativmedizinische Indikatoren

6.2.1 Model of End Stage Liver Disease, MELD-Score

Der wohl bekannteste Score zur Abschätzung der 3-Monats-Mortalität ist der MELD-Score. Er errechnet sich aus den laborchemischen Parametern Bilirubin, Kreatinin und INR nach einer entsprechenden Formel, hierfür stehen Online-Rechner zur Verfügung. Anhand des errechneten Werts kann eine 3-Monats-Mortalität zwischen 1,9–71,3 % angegeben werden (Abb. 6.1). Angewendet wird der MELD-Score insbesondere zur Lebertransplantationslistung. Einige Erkrankungssituationen werden über den matchMELD gesondert gewertet, da ihr Einfluss

MELD-Score	3- Monats-Mortalität (90 Tage)
≤9	1,9%
10-19	6,0%
20-29	19,6%
30-39	30-39
≥40	71,3%

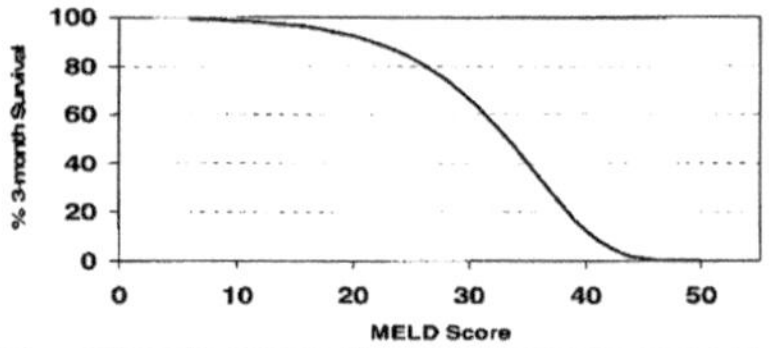

Abb. 6.1 MELD-Score und 90-Tage-Mortalität (nach Kamath et al. 2001; Kamath und Kim 2007), erwartetes 3-Monats-Überleben als Funktion des MELD-Scores. (Aus Wiesner et al. 2003, 2001, S. 94)

auf die 90-Tage-Mortalität über den MELD-Score nicht ausreichend abgebildet wird. Hierunter fallen beispielsweise das hepatozelluläre Karzinom (HCC), neuroendokrine Neoplasien der Leber, Zystenlebern, Mukoviszidose und Sepsis aufgrund rezidivierender Cholangitiden (Canbay und Gerken 2017). Anpassungen des MELD-Scores wurden im Setting der Lebertransplantation wiederholt vorgenommen (MELD-Na, ReMELD-Na und MELD 3.0), die in diesem Kontext aber nicht weiter vertieft werden sollen. Scores wie der Simplified Acute Physiology Score (SAPS) 3 und der CLIF-C ACLF (Acute-on-Chronic Liver Failure) können prädiktiv für die 90-Tage-Mortalität im stationären und intensivstationären Setting eingesetzt werden (Jahn et al. 2023; Abb. 6.2).

6.2.2 Child Pugh Score (Child Turcotte Pugh Score, CTP-Score)

Der Child Turcotte Pugh Score (CTP-Score) ist das gängigste Modell zur Einteilung des Schweregrades und Prognosevorhersage bei chronischen Lebererkrankungen. Für jeden einzelnen der fünf Parameter (Bilirubin, Albumin, Quick-Wert, Aszites und hepatische Enzephalopathie) erhält der Patient 1–3 Punkte. Entsprechend der Summe ergibt sich die Zuordnung in Stadium A, B oder C. Während die 1-Jahres- Mortalität im Stadium A 0 % beträgt, erhöht sie sich im Stadium B bereits auf 20 % und erreicht in Stadium C 55 % (Infante-Rivard et al. 1987).

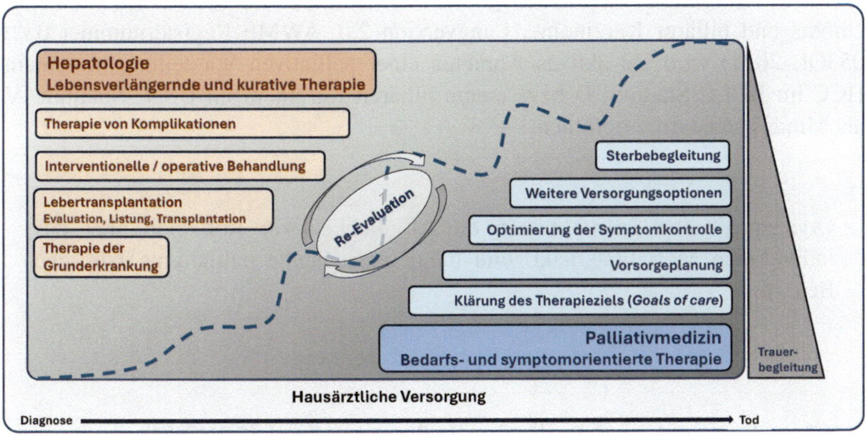

Abb. 6.2 Vorschlag für eine bedarfsgerechte Integration palliativmedizinischer Versorgung in der Hepatologie (angelehnt an Verma und Bakitas 2021)

6.2.3 Barcelona-Clinic-Liver-Cancer-(BCLC-)Klassifikation

Speziell für Patienten mit hepatozellulärem Karzinom (HCC) wird die Einteilung nach der BCLC-Klassifikation empfohlen. Hier wird nicht nur der Performance Status ECOG (*Eastern Cooperative Oncology Group*) mit einbezogen, sondern auch die Leberfunktion mittels Angabe einer portalen Hypertension bzw. des CTP-Scores (EASL Clinical Practice Guidelines: Management of hepatocellular carcinoma 2018).

6.2.4 Einschränkungen, Nutzen und Bewertung der organspezifischen Scores

Sowohl der MELD- als auch der CTP-Score haben Limitationen. Weitere Scores beleuchten besondere Situationen in der Hepatologie, wie das akute Leberversagen (*acute liver failure*, ALF) oder das akut- auf chronische Leberversagen (*acute -on -chronic liver failure*, ACLF), kombiniert werden sie bisweilen mit dem SOFA-Score (*Sequential Organ Failure Assessment).* Diese Scores sind vor allem für das Setting der Lebertransplantation, der kurativ intendierten hepatologischen Behandlung und gastroenterologischen Onkologie entscheidend. Sie bieten jedoch den Behandelnden die Möglichkeit, sich das Mortalitätsrisiko eines Patienten bewusst zu machen und hieraus Maßnahmen und Gesprächsinhalte wie eine vorausschauende Vorsorgeplanung, Therapiezielgespräche oder die Einleitung einer palliativmedizinischen Behandlung abzuleiten.

In der *S3-Leitlinie Diagnostik und Therapie des Hepatozellulären Karzinoms und biliärer Karzinome* (Leitlinienprogramm Onkologie (Deutsche Krebsgesellschaft,

Deutsche Krebshilfe, AWMF): Diagnostik und Therapie des Hepatozellulären Karzinoms und biliärer Karzinome, Langversion 2.0, AWMF Registernummer 032/053OL 2021) wird ein aktives Anbieten einer palliativen Vorstellung bei einem HCC im BCLC Stadium D bzw. einem biliären Karzinom im UICC Stadium IV als Mindeststandard empfohlen.

Organspezifische Scores bieten die Möglichkeit zur Reflexion über das individuelle Mortalitätsrisiko und damit entstehende palliativmedizinische Bedarfe.

6.2.5 Support and Palliative Indicators Tool (SPICT™)

Das „*Support and Palliative Care Indicators Tool*" (SPICT™) wurde zur Abschätzung des Bedarfs und der Indikation palliativmedizinischer Behandlung durch Boyd und Murry (Scott A Murray et al. 2005) entwickelt, über (Afshar et al. 2018) erfolgte die Etablierung der deutschen Version. Zu den allgemeinen Indikatoren zählen wiederholte ungeplante Krankenhausaufenthalte, zunehmende Hilfs- und Pflegebedürftigkeit, Gewichtsabnahme, ebenso die Äußerung des Wunsches nach Therapiezieländerung bzw. palliativmedizinischer Behandlung. Erkrankungs- und organbezogen werden spezifische Indikatoren benannt, die Symptome und Komplikationen im fortgeschrittenen Stadium beschreiben. Für Krebserkrankungen gilt hier der Nachweis eines Progresses der Tumorerkrankung mit zunehmender Symptomlast und Funktionseinschränkung sowie körperlicher Schwäche mit fehlender (tumorspezifischer) Therapiefähigkeit. Traten bei Patienten mit Leberzirrhose in den vorangegangenen 12 Monaten Komplikationen wie Diuretikum-resistenter Aszites, hepatische Enzephalopathie (HE), hepatorenales Syndrom (HRS), spontan bakterielle Peritonitis (SBP) oder rezidivierende Ösophagusvarizenblutungen auf, sollte ebenfalls an eine palliativmedizinische Begleitung gedacht werden. Der SPICT™ ist nicht als prognostisches Tool gedacht. In Tab. 6.1 werden allgemeine und spezifische Indikatoren mit dem Fokus Gastroenterologie dargestellt. Der vollständige Bogen sowie der dazugehörige Anwendungsleitfaden können unter https://www.spict.org.uk/the-spict/spict-de/ abgerufen werden.

6.2.6 Bristol Prognostic Screening Tool (BPST)

Das BPST wurde wie der SPICT™ in Großbritannien (UK) entwickelt. Ziel ist die Identifikation von Patienten mit fortgeschrittener Lebererkrankung, die sich im voraussichtlich letzten Lebensjahr befinden und einer spezialisierten Palliativbehandlung zugeführt werden sollten. Unsicherheiten in der Prognose, insbesondere der Mortalität, verhindern vor allem bei nichtonkologischen Lebererkrankungen

Tab. 6.1 Situationen bei lebenslimitierender Erkrankung, in denen an die Einbindung palliativmedizinischer Aspekte gedacht werden sollte, ausgewählt mit Fokus Gastroenterologie. (Mod. nach Afshar et al. 2018)

Allgemein:
Komplexes Symptommanagement, v. a. wenn therapierefraktär (z. B. Schmerzen, Dyspnoe, Nausea)
Psychosoziale und spirituelle Belastungen, Angst/Unruhe, schwierige ethische Fragestellungen
Ungeplante, wiederholte und/oder protrahierte stationäre Aufenthalte für die gleiche Erkrankung
Vermehrtes/rezidivierendes Auftreten von schweren Komplikationen
Kräfteverfall und Funktionsverlust (ECOG 3–4), zunehmende Pflegebedürftigkeit
Therapierefraktäres Anorexie-Kachexie-Syndrom, Sarkopenie
Spezifische Erkrankungssituationen:
Maligne Erkrankungen: • Progrediente Erkrankungssituation • Ablehnung einer tumorspezifischen Therapie • Fehlende Therapiefähigkeit für tumorspezifische Therapie
Fortgeschrittene Lebererkrankung *(end stage liver disease, ESLD)* und Lebertransplantation nicht möglich/realistisch: • Therapierefraktäres hepatorenales Syndrom (HRS) • Therapierefraktärer Aszites • Wiederholte, schwere gastrointestinale Blutungskomplikationen • Hepatische Enzephalopathie

die Einbindung der Palliativmedizin. Der BPST umfasst 5 Kriterien, für jedes Kriterium wird 1 Punkt erteilt: Child Pugh Stadium C, ≥ 2 Krankenhausaufenthalte in den letzten 6 Monaten aufgrund der Lebererkrankung, fortgesetzter Alkoholkonsum bei bekannter Alkoholkrankheit, fehlende Transplantationsfähigkeit und WHO Performance Status 3–4. Bei ≥ 3 Punkten wird empfohlen, supportive Maßnahmen einzuleiten (Low et al. 2022; Hudson et al. 2017).

6.2.7 Bewertung SPICT™/BPST

In einer *Single-Center*-Studie wurden SPICT™ und BPST in einem tertiären Setting für die Hepatologie verglichen. Für die 1-Jahres-Mortalität war der positiven Vorhersagewert (*positive predictive value,* PPV) mit 54 % (SPICT™) bzw. 56 % (BPST) eher moderat. Für die Indikation einer spezialisierten Palliativversorgung zeigten sich jedoch bessere Daten mit einer exzellenten Sensitivität von 93 % und PPV 93 % des SPICT™ bzw. 59 % und 79 % für den BPST (Low et al. 2022).

6.2.8 Surprise Question

Die „Surprise Question" (SQ) und ihre Variante („Double Surprise Question") sind ein einfaches Werkzeug, um sich selbst als Behandler zu befragen, welche Prognose man einem Patienten aufgrund der Gesamtsituation und des bisherigen Verlaufs einräumen würde. Sie bietet mit der Frage „Wären Sie überrascht, wenn Ihr Patient innerhalb der nächsten 6–12 Monate versterben würde?" die Möglichkeit zu reflektieren, ob nicht eine palliativmedizinische Behandlung indiziert ist und weitere (invasive) diagnostische und/oder therapeutische Maßnahmen als Übertherapie in der letzten Lebensphase unterlassen werden sollten. Wird diese Frage mit *„Nein"* beantwortet, sollten Themen wie vorausschauende Vorsorgeplanung, Therapiezielgespräche und -festlegung sowie eine Optimierung der Symptomkontrolle, ggf. mit Einbindung der spezialisierten Palliativmedizin, die Folge sein. Natürlich wird die Beantwortung der Frage durch vielerlei Faktoren beeinflusst, was ihre Validität begrenzt. Dennoch ist sie sicher im klinischen Alltag einfach anzuwenden, um sich die Situation eines Patienten zu verdeutlichen (KLUG ENTSCHEIDEN:… in der Palliativmedizin 2016; Moss et al. 2010; Scott A Murray et al. 2005).

Palliativmedizinische Indikationstools können bei der Bedarfsermittlung helfen.

6.3 Besonderheiten der Schmerztherapie bei eingeschränkter Leberfunktion

6.3.1 Allgemeines

Schmerzen treten bei Patienten mit fortgeschrittenen Lebererkrankungen mit einer Prävalenz von 30–79 % (Peng et al. 2019) häufig auf und sind ein oft nur unzureichend behandeltes Symptom. Die Prävalenz ist damit beispielsweise vergleichbar mit der bei fortgeschrittenem Tumorleiden. Dies kann vielfältige Folgen habevermehrte stationäre Aufenthalte, Auftreten oder Verschlechterung assoziierter Symptome wie Schlafstörungen und Immobilität oder gerade bei chronischen Schmerzen (Dauer >12 Wochen) Entwicklung komorbider Störungen wie Depression oder Angst. All dies führt oft zu einer Reduktion der Lebensqualität (*Quality of life,* QoL). Die Gründe für eine unzureichende Behandlung der Schmerzsymptomatik sind ebenso vielfältig: Zurückhaltung der Behandler bei Veränderung der Pharmakokinetik und des Metabolismus bei zunehmendem Organversagen und damit erhöhtes Risiko für Hepatotoxizität und Akkumulation, Sorge vor Verschlechterung der Vigilanz durch Einsatz von Opioiden und damit Schwierigkeiten in der Bewertung einer hepatischen Enzephalopathie sowie möglicherweise eine vorbestehende Suchterkrankung. Erschwerend kommt auch hier – im Gegensatz zu vielen fortgeschrittenen Tumorerkrankungen – die größere Unsicherheit bezüglich der weiteren Prognose und Lebenserwartung hinzu.

Die Ausprägung der Schmerzsymptomatik reicht bei fortgeschrittener Leberzirrhose von lokalisiert bis generalisiert, oft liegt der Hauptfokus abdominell. Anamnestisch sollte versucht werden, Schmerzart und Ursache zu differenzieren: Meteorismus z. B. unter Lactulosetherapie, Splenomegalie, Aszites oder eine spontan bakterielle Peritonitis? Weitere Schmerzlokalisationen sind oft der untere Rücken und die großen Gelenke. Ursache können hier Osteoporose, begleitende degenerative Erkrankungen, massiver Aszites, aber auch progrediente Sarkopenie/Kachexie und Immobilität sein. Teils werden auch Fibromyalgie-ähnliche Schmerzen beschrieben.

Auch bei fortgeschrittenem Tumorleiden sollte ebenfalls eine differenzierte Abklärung der zugrunde liegenden Pathogenese erfolgen, die mit Anamnese, körperlicher Untersuchung und abdomineller Sonographie gelingen kann: handelt es sich um einen Leberkapselschmerz bei progredienter hepatischer Metastasierung, intra-/extrahepatische Cholestase oder Cholangitis bei tumorbedingten Stenosen bzw. Kompression der Gallenwege oder Komplikationen im Rahmen einer Peritonealkarzinose mit maligner intestinaler Obstruktion (komplett/inkomplett, unilokulär/multilokulär) oder malignem Aszites? Hierdurch lassen sich palliativ intendierte Maßnahmen zur verbesserten Symptomkontrolle ebenso ableiten wie die Auswahl der koanalgetischen Medikation zusätzlich zur suffizienten analgetischen Therapie.

Nichtpharmakologische Maßnahmen wie Physiotherapie, Ernährungstherapie, Optimierung der Hilfsmittelversorgung und bei Bedarf psychologische oder hospizliche Begleitung sollten mit bedacht werden. Das in der Palliativmedizin zentrale „*Total-Pain*-Konzept" nach Ciceley Saunders begreift Schmerz in der Palliativsituation als multidimensionales Symptom, bei dem neben der somatischen auch die psychische, soziale und spirituelle Ebene individuell mit bedacht und ggf. adressiert werden sollte. Insbesondere der zunehmende (körperliche) Funktionsverlust, soziale und familiäre Rollenveränderungen, psychosoziale Belastungen und das Bewusstsein des „Sterben-müssens" können somatische Schmerzen aggravieren und einen Therapieerfolg erschweren.

Somit sollten auch nichtpharmakologische Maßnahmen wie physikalische Behandlung mit Wärme/Kälte, Meditation/Mindfulness, kognitiv-behaviorale Strategien zum Selbstmanagement und psychotherapeutische Behandlungen bedarfsgerecht in die Therapie einbezogen werden (Rakoski et al. 2018; Rogal et al. 2022; Chandok und Watt 2010; Dasch et al. 2023).

Übersicht
Schmerz ist ein häufiges Symptom, das bei hepatologischen Patienten aufgrund der veränderten Medikamentenwirkung und -akkumulation oft unzureichend behandelt wird.

Das „Total-Pain-Konzept“ als Grundlage der ganzheitlichen palliativmedizinischen Behandlungsweise betrachtet auch psychische, soziale und spirituelle Aspekte, die den körperlichen Schmerz beeinflussen können.

6.3.2 Besonderheiten in der Pharmakotherapie bei fortgeschrittener Lebererkrankung

Unterschiedliche Pathomechanismen können die Pharmakotherapie bei Hepatopathie beeinflussen. Der First-Pass-Metabolismus oral verabreichter Medikamente kann durch portocavale Shunts vermindert werden, wodurch die Bioverfügbarkeit erhöht, eine Aktivierung von Prodrugs aber vermindert werden kann. Medikamente mit einer hohen Eiweißbindung bleiben aufgrund der häufig bestehenden Hypalbuminämie teils ungebunden. Die gesunde Leber weist die höchste Expression der Cytochrom-P450-Enzyme auf, sodass mit Umbauprozessen der Leberarchitektur, Reduktion des intrahepatischen Blutflusses und Verlust gesunder Hepatozyten im Rahmen einer Leberzirrhose auch die Metabolisierungsenzyme für Arzneimittel abnehmen und die Stoffwechselkapazität reduziert ist. Auch eine Zunahme und Umverteilung der Körperflüssigkeit durch Ausbildung von Ödemen und Aszites verändert das Verteilungsvolumen. Bei Ausbildung eines hepatorenalen Syndroms sind nephrotoxische Medikamente zu meiden und die unten aufgeführten Empfehlungen zur Opioidtherapie zu beachten. Hierbei ist zu bedenken, dass die Kreatininwerte bei Patienten mit fortgeschrittener Lebererkrankung aufgrund der oft zusätzlich bestehenden Sarkopenie eher unterschätzt werden und eine verminderte Nierenfunktion möglicherweise laborchemisch inapparent bleibt. Insgesamt werden durch all diese pathologischen Veränderungen die Wirkung und Nebenwirkungen angesetzter Medikamente für den Behandelnden weniger vorhersehbar, was jedoch lediglich zur gezielten Auswahl und engmaschigem Überwachen anregen sollte. Prinzipiell gelten auch bei Patienten mit fortgeschrittener Lebererkrankung die Regeln des WHO-Stufenschemas (Rogal et al. 2022; Rakoski et al. 2018).

Einfache Grundregeln vor allem bei Therapiebeginn können helfen

- Therapiebeginn nach dem Motto: *„start low – go slow“*
  - Niedrige Anfangsdosis
  - Wahl kurz- bis mittellang wirkender Substanzen
  - Verlängerte Dosisintervalle
  - Langsame, vorsichtige Dosissteigerung
- Engmaschige Überwachung der Vigilanz
- Verzicht auf nichtsteroidale Antiphlogistika (NSAIDs/NSAR)

6.3.3 Nicht-Opioid-Analgetika (NOPA)

6.3.3.1 Nicht steroidale Antirheumatika (NSAR)

NSAR wie Ibuprofen, Diclofenac, aber auch COX-2-Hemmer wie Eterocoxib sollten bei Patienten mit fortgeschrittener Lebererkrankung grundsätzlich vermieden werden bzw. sind bei schwerer Leberinsuffizienz kontraindiziert. Ausgenommen werden kann hier die kurzfristige topische Anwendung, wenngleich es auch hierfür an belastbaren Daten zum Risikoprofil mangelt. Durch die Prostaglandin-Inhibition und erhöhte Bioverfügbarkeit bei Zirrhosepatienten erhöht sich die nephrotoxische Nebenwirkung und das Blutungsrisikos. Insbesondere die Sorge vor gastrointestinalen Blutungen bei Ösophagusvarizen und/oder Koagulopathie aufgrund verminderter Synthese der Gerinnungsfaktoren und ggf. zusätzlicher Thrombopenie, sollte zur grundsätzlichen Vermeidung führen. Zum anderen haben viele dieser Patienten (bis zu 50 % der Zirrhosepatienten) bereits eine renale Dysfunktion, auch wenn diese laborchemisch möglicherweise noch nicht auffällig ist. Eine Verschlechterung sollte durch Verzicht auf nephrotoxische Medikation vermieden werden, bei manifestem ***hepatorenalem Syndrom*** sind sie kontraindiziert.

- NSAR p.o. sind bei schwerer Leberinsuffizienz kontraindiziert!
- Ausnahme: kurzfristige topische Anwendung

6.3.3.2 Paracetamol

Trotz der bekannten Lebertoxizität vor allem bei größeren Mengen, ist Paracetamol dosisreduziert auch in der Situation einer fortgeschrittenen Lebererkrankung ein sicheres Analgetikum. Wichtig ist die Beachtung der maximalen Tagesdosis von 2 g. Dies gilt jedoch nicht für Patienten mit fortgesetztem Alkoholkonsum, da hier durch Glutathionreduktion und Enzyminduktion vermehrt hepatotoxische Metabolite gebildet werden. Zudem sollten Patienten über frei verkäufliche Medikamente und Kombinationspräparate aufgeklärt werden, um zusätzliche unbewusste Einnahmen zu vermeiden.

- 2 g Paracetamol sind die maximale Tagesdosis
- Nicht bei fortgesetztem Alkoholkonsum!

6.3.3.3 Metamizol

Metamizol ist eines der am häufigsten verschriebenen Analgetika in Deutschland. Laut Fachinformation liegen für eine dauerhafte Anwendung höherer Dosen bei Patienten mit schwerer Einschränkung der Nieren- und Leberfunktion nicht genug Erfahrungen vor. Aufgrund der reduzierten Eliminationsgeschwindigkeit sollten mehrfache hohe Dosen vermieden werden. Metamizol ist in den USA nicht zugelassen, sodass es in den Empfehlungen z. B. der AASLD (Rogal et al. 2022) keine Erwähnung findet. In der S3-Leitlinie Palliativmedizin bei nicht-heilbaren Krebserkrankungen wird es sowohl als Mono- als auch Kombinationstherapie bei leichten bis moderaten Schmerzen empfohlen, die spasmolytische Komponente kann gerade bei abdominellem Schmerzfokus hilfreich sein (Leitlinienprogramm Onkologie, Deutsche Krebsgesellschaft, Deutsche Krebshilfe). Die sehr seltene, aber schwerwiegende Nebenwirkung einer Agranulozytose sollte jedem verschreibenden Arzt mit der damit einhergehenden Aufklärungspflicht bewusst sein.

- Metamizol bietet eine gute Schmerzlinderung als peripheres Analgetikum, hat zusätzlich eine krampflösende Komponente
- Möglichst keine dauerhafte hochdosierte Gabe
- Cave: Agranulozytose

6.3.4 Behandlung mit Opioiden bei eingeschränkter Leberfunktion

Das oft unvorhersehbare Wirkungs- und Nebenwirkungsprofil bei Patienten mit fortgeschrittener Leberfunktionseinschränkung führt zu Vorbehalten und Zurückhaltung im Einsatz von Opioiden. In erster Linie ist es also wichtig, sich die Erkrankungssituation und das Therapieziel bewusst zu machen, ebenso wie die vermutete Lebenserwartung. Ist das primäre Ziel eine gute Symptomkontrolle in der letzten Lebensphase *(„comfort" oder „hospice care"),* können Opioide bedarfsgerecht unter Aufklärung der Risiken und Nebenwirkungen eingesetzt werden und es sollte bei starken Schmerzen unter Berücksichtigung der bereits oben erwähnten Empfehlungen nicht darauf verzichtet werden. Eine Anamnese bezüglich Vorerfahrungen, Unverträglichkeiten und Begleitmedikation (bspw. Benzodiazepine) sowie Risikofaktoren (bspw. Niereninsuffizienz) ist erforderlich. Bei bekannter Suchtanamnese bedarf es der sorgfältigen Risiko-Nutzen-Abwägung. Auch bei Patienten mit Leberzirrhose und weniger vorhersehbarem Krankheitsverlauf können Opioide, wenn auch ggf. restriktiver, eingesetzt werden.

Bevorzugt sollten Präparate mit kurzer bis mittellanger Wirkung eingesetzt werden, die Startdosis so niedrig wie möglich gewählt und das Dosisintervall zunächst auf 6–12 h verlängert werden. Zudem bedarf es in der Anfangszeit einer engmaschigen Überwachung. Somit kann die Empfehlung gelten, mit einer niedrigen Dosis eines unretardierten Opioids alle 6–8 h über 7 Tage zu beginnen.

Es darf nicht vergessen werden, mit Start einer Opioidbehandlung eine stuhlregulierende Begleittherapie zu verordnen. Bei Patienten mit Leberzirrhose bietet sich Lactulose an, ggf. ist eine Dosissteigerung oder Kombinationstherapie erforderlich. Tab. 6.2 gibt einen Überblick über einige Opioide und ihre Besonderheiten.

- Niedrige Startdosis wählen
- Dosisintervall auf 6–12 h verlängern
- Zunächst über 7 Tage
- Stuhlregulierende Begleitmedikation dauerhaft, Antiemese für die ersten 5 Tage ansetzen

6.3.5 Einsatz Koanalgetika bei eingeschränkter Leberfunktion/fortgeschrittener Lebererkrankung

6.3.5.1 Neuropathische Schmerzen

In der Schmerzanamnese sollte unbedingt die Schmerzqualität erfragt werden. Bei neuropathischen Schmerzen, z. B. nach erfolgter Chemotherapie, sollten koanalgetisch die Antikonvulsiva Gabapentin oder Pregabalin eingesetzt werden. Beide Substanzen werden nicht hepatisch metabolisiert. Allerdings werden sie renal ausgeschieden, sodass Vorsicht und ggf. eine Dosisreduktion bei Niereninsuffizienz geboten ist. Gabapentin wird bei (Rakoski et al. 2018) als *„first line non opioid"* Therapie bei neuropathischen Schmerzen empfohlen. Die initiale Dosistitration sollte bei fortgeschrittener Lebererkrankung verlangsamt und über mehrere Wochen erfolgen. Das Nebenwirkungsprofil beider Substanzen ist umfangreich und sollte engmaschig beobachtet werden, gerade zu Beginn der Therapie können Beschwerden wie z. B. Somnolenz, Sedierung, Verwirrtheit oder Dysarthrie auftreten.

- Gabapentin: Start mit 300 mg/Tag, langsame Dosissteigerung über Wochen
- Pregabalin: Start mit 25–50 mg/Tag in 1–2 Gaben, langsame Dosissteigerung über Wochen
- Kontrolle der Nierenretentionsparameter empfohlen
- Maximale Tagesdosis muss an Nierenwerte bzw. Kreatinin-Clearance adaptiert werden

6.3.5.2 Leberkapselschmerz

Der Leberkapselschmerz wird von Patienten mit hepatozellulärem Karzinom oder progredienter hepatischer Metastasierung als äußerst unangenehm sowie belastend wahrgenommen und ist durch Analgetika nur bedingt zu lindern. Meist wird er als kontinuierlich dumpf drückender Schmerz im rechten Oberbauch beschrieben. Er sollte deshalb explizit bedacht und erfragt werden. Gute Ergebnisse in der Symptomkontrolle erzielt man hierbei– zumindest vorübergehend – mit dem koanalgetischen Einsatz von Kortikosteroiden, z. B. Dexamethason 4–8 mg/Tag, bevorzugt

Tab. 6.2 Besonderheiten und Empfehlungen zur Opioidtherapie bei Leberfunktionsstörung. (Nach Rogal et al. 2022; Rakoski et al. 2018; Dasch et al. 2023; Klinge et al. 2018)

Opioid	Therapieempfehlungen	Besonderheiten
Tramadol	WHO-Stufe 2 z. B. 50 mg alle 12 h Einsatz bei moderaten Schmerzen	• Hepatische Metabolisierung in aktive Substanz, Aktivierung über CYP450-System • *First-pass* Effekt gering • Halbwertszeit (HWZ) von 5,5 auf 13,3 h verlängert • Retardierte und unretardierte Präparate • Senkung der Krampfschwelle • Risiko eines Serotonin Syndroms bei gleichzeitiger Therapie mit SSRIs oder trizyklischer Antidepressiva
Morphin	bei schwerer Leberinsuffizienz Verlängerung des Dosisintervalls/Dosisreduktion, Start z. B. mit 5 mg unretardiert, max. alle 6 h	• Spaltung in analgetisch wirksames Morphin-6-Glucuronid (M6G) und neurotoxisches Morphin-3-Glucuronid (M3G) • Bei Niereninsuffizienz (NI) Kumulation von M6G (aktiver Metabolit) durch Verlängerung der HWZ, bei manifester (NI) kontraindiziert • M3G wird für Verwirrung, Exzitationssyndrome, Krampfereignisse und Atemdepression verantwortlich gemacht • Hepatische Glucuronidierung bei schwerer Leberinsuffizienz gestört
Hydromorphon	z. B. Start mit 1,3 mg unretardiert alle 6 h oder 2 mg retardiert alle 12–24 h	• **Mittel der Wahl bei Nieren- und Leberinsuffizienz** • Gabe bei NI möglich, da Kumulation *inaktiver* Metabolite
Oxycodon	Unretardierte Präparate in niedriger Dosierung und verlängerte Dosisintervalle, z. B. 2,5–5 mg alle 6 h	• Toxizitätsrisiko steigt bei Leberfunktionsstörung – Durch verminderten First-Pass Effekt erhöhte orale Bioverfügbarkeit – Verlängerte HWZ bei signifikanter Proteinbindung • Weniger empfohlen
Fentanyl (trans-dermal)	• Nicht für Beginn geeignet, da nicht niedrig dosierbar und kontinuierliche Gabe • Dosis sollte bereits ermittelt sein • Kleinste Pflastergröße 12,5 μg/h, entspricht ca. 30 mg Morphin Tagesdosis	• Unzureichende Wirkung bei Kachexie, da Resorption über subkutanes Fettgewebe erfolgt • Bei Fieber droht verstärkte Wirkung • Einsatzfelder können z. B. schwere Dysphagie oder Patienten mit maligner intestinaler Obstruktion sein • Transmukosale Gabe (nasal, buccal) mit schnellem Wirkeintritt, begrenzte Wirkdauer (2–3 h), hohes Suchtpotenzial

(Fortsetzung)

Tab. 6.2 (Fortsetzung)

Opioid	Therapieempfehlungen	Besonderheiten
Levomethadon	•eher nicht empfohlen, sollte nur durch erfahrene Behandler eingesetzt werden • Wenn als Substitutionsbehandlung eingesetzt, ist bei leichter bis moderater Leberinsuffizienz keine Dosisanpassung erforderlich	• Bei schwerer Lebererkrankung ist mit deutlich verlängerter HWZ zu rechnen • Wirkung/Nebenwirkungen sind schlecht abschätzbar • Stark lipophil, lange Wirkdauer • Therapie ist schlecht steuerbar • Hohes Interaktionsrisiko

morgens und mittags eingesetzt. Hier macht man sich die antiödematöse Wirkung zunutze. Ggf. kann in der palliativen Situation auch eine weitere Dosissteigerung unter Beachtung der Risiken und mit begleitendem Magenschutz erfolgen.

6.3.5.3 Koanalgetischer Einsatz von Antidepressiva bei Leberfunktionsstörung

Antidepressiva werden in der Schmerztherapie häufig begleitend eingesetzt. Bei fortgeschrittener Lebererkrankung wird in der angloamerikanischen Literatur die Gabe der trizyklischen Antidepressiva Nortriptylin oder Desipramin bevorzugt, aufgrund weniger sedierender Nebenwirkung gegenüber Amitriptylin oder Imipramin. Serotonin Reuptake Inhibitoren (SSRIs) werden wegen ihrer verlängerten Halbwertszeit und Erhöhung des Risikos einer Varizenblutung eher nicht empfohlen (Rakoski et al. 2018). Allerdings ist Nortriptylin hierzulande aktuell nur bedingt verfügbar, sodass die Dosisreduktion gängigerer Antidepressiva um die Hälfte sowohl bei Beginn der Therapie als auch bei der Maximaldosis aufgrund des verzögerten Abbaus empfohlen wird. Eine toxische Leberschädigung wird unter Duloxetintherapie beschrieben, es sollte vermieden werden. Sertralin kann bei hepatischem Pruritus eingesetzt werden.

Mirtazapin gehört zu den noradrenergen und spezifisch serotonergen Antidepressiva (NaSSA) und wird vor allem für ältere Patienten, bei deutlicher Angst und Agitiertheit und begleitenden Schlafstörungen in niedriger Dosierung von 7,5–15 mg abends eingesetzt, hat jedoch auch eine sedierende Komponente.

> Aufgrund des verzögerten Abbaus der Antidepressiva als Koanalgetika Dosisreduktion um die Hälfte bei Beginn der Therapie und Maximaldosis. Auf sedierende Nebenwirkungen achten!

6.4 Therapierefraktärer Aszites

Therapierefraktärer Aszites ist ein stark belastendes Symptom und führt zu häufigen Einweisungen, Notfallaufnahmen und stationären Aufenthalten. Häufigste Ursachen sind die Leberzirrhose jedweder Genese und maligner Aszites bei Peritonealkarzinose, aber auch kardiale Erkrankungen (Rechtsherzinsuffizienz) und seltener Infektionskrankheiten (Tuberkulose u. a.). Mit zunehmender körperlicher Schwäche und terminaler Erkrankungssituation wird auch Aszites zunehmend belastend. Abdominelle Schmerzen und Druckgefühl sowie Atemnot sind Folgen und in der Regel tritt nach Parazentese subjektiv eine deutliche wenn auch nur passagere Entlastung ein. Inwieweit in der ambulanten palliativmedizinischen Versorgung Aszitespunktionen erfolgen, ist sicherlich sehr unterschiedlich. Ein etabliertes Versorgungskonzept gibt es unseres Wissens nach nicht, flächendeckende Daten aus Deutschland fehlen hierzu. Wiederholte stationäre Aufnahmen im oft kürzer werdenden Intervall sind häufig die Folge.

6.4.1 Therapierefraktärer Aszites bei Leberzirrhose

In der Regel wurden bei Patienten mit Leberzirrhose in palliativer Situation medikamentöse und interventionelle Verfahren bereits ausgeschöpft. Hierzu zählt insbesondere die diuretische Therapie mittels Schleifendiuretika und Aldosteron-Antagonisten (z. B. Spironolacton) sowie Propanolol zur Senkung des portalvenösen Drucks. Limitierung für die Dosissteigerung sind häufig erhöhte Nierenretentionsparameter und hypotensive Blutdruckwerte. Zudem können Nebenwirkungen wie eine schmerzhafte Gynäkomastie unter Spironolacton oder Muskelkrämpfe unter diuretischer Therapie weitere Belastungen bedeuten. Die Option einer TIPSS-Anlage sollte rechtzeitig gemeinsam mit Hepatologen/Gastroenterologen evaluiert und das Risiko einer Verschlechterung der hepatischen Enzephalopathie (HE) mit allen Beteiligten diskutiert werden. Kontraindikationen für eine TIPSS-Anlage sind unter anderem eine höhergradige Herzinsuffizienz, Child Pugh Score >13 bzw. MELD >19 ($\geq$18), hepatorenales Syndrom sowie eine bereits bestehende hepatische Enzaphalopathie (Rudler et al. 2021). Diesen Patienten sollte eine palliative Begleitung bedarfsgerecht angeboten werden.

Aszites ist eines der Hauptmerkmale einer dekompensierten Leberzirrhose, mit seinem Auftreten reduziert sich das 5-Jahres-Überleben von 80 % auf 30 % (Biggins et al. 2021). Häufig folgen weitere Komplikationen wie spontan bakterielle Peritonitis (SBP), hepatorenales Syndrom (HRS), Elektrolytstörungen sowie Störung der Nahrungsaufnahme und damit progrediente Gewichtsabnahme, Kachexie und Sarkopenie. Die 2021 erschienene AASLD Practice Guidance empfiehlt bei Auftreten von Aszites einerseits die Evaluation einer Lebertransplantation, andererseits aber, wenn angebracht, auch einer palliativen Versorgung (Biggins et al. 2021).

Bei therapierefraktärem Aszites bleibt letztlich nur die entlastende **Parazentese.** Es können unter Substitution von Albumin auch größere Mengen Aszites

(5–8 l Liter, ***large volume paracentesis, LVP***) abgelassen werden. Bei 5 l wird die Substitution von 40 mg, bei 8 l mind. 64 mg Albumin empfohlen. Hierdurch wird das Auftreten weiterer Komplikationen wie Anstieg der Nierenretentionsparameter bzw. hepatorenales Syndrom reduziert. Insbesondere bei begleitenden Ödemen und Anasarka sollte am Folgetag nochmals drainiert werden. Auch bei Patienten mit Zirrhose gibt es nach ausführlicher Abwägung und Aufklärung die Option, langverweilende Aszitesdrainagen (Long-term-ascites-Drainage, LTAD) zu legen, wenngleich die schwierigere Lebenszeitprognose ärztlicherseits zur Zurückhaltung führen kann. Orientierung bieten hier die Praxisempfehlungen aus dem angloamerikanischen Raum (Macken et al. 2022; Biggins et al. 2021). Der Einsatz spezieller Pumpensysteme wie z. B. alphapump® mit subkutaner peritoneal-vesikaler Aszitesdrainage ist aufgrund geringer Studienlage mit uneinheitlichen Ergebnissen und sicherlich auch aus Kostengründen selten.

6.4.2 Maligner Aszites

Maligner Aszites ist für die betroffenen Patienten meist sehr belastend, die Morbidität und Symptomlast steigt oft erheblich: abdominelle Schmerzen und Druckgefühl, Nausea und Erbrechen, Stuhlunregelmäßigkeiten, Anorexie, Fatigue und Dyspnoe. Das Fortschreiten der Erkrankungssituation wird deutlich spürbar für die Patient:innen und die verbleibende Lebenszeit beschränkt sich oft auf Wochen bis Monate, wenngleich es hier Unterschiede zwischen den Tumorentitäten gibt. Die Pathophysiologie ist multifaktoriell, komplex und noch nicht vollständig verstanden. Kausale Therapiemaßnahmen sind Teil der onkologischen Behandlung und sollen hier nicht weiter besprochen werden. Eine diuretische Medikation ist oft nur wenig wirksam, verursacht aber Nebenwirkungen wie Durstgefühl und Mundtrockenheit. Die therapeutischen Optionen nach Beendigung der kausalen Therapie beschränken sich auf die oben beschriebene Parazentese, ggf. mit Anlage einer getunnelten Drainage (z. B. PeritX® Drainage). Für die Albuminsubstitution gibt es bei malignem Aszites keine Evidenz, Nebenwirkungen entstehen überwiegend durch den Flüssigkeitsverlust mit hämodynamischen Störungen und Anstieg der Nierenretentionsparameter. Eine getunnelte Drainage kann bei guter Pflege und Ausbleiben von Infektkomplikationen in der palliativen Situation teils länger in situ verbleiben. Über die Zeit steigt jedoch das Infektionsrisiko (Berger et al. 2023). Der größte Benefit besteht für viele der Patient:innen in der Möglichkeit, selbst handlungsfähig zu sein und wiederholte stationäre Aufenthalte zu vermeiden. Subjektiv belastend kommt für die betroffenen Menschen häufig noch ein Lymphödem der unteren Extremitäten bei Beeinträchtigung des Lymphabflusses hinzu (z. B. durch Kompression oder Lymphangiosis carcinomatosa). Medikamentöse Maßnahmen hierfür greifen oft wenig. Teilweise kann eine palliativmedizinisch intendierte intrakutane Lymphdrainage Linderung bringen.

6.5 Hepatische Enzephalopathie

Die hepatische Enzephalopathie (HE) ist ein häufiges Symptom der Zirrhosepatienten und geht mit neuropsychiatrischen Symptomen, aber auch Schlafstörungen, Stimmungsschwankungen und kognitiven Einschränkungen einher. Da die Behandlung Kernbestandteil der hepatologischen Arbeit ist, soll es hier nur um die HE in der palliativen Situation gehen. Häufig nimmt durch Auftreten einer HE die Belastung des versorgenden Umfelds zu und es bedarf einer Beratung zu passenden Unterstützungsangeboten. Auch sollte das Auftreten kognitiver Störungen unbedingt zum Anlass genommen werden, das Erstellen von Vorsorgedokumenten (Vorsorgevollmacht/Betreuungsverfügung, Patientenverfügung etc.) zu thematisieren und Menschen zu benennen, die Entscheidungen in medizinischen Belangen treffen dürfen.

Solange es praktisch möglich ist, kann die Standardtherapie mit Lactulose fortgesetzt werden. Wenn allerdings Nebenwirkungen wie Meteorismus, Durchfälle und abdominelle Schmerzen zu belastend sind, können alternative stuhlregulierende und abführende Maßnahmen eingesetzt werden. Der klinische Nutzen von Rifaximin in der letzten Lebensphase sollte kritisch evaluiert werden, auch aufgrund der höheren Kosten (Rogal et al. 2022). Für eine antidelirante Therapie im Rahmen einer HE gibt es kaum Literatur. Hier empfiehlt sich ebenso wie bei der analgetischen Medikation möglichst niedrige Dosierungen und eher kurzwirksame Substanzen mit verlängertem Dosisintervall zu wählen. Delirante Episoden und insbesondere Halluzinationen sollten aktiv erfragt werden, da sie für Patient:innen und Zugehörige oft belastend sind.

In der Sterbephase sollten alle eingesetzten Medikamente auf ihre Indikation hin überprüft werden. Die zunehmende Somnolenz im Rahmen einer HE kann als natürliche Form der Sedierung im fortschreitenden Krankheitsverlauf besprochen werden und damit sowohl Patienten als auch Zugehörigen Angst nehmen. Nichtsdestotrotz sollte weiterhin Symptome wie Angst, Unruhe und Halluzinationen erfragt werden, ggf. sind in dieser Situation auch die ansonsten kontraindizierten Gaben von niedrigdosierten Benzodiazepinen sinnvoll. Insbesondere bei Koagulopathie sollte differenzialdiagnostisch an Krampfereignisse und intrazerebrale Blutungen gedacht werden.

6.6 Pruritus (Juckreiz)

6.6.1 Allgemein

Juckreiz ist ein quälendes Symptom, das nicht nur die Lebensqualität stark beeinträchtigen kann, sondern bei Chronifizierung (>6 Wochen) auch zu sozialem Rückzug führen und mit Komorbiditäten wie Anpassungs- oder Angststörungen und Depression einhergehen kann. Kratzeffloreszenzen können weitere Komplikationen wie Infekte und Blutungen mit sich bringen. Pruritus kann lokal oder generalisiert auftreten. Klassischerweise tritt hepatischer Pruritus bei laborchemischen Cholestasezeichen auf, aber auch Patient:innen mit Leberzirrhose, Autoimmunerkrankungen der Leber (PBC, PSC u. a.) und Fettlebererkrankungen leiden darunter (Brand und Kremer 2022). Eine Urämie kann z. B. bei hepatorenalem Syndrom ebenfalls Auslöser sein. Die Häufigkeit wird bei hepatobiliären Erkrankungen mit 15–100 % angegeben (Ständer et al. 2022). Die Lebensqualität kann durch chronischen Pruritus deutlich beeinträchtigt sein, quälender nächtlicher Juckreiz kann schwere Schlafstörungen verursachen.

6.6.2 Pruritus als Nebenwirkung anderer Therapien ausschließen

Ausgeschlossen werden sollte Pruritus als Nebenwirkung z. B. einer neu begonnenen Opioidtherapie, hier empfiehlt sich eine Opioidrotation. Viele weitere Medikamente können ebenfalls Pruritus auslösen, darunter antineoplastische Agenzien wie platinhaltige Chemotherapeutika, Paclitaxel, Gemcitabin, aber auch internistische Standardmedikationen wie ASS, ACE-Hemmer, ß-Blocker, Diuretika, Statine, eine Vielzahl an Antibiotika und Antidepressiva, Antikonvulsiva und Neuroleptika/Benzodiazepine. Hierfür gibt die Sk2-Leitlinie „Chronischer Pruritus" eine gute Übersicht (Ständer et al. 2022).

6.6.3 Basistherapie und topische Therapie

Basis der Therapie sollte eine gute feuchtigkeitsspendende und rückfettende Hautpflege mit Emollenzien sein, ggf. können ureahaltige Lotiones verwendet werden, da viele der insbesondere älteren Patient:innen zusätzlich trockene Haut aufweisen (DD Pruritus im Alter, >65 Jahre).

Die topische symptomatische Therapie kann mit Anwendungen von Menthol oder Pfefferminzöl 0,5 % mit kühlendem Effekt erweitert werden und zusätzlich physikalisch gekühlt werden. Topische Kortikosteroide sollten nur bei entzündlicher Komponente zeitlich und lokal begrenzt eingesetzt werden (Ständer et al. 2022).

Bedarfsorientiert sollte psychologische und ggf. auch spirituelle und seelsorgerische Unterstützung involviert werden. Tab. 6.3 gibt einen Überblick über allgemeine Empfehlungen zur Behandlung des Pruritus.

6.6.4 Medikamentöse Therapie

Der Evidenzgrad für die meisten medikamentösen Therapien des hepatischen Pruritus ist weiterhin dünn, außer bei Colestyramin handelt es sich zudem um einen *off label use.*

Bei cholestatischem Pruritus und Ikterus in milder Ausprägung ist Colestyramin das einzige zugelassene Medikament und Mittel der ersten Wahl, in der Regel sind 4–8 g/Tag ausreichend. Zur Vermeidung einer reduzierten Resorption anderer Medikamente muss auf den zeitlichen Abstand von 4 h unbedingt geachtet werden. Gastrointestinale Nebenwirkungen können die Compliance reduzieren, bei ausbleibender Wirkung sollte die Therapie beendet werden. Rifampicin wird bei moderatem bis schwerem Pruritus empfohlen, oft genügt bereits die niedrigste Dosierung. Aufgrund der Hepatotoxität und bekannter CYP-Enzyminduktion sollten Laborparameter und Wechselwirkungen beachtet werden (Sutaria et al. 2022; Brand und Kremer 2022).

In palliativer Situation und bei schwerem Pruritus bleiben Naltrexon (p.o.) und Naloxon (i.v.) als μ-Opioidrezeptor-Antagonisten eine therapeutische Option, sie entwickeln ihre antipruritische Wirkung zentral. Auch hier gilt es, mit der niedrigsten verfügbaren Dosierung (Naltrexon 25–50 mg p.o.) einschleichend zu beginnen. In der angloamerikanischen Literatur wird sogar eine Dosis von 2 mg/Tag empfohlen (Sutaria et al. 2022), die jedoch in Deutschland nach aktuellen Recherchen nicht verfügbar ist und nur über einen Import bspw. aus Großbritannien (0,5-mg-Kapseln, Suspensionen 1,5 mg/5 ml und 5 mg/5 ml) möglich wäre. Insbesondere bei Therapiebeginn treten Nebenwirkungen auf, die einem Opioidentzug ähneln können. Bei einer bestehenden analgetischen Opioidtherapie sollte eine strenge Abwägung stattfinden und den Behandelnden sollte die Komplexität der Therapie bewusst sein, da die analgetische Wirkung reduziert und eine Opioid-Entzugssymptomatik auftreten kann. Hier bedarf es sicherlich Erfahrung im Umgang mit Opioiden und einer engmaschigen klinischen Einschätzung. Das Antidepressivum Sertralin wird als weitere Therapieoption mit 75–100 mg/Tag empfohlen.

Gabapentin oder Pregabalin werden v. a. bei nephrogenem und neuropathischem Pruritus eingesetzt, für den hepatischen Pruritus ist die Datenlage unzureichend, dennoch kann ein Therapieversuch über mehrere Wochen (8–12) unter Beachtung der ggf. erforderlichen Dosisreduktion bei Niereninsuffizienz erfolgen (Ständer et al. 2022). Tab. 6.4 fasst die Empfehlungen zur medikamentösen Therapie des hepatischen Pruritus entsprechend der S2k Leitlinie Diagnostik und Therapie des chronischen Pruritus von 2022 zusammen (Ständer et al. 2022)

6.6.5 Interventionelle Maßnahmen bei Cholestase

Bei Auftreten einer Cholestase maligner oder nicht maligner Genese stehen vielfältige endoskopische Drainageverfahren bereits zu Beginn, aber auch im weiteren Verlauf zur Verfügung. Eine Stentimplantationen mittels ERCP oder die perkutane transhepatische Cholangiodrainage (PTCD) bzw. *percutanous transhepatic biliary drainage* (PTBD) sind etablierte palliative Interventionen. Voraussetzung sollte eine umfassende und abwägende Aufklärung des Patienten sowie ausreichend Bedenkzeit sein, um zu einem individuellen Entschluss zu kommen. Palliativmedizinische, symptomatische Alternativen wie die oben aufgeführten sowie die

Tab. 6.3 Empfehlungen zur Behandlung des hepatischen Pruritus. (Auszugsweise nach Ständer et al. 2022)

Basistherapie	Vermeidung von	Austrocknung, Hitze, häufiges/langes Baden/Waschen, Kontakt mit irritierenden Stoffen (Rivanol/alkoholische Lösungen, Kamille, Teebaumöl), mechanische Reizung, Aufregung, Stress
	Verwendung von	Lockerer, weicher luftiger Kleidung (z. B. Baumwolle), milden, nicht alkalischen Seifen, rückfettender topischer Basistherapie 1×/Tag, kühlende Umschläge, z. B. mit Menthol, Pfefferminzöl oder Schwarztee
Psychosomatische Interventionen	Entspannungstechniken	Autogenes Training, progressive Muskelrelaxation (PMR)
	Kognitive Techniken	Entkatastrophisieren, Ablenkungs-, Fokussierungsstrategien, Vermeidung von sozialem Rückzug
	Psychoedukation	Erlernen von Techniken zum Durchbrechen des Juck-Kratz-Zirkels, z. B. kühlen Waschlappen auflegen, nachts Handschuhe anziehen
	Team und Umfeld mit einbeziehen	**Die Ermahnung, nicht zu kratzen, ist nicht zielführend!** Psychologische/spirituelle Unterstützung in der Palliativsituation einbinden

Begleitung bei Verzicht auf weitere interventionelle Maßnahmen sollten angesprochen werden, um die Wahlmöglichkeit und Autonomie zu wahren. Für manche Patient:innen ist beispielsweise die körperliche Integrität wichtiger, sie wollen „keine Schläuche und Beutel" oder sie haben bereits viele Interventionen hinter sich und bringen nicht mehr die Kraft auf. Diese Entscheidungen zuzulassen und mitzutragen stärkt das Arzt-Patienten-Verhältnis und schafft Vertrauen. Der Satz „Wir können nichts mehr für Sie tun" sollte tunlichst vermieden werden, da über die palliativmedizinische Begleitung Alternativen bestehen.

Bei maligner extrahepatischer Cholestase wird die Implantation von Metallstents (*self-expanding metal stents,* SEMS) empfohlen (Dumonceau et al. 2018).

Tab. 6.4 Medikamentöse Empfehlungen zur Therapie des hepatischen Pruritus. (Auszugsweise nach Ständer et al. 2022)

Empfehlung	Medikament	Unerwünschte Arzneimittelwirkungen und wichtige Hinweise
1. Wahl:	Colestyramin 4–16 g/d (4 h getrennt von Einnahme anderer Medikamente)	Gastrointestinale Beschwerden (Obstipation, Meteorismus, Bauchkrämpfe) vermindern die Compliance, Umsetzen der richtigen Einnahme erschwert
2. Wahl:	Rifampicin* 150–600 mg/d; wöchentliche Dosiserhöhung, häufig sind 150-300 mg/d ausreichend	Hohes Interaktionspotenzial, Hepatotoxizität, Laborkontrollen nach 2,4-6,12 Wochen (Langzeitbehandlung) und nach Dosisänderung
3. Wahl:	Bezafibrat* 400 mg/Tag	Hepatotoxizität, Rhabdomyolyse, Osteoporose, Nephrotoxizität (Kontraindikation: GFR <60 ml/min), NICHT bei Leberzirrhose (keine ausreichende Datenlage)
4. Wahl:	Gabapentin* 300–3600 mg/d, Pregabalin* 75–600 mg/d	Dosisanpassung bei älteren Patienten und Niereninsuffizienz erforderlich, Beachtung des Nebenwirkungsprofils
	Opioidantagonisten: • Naltrexon* 25–50 mg/d (p.o.) • Naloxon* 0,002-0,2 µg/kg KG/min (i.v.), (ggf. 0,4 mg Bolus)	Übelkeit, Erbrechen, Schwindel, Müdigkeit, Schlafstörungen, Schläfrigkeit bei Therapiebeginn Cave: Opioid-Entzugssyndrom bei analgetischer Therapie mit Opioiden
5. Wahl:	Sertralin* (75–100 mg/d)	
	* *off label use*	

6.7 Fatigue

Fatigue ist eine anhaltende und belastende Müdigkeit und/oder Erschöpfung, die nicht verhältnismäßig zur kürzlichen Aktivität ist und im Zusammenhang mit einer schweren Erkrankung und/oder Therapie steht. Die Prävalenz der Fatigue ist sowohl bei Tumorpatient:innen mit 70–90 % (Leitlinienprogramm Onkologie; Deutsche Krebsgesellschaft, Deutsche Krebshilfe) als auch bei Menschen mit Leberzirrhose mit 50–86 % (Rogal et al. 2022) hoch. Fatigue wird als subjektives Gefühl von Müdigkeit, Schwäche oder Energiemangel beschrieben und betrifft sowohl die körperliche, emotionale als auch kognitive Ebene. Vermehrte Ruhephasen führen jedoch nicht zu einer Besserung oder Erholung. Fatigue hat damit einen hohen Einfluss auf die Lebenssituation der Patienten und ihr Umfeld, da gewohnte Abläufe und Tätigkeiten nicht mehr umsetzbar sind. Das primäre Fatiguesyndrom wird als Teil des inflammatorischen Tumorsyndroms interpretiert und zeigt eine häufige Koinzidenz mit dem Anorexie-Kachexie-Syndrom, die sekundäre Form wird als durch tumor- oder therapiebedingte Symptome oder Komorbiditäten ausgelöst angesehen. Sicherlich sollten differenzialdiagnostisch potenziell behandelbare Ursachen wie Anämie, Infektionen, Hypothyreose, Elektrolytstörungen beachtet und wenn möglich behandelt werden. Eine Überprüfung der bestehenden Medikation auf mögliche Nebenwirkungen oder Überdosierungen ist unerlässlich, gerade wenn beispielsweise sedierende Substanzen z. B. bei Schlafstörungen eingesetzt werden. Die Abgrenzung zu Depressionen bleibt aufgrund der sich überschneidenden Symptome wie Schwäche und Antriebslosigkeit schwierig, hier bedarf es einer gründlichen Anamnese.

Die therapeutischen Empfehlungen für Tumorpatienten sind in der Palliativsituation nochmals verstärkt abzuwägen im Hinblick auf Nutzen und Belastung und voraussichtlich verbleibender Lebenszeit. Therapeutisch wird die regelmäßige körperliche Bewegung im Sinne eines aeroben Kraft- und Ausdauertrainings empfohlen, muss jedoch an die individuellen Grenzen und den Allgemeinzustand angepasst werden. Physiotherapeutische Angebote und aktivierende Pflege können auch bei stärker eingeschränkten Patienten involviert werden. Psychoedukative Maßnahmen aus der Verhaltenstherapie wie das Führen eines Tagebuchs oder einer App (mehrere Anbieter, über Krankenkassen erhältlich) können helfen, sich individuelle Veränderungen der Belastbarkeit im Tagesverlauf bewusst zu machen und Aktivitäten energiesparend und bewusst zu planen, um Überlastung zu vermeiden (Energieerhaltung und -management). Hierdurch kann Stress reduziert, Tätigkeiten können persönlich priorisiert werden und die Patienten können lernen, ihre individuellen Grenzen zu beachten. Die Akzeptanz für die Veränderungen und bspw. nicht erholsame Ruhephasen zu verbessern und das Selbstwertgefühl durch positives Feedback zu erhöhen, kann psychische Entlastung bringen. Das familiäre Umfeld sollte eingebunden werden, um ebenfalls unterstützend und entlastend mitzuwirken. Psychologische und spirituelle Unterstützung sollte bedarfsgerecht eingebunden werden, da nicht nur der körperliche Funktionsverlust, sondern auch kognitive Einschränkungen mit Konzentrations- und Gedächtnisstörungen für manche schwer erträglich sind und zu einem Konflikt mit dem Selbstbild führen können.

Kortikosteroide können kurzfristig hilfreich sein (z. B. für ein Familienfest o.ä. Ereignisse), längerfristig überwiegen die unerwünschten Nebenwirkungen mit Insulinresistenz, proximaler Myopathie und Infektanfälligkeit, die die Fatigue eher verschlechtern können. Zwar gibt es weitere medikamentöse Ansätze mit dem *Off-label*-Einsatz von Methylphenidat und Modafinil, die in der S3-Leitlinie Palliativmedizin (Leitlinienprogramm Onkologie; Deutsche Krebsgesellschaft, Deutsche Krebshilfe) für Patienten mit nicht heilbaren Krebserkrankungen eine „Kann-Empfehlung" erhalten. Das Nebenwirkungsprofil ist nicht unerheblich und beide Medikamente werden hepatisch metabolisiert, sodass die Dosierung bei Leberinsuffizienz reduziert werden muss. Aufgrund der zu geringen Datenlage empfiehlt die AASLD practice guidance nicht den Einsatz bei dekompensierter Leberzirrhose (Rogal et al. 2022).

6.8 Muskelkrämpfe

Muskelkrämpfe treten häufig bei Patienten mit fortgeschrittener Lebererkrankung auf und können die Lebensqualität und Schlafqualität deutlich beeinträchtigen. Sie treten insbesondere unter diuretischer Therapie auf. Laborchemisch sollte auf einen Ausgleich der Serumelektrolyte geachtet werden (v.a. Magnesium, Calcium). Bei Nachweis einer Hypomagnesiämie, sollte bei zeitgleicher Hypoproteinämie bzw. Hypalbuminämie der korrigierte Serummagnesiumspiegel ermittelt werden, da ca. 30 % des Magnesiums proteingebunden vorliegen. Verursachende Faktoren wie Alkoholkonsum und Nebenwirkungen der medikamentösen Therapie (Carbimazol, Betasympathomimetika, Statine, Cisplatin, Amphotericin B u. a.) sollten ausgeschlossen werden. Weitere internistische Ursachen sind bspw. Dehydrierung, Urämie und Hyperparathyreoidismus.

Nichtmedikamentös können die passive Dehnung der betroffenen Muskelpartien, Hochlagern, Physiotherapie, physikalische Maßnahmen wie Wärme und Wechselbäder eingesetzt werden. Medikamentös gibt es zwar Empfehlungen, jedoch mit nur begrenzter Wirksamkeit bei teils erheblichem Nebenwirkungsprofil, sodass eine strenge Nutzen-Risiko-Abwägung erfolgen sollte. Ein Behandlungsversuch mit Magnesium (1–3 × 5 mmol/Tag) kann unter Beachtung des Risikos für Herzrhythmusstörungen und Aufklärung über mögliche gastrointestinale Nebenwirkungen erfolgen. Für Chininsulfat (z. B. Limptar®), Baclofen und Muskelrelaxanzien wie Methocarbamol gibt es eingeschränkte Empfehlungen bei begrenzter Studienlage und deutlichem Risiko für Nebenwirkungen (Bausewein et al. 2021; Kalia et al. 2022; Biggins et al. 2021; Rogal et al. 2022).

6.9 Sexuelle Dysfunktion

Ungefähr zwei Drittel der Männer und 80 % der Frauen mit Zirrhose leiden unter sexueller Dysfunktion, was zu reduzierter Lebensqualität führen kann. Daten gibt es hierzu jedoch nur wenig und in der Anamnese wird erfahrungsgemäß nur selten darüber gesprochen, sowohl in der Hepatologie als auch in der Palliativmedizin. Auch wenn Behandlungsmethoden begrenzt sind, empfiehlt sich die offene Frage im Patientengespräch. Nicht nur können auslösende oder verstärkende Substanzen (z. B. Betablocker, Alkohol) angepasst oder vermieden werden, die Betroffenen können auch zu nichtpharmakologischen Therapien (z. B. Psychotherapie, Sexualtherapie) ermutigt und das Arzt-Patient-Verhältnis gestärkt werden. Tadanafil scheint nach einer kleinen Studie für männliche Patienten mit dekompensierter Leberzirrhose sicher zu sein, allerdings wurden Patienten mit HE ausgeschlossen. Insgesamt bedarf es zu diesem Thema weiterer Studien, insbesondere die Patientinnen betreffend (Rogal et al. 2022).

Literatur

Afshar K, Feichtner A, Boyd K, Murray S, Jünger S, Wiese B et al (2018) Systematic development and adjustment of the German version of the Supportive and Palliative Care Indicators Tool (SPICT-DE). BMC Palliat Care 17(1):27. https://doi.org/10.1186/s12904-018-0283-7

Bausewein C, Roller S, Voltz R, Augustyn B, Schulte O (Hrsg) (2021) Leitfaden Palliative Care. Palliativmedizin und Hospizbegleitung. Elsevier Urban & Fischer. 7. Aufl. Elsevier (Leitfaden), München

Berger JM, Preusser M, Berghoff AS, Bergen ES (2023) Malignant ascites: Current therapy options and treatment prospects. Cancer Treat Rev 121:102646. https://doi.org/10.1016/j.ctrv.2023.102646

Biggins, SW, Angeli P, Garcia-Tsao G, Ginès P, Ling SC, Nadim MK et al (2021) Diagnosis, Evaluation, and Management of Ascites, Spontaneous Bacterial Peritonitis and Hepatorenal Syndrome: 2021 Practice Guidance by the American Association for the Study of Liver Diseases. Hepatol 74(2):1014–1048. https://doi.org/10.1002/hep.31884

Brand M, Kremer AE (2022) Systemischer Pruritus: Was gibt es Neues in Diagnostik und Therapie? Dermatol 73(8):600–608. https://doi.org/10.1007/s00105-022-05027-z

Canbay AE, Gerken G (Hrsg) (2017) Gastroenterologie für Intensivmediziner. 1. Aufl. Stuttgart: Thieme. http://nbn-resolving.org/urn:nbn:de:bsz:24-epflicht-1926517

Chandok N, Watt KDS (2010) Pain management in the cirrhotic patient: the clinical challenge. Mayo Clin Proc 85(5):451–458. https://doi.org/10.4065/mcp.2009.0534

Dasch B, Wedding U, Villalobos M, Gärtner J, Schlisio B, Schuler U et al (2023) SOP – Schmerztherapie bei Patienten mit einer Tumorerkrankung in Palliativsituation. Onkol 29(11):991–1003. https://doi.org/10.1007/s00761-023-01410-0

Dumonceau JM, Tringali A, Papanikolaou IS, Blero D, Mangiavillano B, Schmidt A et al (2018) Endoscopic biliary stenting: indications, choice of stents, and results: European Society of Gastrointestinal Endoscopy (ESGE) Clinical Guideline – Updated October 2017. Endosc 50(9):910–930. https://doi.org/10.1055/a-0659-9864

EASL Clinical Practice Guidelines: Management of hepatocellular carcinoma (2018). J Hepatol 69(1):182–236

Hudson BE, Ameneshoa K, Gopfert A, Goddard R, Forbes K, Verne J et al (2017) Integration of palliative and supportive care in the management of advanced liver disease: development and evaluation of a prognostic screening tool and supportive care intervention. Frontline Gastroenterol 8(1):45–52. https://doi.org/10.1136/flgastro-2016-100734

Infante-Rivard C, Esnaola S, Villeneuve JP (1987) Clinical and statistical validity of conventional prognostic factors in predicting short-term survival among cirrhotics. Hepatol (Baltimore, Md.) 7(4):660–664. https://doi.org/10.1002/hep.1840070408

Jahn M, Raschidi L, Özçürümez MK, Arzideh F, Korth J, Kribben A et al (2023) Comparison of Mortality Prediction Scores in Intermediate-Care Patients with Liver Cirrhosis at a German University Transplant Centre: A Prospective Study. Dig Dis 41(1):96–106. https://doi.org/10.1159/000522595

Kalia S, Nath P, Pathak M, Anand AC (2022) Treatment of Muscle Cramps in Patients With Cirrhosis of Liver: A Systematic Review. J Clin Exp Hepatol 12(3):980–992. https://doi.org/10.1016/j.jceh.2021.10.147

Kamath PS, Wiesner RH, Malinchoc M, Kremers W, Therneau TM, Kosberg CL et al (2001) A model to predict survival in patients with end-stage liver disease. Hepato (Baltimore, Md.) 33(2):464–470. https://doi.org/10.1053/jhep.2001.22172

Kamath PS, Kim WR (2007) The model for end-stage liver disease (MELD). Hepatol (Baltimore, Md.) 45(3):797–805. https://doi.org/10.1002/hep.21563

Klinge M, Coppler T, Liebschutz JM, Dugum M, Wassan A, DiMartini A, Rogal S (2018) The assessment and management of pain in cirrhosis. Curr Hepatol Rep 17(1):42–51. https://doi.org/10.1007/s11901-018-0389-7

KLUG ENTSCHEIDEN:... in der Palliativmedizin (2016)

Leitlinienprogramm Onkologie (Deutsche Krebsgesellschaft, Deutsche Krebshilfe) (2025) Palliativmedizin für Patienten mit einer nicht-heilbaren Krebserkrankung, Langversion 2.2, AWMF-Registernummer: 128/001OL,. Online verfügbar unter https://www.leitlinienprogramm-onkologie.de/leitlinien/palliativmedizin/. Zugegriffen: 4. Apr 2025

Leitlinienprogramm Onkologie (Deutsche Krebsgesellschaft, Deutsche Krebshilfe, AWMF) (2021) Diagnostik und Therapie des Hepatozellulären Karzinoms und biliärer Karzinome, Langversion 2.0, AWMF Registernummer 032/053OL (2021). Online verfügbar unter https://www.leitlinienprogramm-onkologie.de/hcc-und-biliäre-karzinome. Zugegriffen: 8. Apr 2025

Low J, Carroll C, Wilson J, Craig R, Vadera S, Cococcia S et al (2022) Do screening tools assess palliative care needs and 12-month mortality in patients admitted to hepatology in-patient wards? Frontline Gastroenterol 13(3):211–217. https://doi.org/10.1136/flgastro-2020-101709

Macken L, Corrigan M, Prentice W, Finlay F, McDonagh J, Rajoriya N et al (2022) Palliative long-term abdominal drains for the management of refractory ascites due to cirrhosis: a consensus document. Frontline Gastroenterol 13(e1), e116–e125. https://doi.org/10.1136/flgastro-2022-102128

Moss AH, Lunney JR, Culp S, Auber M, Kurian S, Rogers J et al (2010) Prognostic significance of the „surprise" question in cancer patients. J Palliat Med 13(7):837–840. https://doi.org/10.1089/jpm.2010.0018

Peng JK, Hepgul N, Higginson IJ, Gao W (2019) Symptom prevalence and quality of life of patients with end-stage liver disease: A systematic review and meta-analysis. Palliat Med 33(1):24–36. https://doi.org/10.1177/0269216318807051

Philips CA, Kedarisetty CK (2023) Palliative Care for Patients with End-Stage Liver Disease. J Clin Exp Hepatol 13(2):319–328. https://doi.org/10.1016/j.jceh.2022.08.003

Rakoski M, Goyal P, Spencer-Safier M, Weissman J, Mohr G, Volk M (2018) Pain management in patients with cirrhosis. Clin Liver Dis 11(6):135–140. https://doi.org/10.1002/cld.711

Rogal SS, Hansen L, Patel A, Ufere NN, Verma M, Woodrell CD, Kanwal F (2022) AASLD Practice Guidance: Palliative care and symptom-based management in decompensated cirrhosis. Hepatol 76(3):819–853. https://doi.org/10.1002/hep.32378

Rudler M, Weiss N, Bouzbib C, Thabut D (2021) Diagnosis and Management of Hepatic Encephalopathy. Clin Liver Dis 25(2):393–417. https://doi.org/10.1016/j.cld.2021.01.008

Murray SA, Boyd A, Sheikh A (2005) Palliative care in chronic illness. BMJ 330(7492):611–612. https://doi.org/10.1136/bmj.330.7492.611

Ständer S, Zeidler C, Augustin M, Darsow U, Kremer AE, Legat FJ et al (2022) S2k Leitlinie: Diagnostik und Therapie des chronischen Pruritus. J Dtsch Dermatologischen Ges 20(10):1386–1402. https://doi.org/10.1111/ddg.14830_g

Sutaria N, Adawi W, Goldberg R, Roh YS, Choi J, Kwatra SG (2022) Itch: Pathogenesis and treatment. J Am Aca Dermatol 86(1):17–34. https://doi.org/10.1016/j.jaad.2021.07.078

Verma M, Bakitas MA (2021) Creating Effective Models for Delivering Palliative Care in Advanced Liver Disease. Curr Hepatol Rep 20(2):43–52. https://doi.org/10.1007/s11901-021-00562-0

Wiesner RH, McDiarmid SV, Kamath PS, Edwards EB, Malinchoc M, Kremers WK et al (2001) MELD and PELD: application of survival models to liver allocation. Liver Transplant 7(7):567–580. https://doi.org/10.1053/jlts.2001.25879

Wiesner R, Edwards E, Freeman R, Harper A, Kim R, Kamath P et al (2003) Model for end-stage liver disease (MELD) and allocation of donor livers. Gastroenterol. 124(1):91–96. https://doi.org/10.1053/gast.2003.50016

7 Verzicht auf Nahrung und Flüssigkeit

Bernd Alt-Epping

7.1 Einleitung

Wenn Erkrankungssituationen weit fortgeschritten und inkurabel sind, und schwere physische Symptome und psychosoziale Belastungen in komplexer Weise auftreten, stellen sich eine Vielzahl therapeutisch relevanter Fragen, z. B. zur Fortsetzung der weiteren kausalen Therapie, zur Notfall- und Krisenplanung, zur Pflege und dem Ort der weiteren Versorgung, zum Wohlergehen der Angehörigen, zu ethischen oder sozialrechtlichen Unklarheiten – und regelhaft auch zur Gabe von Nahrung und Flüssigkeit.

Patient*innen in solchen palliativen Erkrankungssituationen …

1. … könnten Schwierigkeiten entwickeln, Nahrung, Flüssigkeit oder Medikamente zu schlucken (durch enorale, pharyngeale, ösophageale oder gastrointestinale Prozesse, durch eine zentralneurologische oder hirnnervenbedingte Dysphagie, durch Xerostomie oder Soor, durch Schwäche oder Bewusstseinsstörungen u. v. m.).
2. ... könnten aus freier Entscheidung heraus die weitere Aufnahme oder Zufuhr von Nahrung und Flüssigkeit ablehnen, oder
3. ... könnten in eine so schwere, z. B. sterbenahe Erkrankungssituation geraten, in der die fortgesetzte Gabe von Nahrung und Flüssigkeit nicht mehr zielführend oder sogar kontraproduktiv wäre.

B. Alt-Epping (✉)
Klinik für Palliativmedizin, Universitätsklinikum Heidelberg, Heidelberg, Deutschland
E-Mail: bernd.alt-epping@med.uni-heidelberg.de

© Der/die Autor(en), exklusiv lizenziert an Springer-Verlag GmbH, DE, ein Teil von Springer Nature 2026

C. G. Dietrich et al. (Hrsg.), *Gastroenterologische Palliativmedizin*,
https://doi.org/10.1007/978-3-662-70326-7_7

Zumeist lassen sich diese Dimensionen des „Nicht-mehr-essen-Könnens", des „Nicht-mehr-essen-Wollens" und des „Nicht-mehr-essen-Müssens" in der Komplexität einer palliativen Erkrankungssituation kaum voneinander trennen. Da diesen drei Szenarien jedoch unterschiedliche Ursachenkonstellationen zu Grunde liegen, und aus ihnen unterschiedliche Handlungskonsequenzen resultieren mit unterschiedlichen ethisch-normativen Rahmenbedingungen, sollen im Folgenden diese drei Szenarien des Verzichts auf Nahrung und Flüssigkeit separat beschrieben werden.

7.2 Nicht-mehr-essen-Können

„Essen" wird pars pro toto verstanden als eigenständige (orale) Aufnahme von Nahrung und Flüssigkeit. Bei schweren, fortgeschrittenen Erkrankungen und unter entsprechend umfassenden Therapien sind eine Vielzahl von Mechanismen vorstellbar, durch die das Essenkönnen erschwert oder verunmöglicht wird – verursacht durch Tumorkompression/-infiltration, durch Infektionen, Entzündungen, neurologische, vaskuläre, toxische und viel weitere Ursachen (Kap. 2 und 3).

Insbesondere im zeitlichen Kontext zur kausalen Therapie, z. B. einer onkologischen Systemtherapie oder Bestrahlung bei maligner Grunderkrankung, sind die positiven Auswirkungen eines Ernährungsscreenings und einer frühzeitigen oralen/enteralen Substitution mit hochkalorischer Trinknahrung oder – bei entsprechender Indikation – einer substituierenden oder totalen parenteralen Ernährung auf die Lebensqualität und Lebenszeit von (Krebs-)Patient*innen sehr gut beleumundet. Die Evidenz als auch entsprechende Substitutionskonzepte sind in diesem Buch (Kap. 3) als auch in der S3-Leitlinie „Ernährung in der Onkologie" ausführlich dargestellt.

Wenngleich dem häufigen Phänomen der Unter- und Mangelernährung gerade in der Onkologie durch strukturiertes Screening, durch beherzte ernährungsmedizinische Interventionen und durch entsprechende ernährungsmedizinische Strukturen und Expertise vor Ort suffizient begegnet werden kann, verbleibt dennoch durch das Nicht-mehr-essen-Können ein nicht zu unterschätzender Verlust an sozialem Erleben (durch die nunmehr fehlende Teilhabe an gemeinsamem Essen) und ein Verlust an erlebtem Genuss und Schmecken (als eine nicht unerhebliche Dimension von Lebensqualität) in solchen Erkrankungssituationen, in denen Essen und Trinken nicht mehr möglich ist.

Palliativmedizinische Handlungskonzepte greifen diese mit dem Verlust der mit Essen und Trinken verbundenen sozialen und gesellschaftlichen Dimension auf und versuchen, dem Verlust an Lebensqualität entgegenzuwirken durch intensivierte Mundpflege, durch gefrorene, pürierte oder aufgeschäumte Lebensmittel, mit denen die Mundschleimhaut benetzt wird, um ein entsprechendes Geschmackserleben zu erzeugen, auch ohne dass die Getränke/Speisen geschluckt werden müssen, und durch eine gezielte soziale Ausgestaltung dieser Form von Zuwendung, z. B. in der häuslichen Versorgung.

7.3 Nicht-mehr-essen-Wollen

Gerade vor dem Hintergrund der „Sterbehilfe"-Diskussion in Deutschland, bei der es insbesondere um den Stellenwert und die normative Einordnung suizidaler Handlungen ging und geht, wurde in den vergangenen Jahren das Konzept des Nicht-mehr-essen-Wollens mit dem expliziten oder impliziten Ziel, durch diesen Verzicht das Leben selbstbestimmt beenden zu wollen, breit diskutiert. Durch den Verzicht auf Nahrung und vor allem durch den Verzicht auf Flüssigkeit sollte die Körperphysiologie zum Erliegen und der Tod herbei geführt werden („Freiwilliger Verzicht auf Nahrung und Flüssigkeit, FVNF" Alt-Epping 2018). Der damit verbundene gleichzeitige Verzicht auf den Genuss des Essens und Trinkens stellte hierbei eher eine belastende, unbeabsichtigte Begleiterscheinung dar, weswegen der von medizinethischer, aber auch von palliativmedizinischer Seite bevorzugte Begriff des „Freiwilligen Verzichts auf Essen und Trinken, FVET" möglicherweise nicht die dahinter stehende Intention widerspiegelte.

Die ethische Diskussion um den FVNF drehte sich vor allem um die Frage, ob der Verzicht auf orale Einnahme von Flüssigkeit und Nahrung eine *suizidale Handlung* darstellt, gerade mit Blick auf den dahinterstehenden Todeswunsch (wenngleich formal kein konkreter suizidaler Akt des sich Tötens vorliegt), oder nicht doch eher eine besondere Form der „Therapie-*Begrenzung*" (wenngleich die orale Zufuhr von Flüssigkeit und Nahrung formal keine Form von medizinischer Behandlung darstellt). In Analogien mit vergleichbar schweren Erkrankungssituationen wurde *gegen* die Einordnung als suizidale Handlung argumentiert, dass ein Patient mit einer tumorbedingten Schluckstörung (z. B. mit einem oropharyngealen Tumorprozess) mit liegender PEG-Sonde, der sich zu einer Beendigung der PEG-Sondenkost (eine eindeutig medizinische Therapiemaßnahme) entscheidet, eine Form der Therapiebegrenzung („passive Sterbehilfe") betreibt, - während der Verzicht auf orale Nahrungszufuhr bei demselben Patienten ohne PEG-Sonde, der dies aus exakt denselben Beweggründen heraus tut, als *suizidale Handlung* bewertet werden würde – was trotz der unterschiedlichen Qualität von Sondenkost einerseits (als medizinische Therapiemaßnahme) und oraler Kost andererseits (als Maßnahme der Basisversorgung) nicht nachvollziehbar wäre.

Zu der Diskussion um die moralische und juristische Rechtfertigbarkeit des FVNF kam gerade in der Palliativmedizin die Frage hinzu, ob die *Begleitung* bei einem solchen Verzicht auf Nahrung und Flüssigkeit folgerichtig nur als Beihilfe zu einer (Therapie-)Begrenzung oder gar als Beihilfe zum Suizid zu bewerten sei. Diese Fragestellung war in der Zeit zwischen 2015 und 2020 unter dem Strafrechtsparagraphen § 217 StGB (Strafbarkeit der geschäftsmäßigen Beihilfe zum Suizid) von Relevanz, wenn man davon ausging, dass es Personen, z. B. Ärztinnen und Ärzte, geben könnte, die regelhaft und damit ggfs. „geschäftsmäßig" Personen begleiten könnten, die freiwillig auf Nahrung und Flüssigkeit aus einem Todeswunsch heraus verzichten. Fachgesellschaften (auch die Deutsche Gesellschaft für Palliativmedizin, DGP) bewerteten den FVNF weder als Suizid noch als Therapiebegrenzung, sondern als eine *Handlung sui generis* (Radbruch 2019), was die

Diskussion um die normative (und damals auch strafrechtliche) Einordnung jedoch nicht beenden konnte, und möglicherweise mehr Fragen als Antworten hervorrief.

Aus zweierlei Gründen darf diese Problematik der normativen Einordnung des FVNF heute jedoch relativiert werden:

1. In der klinischen Praxis zeigt sich, dass die allermeisten Situationen, in denen „freiwillig" auf Nahrung und Flüssigkeit verzichtet wird, nicht freistehend bei relativer Gesundheit stattfinden, sondern im Kontext einer bereits weit fortgeschrittenen, teils sterbenahen Erkrankungssituation (vergl. Fallbeispiele bei www.sterbefasten.com). Daher muss davon ausgegangen werden, dass es ein hohes Maß an Überlappung gibt zwischen dem „Nicht-mehr-essen-Wollen" und dem „Nicht-mehr-essen-Können" – während die Komponente des krankheitsbedingten „Nicht-mehr-essen-Könnens" bzw. das Versterben daran sicher nicht als suizidale Handlung gewertet werden kann.
2. Durch das Bundesverfassungsgerichtsurteil vom 26.02.2020 wurde der § 217 StGB ersatzlos gestrichen, und darüber hinaus das Recht auf selbstbestimmtes Sterben hervorgehoben, einschließlich dem Recht, dafür die Hilfe anderer in Anspruch zu nehmen (BVerfG 2020, 153, 182–310). Daher hat die Frage sehr stark an Bedeutung verloren, ob der FVNF in der normativen Bewertung als Suizid oder als Begrenzungsmaßnahme zu gelten hat, als auch die Frage, ob es sich bei einer regelhaften Begleitung von Personen, die freiwillig auf Nahrung und Flüssigkeit verzichten, um eine Art „geschäftsmäßige Beihilfe zum Suizid" handelt: selbst wenn eine Einordnung der Handlung als suizidale Handlung oder der Beihilfe als Beihilfe zum Suizid gewertet würde, hat dies keinerlei strafrechtliche Relevanz mehr, sofern eine Freiverantwortlichkeit vorliegt (anders als im psychiatrischen Kontext, wo z. B. bei einer durch Anorexie oder Psychose ausgelösten und lebensbedrohenden Ablehnung von Nahrung und Flüssigkeit nicht von einer Freiverantwortlichkeit ausgegangen wird, sodass ggf. Zwangsmaßnahmen indiziert und rechtlich vertretbar sind).

Unsicherheit und Diskussion über die medizinische und normative Einordnung verbleibt jedoch, wenn Patient*innen mit einer schweren Demenz (orale) Flüssigkeit und Nahrung ablehnen:

- Ein durch verbale oder nonverbale Abwehr zum Ausdruck gebrachter „natürlicher" Wille bei nicht vorhandener Einwilligungsfähigkeit wird in der rechtlichen Bewertung tendenziell eine geringere und anders begründete Bindungskraft einberaumt als ein verbal geäußerter Wille bei Einwilligungsfähigkeit (Coeppicus 2011).
- Aus grundsätzlichen Überlegungen heraus wird man verbale oder nonverbale Signale der Zustimmung oder Ablehnung bei fehlender Einwilligungsfähigkeit (z. B. bei fortgeschrittener Demenz) eher als Ausdruck des momentanen Befindens und weniger als Ausdruck einer (vorausverfügender) Autonomie bewerten können (Jox und Schöne-Seifert 2014).

- Unklar ist jedoch, was aus diesen normativen Überlegungen zum „Natürlichen Willen“ an Handlungskonsequenzen resultiert: Bereits aus pragmatischen Gründen wird man sich therapeutischerseits schwer tun, eine Zwangsernährung bei einem schwer dementen Patienten zu initiieren, wenn dieser sich dagegen wehrt, selbst wenn man die Abwehr nicht als Ausdruck eine frei verantworteten Entscheidung werten kann: Letztlich muss eine schwere Demenz als eine palliativmedizinisch relevante, lebenszeitbegrenzte Erkrankung verstanden werden, bei der symptom- und begleitungsorientierte Therapieziele in den Vordergrund rücken.

Für den extrem seltenen Fall, dass ein Mensch aus freiem Willen heraus (d. h. nicht krankheitsbedingt) auf Nahrung und Flüssigkeit verzichten möchte, um sein Leben selbstbestimmt enden lassen zu wollen, und für diesen Prozess Unterstützung sucht, sollte in einer umfassenden Beratung ein Schwerpunkt auch auf die möglichen Belastungen dieses Vorgehens gelegt werden, da der in der Öffentlichkeit genutzte Begriff des „Sterbefastens“ eher ein beschwerdefreies, zeitnahes, sanftes Versterbenkönnen suggeriert. Je nach Konsequenz der Flüssigkeitsabstinenz kann dieser Prozess auch viele Tage/einige Wochen bis zum Versterben andauern; Hunger- und Durstempfinden nimmt vor allem bei jüngeren Patient*innen eine relevante Rolle ein. Durch Exsikkose können z. B. zirkulatorische Symptome (Schwäche, Kollapsneigung), urämische Symptome (Schmerzen, Übelkeit, Delir), enorale Symptome (Soor, Xerostomie) und Elektrolytentgleisungen (muskuläre Crampi und Schmerzen, Palpitationen) ausgelöst werden, die palliativärztlicherseits und -pflegerischerseits im Blick behalten werden müssen. In der palliativmedizinischen und ethischen Diskussion wird nicht selten bei solch belasteten Begleitungen die Palliative Sedierung als ultimative Methode der Symptomlinderung und als Lösung dieses Problems angeführt. Von diesem Vorgehen liegt es jedoch nahe, die Sedierung bereits präemptiv, d. h. vor Einsetzen von Symptomen, zu fordern. Dann wäre jedoch ein Zustand gegeben, in dem eine „Palliative Sedierung“ entgegen der ursprünglichen Indikation (Linderung refraktärer Symptome bei fortgeschrittener Erkrankung) einer beschwerdefreien, sterbewilligen Person angeboten würde. Auch in Abhängigkeit von der Ausgestaltung der Sedierungsmaßnahme (mit oder ohne Vorkehrungen, die ein Versterben an der Sedierung verhindern sollen, wie z. B. defensive Dosierung, Monitoring, Lagerung, Substitution von Flüssigkeit und Nahrung) muss diskutiert werden, ob der Sedierungsprozess als suizidale Handlung (Verzicht auf Essen und Trinken), als passive Begrenzungsmaßnahme (Verzicht auf Flüssigkeitssubstitution) oder gar als Tötungshandlung (Gabe eines kausal zum Tode führenden Medikamentes) verstanden werden müsste, analog der Diskussion um die „slow euthanasia“ in Belgien (Claessens 2011).

7.4 Nicht-mehr-essen-Müssen

Auf der einen Seite ist klar und gut beleumundet, wie beschrieben, dass sich im supportivmedizinischen Kontext eine entsprechende enterale oder auch parenterale Supplementierung verbessernd auf diverse lebensqualitäts- oder zeitbezogene Outcome-Parameter auswirkt, z. B. unter Tumortherapiebedingungen, wo die Erkrankung oder die Therapie eine suffiziente Nahrungs- und Flüssigkeitsaufnahme verhindert. Auf der anderen Seite ist klar, dass in einer sterbenahen Erkrankungssituation oder gar im Sterbeprozess selbst keine enterale oder gar parenterale supplementierende therapeutische Zufuhr von Nahrung und Flüssigkeit mehr erfolgen sollte. Der fehlende Nutzen bzw. der potenzielle medizinische Schaden, der bereits durch ein Zuviel an Flüssigkeitszufuhr in der Sterbehase resultiert, ist durch Studien und in der klinischen Praxis gut beleumundet und hat Niederschlag gefunden z. B. in der S3-Leitlinie „Palliativmedizin für Patienten mit einer nicht heilbaren Krebserkrankung“ oder in den „Klug Entscheiden Empfehlungen“ der DGIM (Leitlinienprogramm Onkologie 2019; Alt-Epping 2017). So kann in der Sterbephase Flüssigkeit in der Regel nicht mehr im Intravasalraum gehalten werden, zu ödematösen Einlagerungen (Beine, Anasarka, Lunge, Gehirn, …) und Verlagerungen in den Dritten Raum (Pleura, Peritoneum, …) führen. In Studien zeigte eine i.v. Flüssigkeitssubstitution in der letzten Lebenswoche keinen Nutzen (Bruera 2012). Wenn bei unheilbarer, fortgeschrittener und fortschreitender Tumorerkrankung als Therapieziel bestmögliche Lebensqualität und Begleitung formuliert wird, soll eine bis dahin bestehende Indikation zur enteralen oder parenteralen Ernährungstherapie daraufhin geprüft werden, ob sie mit diesem Therapieziel in Einklang zu bringen ist (Empfehlung 8.4). Der Therapiezielaspekt wird auch in einer Empfehlung der neuen Ernährungsleitlinie hervorgehoben: „Wenn bei unheilbarer, fortgeschrittener und fortschreitender Tumorerkrankung die Therapieziele auf bestmögliche Lebensqualität und Begleitung geändert wurden, soll die Indikation zur Fortsetzung einer enteralen oder parenteralen Ernährungstherapie geprüft werden und ob diese mit dem Therapieziel bestmöglicher Lebensqualität und Begleitung in Einklang zu bringen ist.“ .

Gegenstand fortwährender Diskussion hingegen ist die Frage, wann der Zeitpunkt gekommen ist, eine laufende (z. B. parenterale) Ernährungstherapie zu begrenzen. Eine additive parenterale Ernährung führte z. B. zu konkreten negative Auswirkungen auf Lebensqualität und Überlebenszeit bei mangelernährten Patienten im letzten Lebensjahr (Bouleuc 2020). Die Klug Entscheiden Empfehlung der DGHO zum Thema Ernährung formuliert: „Eine parenterale Ernährung ist bei fortgeschrittener inkurabler Tumorerkrankung mit Appetitverlust und eingeschränkter Lebenserwartung (<3 Monate) in der Regel nicht indiziert.“. Die ASCO formuliert: „As a general rule, the risks of PN outweigh its benefits for patients with a prognosis of less than 2 months.“ (Roeland 2023), während die ESMO ein abgestufteres, differenziertes Vorgehen vorschlägt, mit regulärem Screening und voller Nahrungssubstitution bei einer Lebenserwartung von mehr als 3–6 Monaten, ein weniger invasives Konzept mit Beratung, oraler Substitution bei einer Lebenserwartung von 3–6 Monaten, und symptomgerichtetem Vorgehen (Durst, Wohlbefinden) bei einer Lebenserwartung unter 3–6 Wochen (Arends 2021). Dementsprechend formuliert die neue S3-Leitlinie „Ernährung in der Onkologie“: „Eine supplementierende enterale oder parenterale Ernährung bei unter- und mangelernährten Patienten mit fortgeschrittenen Krebserkrankungen soll wiederholt und kritisch reevaluiert werden, wenn die geschätzte Lebenszeit <1 Jahr beträgt.“

Hilfreicher als die Nennung von Zeiträumen (auch eingedenk der prognostischen Schwierigkeiten) dürften die Formulierung von Abwägungskriterien sein, wie von der ESMO vorgeschlagen (übersetzt und modifiziert nach Arends 2021; Tab. 7.1).

Tab. 7.1 Kriterien bei der Entscheidung über ernährungsmedizinische oder metabolische Interventionen

Nutzen wahrscheinlich	Nutzen unwahrscheinlich
Aktive Tumortherapie	Sterbenahe Situation
Keine oder geringe oder auf therapeutische Maßnahmen ansprechende Inflammation	Persistierende schwere refraktäre Inflammation
Kein oder langsamer, geringer Gewichtsverlust	Rascher und schwerer Gewichtsverlust, refraktär auf Tumortherapie
Stabile oder nur langsam progrediente onkologische Situation	Rascher Tumorprogress ohne sinnvolle onkologische Therapieoptionen
Hohe Wahrscheinlichkeit, dass die Intervention das Befinden verbessert	Keine realistische Wahrscheinlichkeit, dass die Intervention das Befinden bessert
Der/die Pat. ist sich der Prognose als auch der Vor- und Nachteile der Intervention bewusst	Der/die Pat. ist sich der Prognose als auch der Vor- und Nachteile der Intervention nicht bewusst
Konkretes individuelles Therapieziel	Wunsch nach Begleitung
Der/die Pat. ist motiviert und sieht einer Intervention positiv entgegen	Der/die Pat. ist wenig motiviert und sieht vor allem die Belastungen einer Intervention
Der/die Pat. ist aktiv und motiviert	Der/die Pat. ist immobil bzw. nicht motiviert, sich zu mobilisieren
Stark beeinträchtigte Nahrungsaufnahme	Gering beeinträchtigte Nahrungsaufnahme

7.5 Schlussfolgerungen

Die Aufnahme sowie die therapeutische Substitution von Nahrung und Flüssigkeit bergen paradigmatische medizinische und normative Fragestellungen in der Palliativsituation. Die Differenzierung verschiedener klinischer Szenarien und das Explizitmachen der zugrunde liegenden Therapieentscheidungssituationen in diesem Kontext kann als modellhaft gelten für andere komplexe Therapieentscheidungssituationen in der Palliativmedizin.

Literatur

Alt-Epping B (2018) Der FVNF in Abgrenzung zum Suizid – Kasuistiken und Analogien. In: Coors M, Simon A, Alt-Epping B (Hrsg) Freiwilliger Verzicht auf Nahrung und Flüssigkeit. Kohlhammer ISBN 978-3-17-034194-4

Alt-Epping B (2017) Klug entscheiden am Lebensende. Empfehlungen der Deutschen Gesellschaft für Palliativmedizin (DGP). Internist 58:575–579

Arends J (2021) Strasser F. Cancer cachexia in adult patients: ESMO Clinical Practice Guidelines. https://doi.org/10.1016/j.esmoop.2021.100092

Bouleuc C, Anota A et al (2020) Impact on health-related quality of life of parenteral nutrition for patients with advanced cancer with cachexia: results from a randomized trial. Oncologist 25:e843–e851

Bruera E, Hui D et al (2012) Parenteral Hydration in patients with advanced cancer: a randomized trial. J Clin Oncol 31:111–118

Claessens P, Menten J, Schotsmans P, Broeckaert B, Palsed Consortium (2011) Palliative sedation, not slow euthanasia: a prospective, longitudinal study of sedation in Flemish palliative care units. J Pain Symptom Manage 41(1): 14–24

Coeppicus R (2011) Offene Fragen zum „Patientenverfügungsgesetz". NJW 29:2085–2090

Jox R, Schöne-Seifert B (2014) Der „natürliche Wille" und seine ethische Einordnung. Dt Ärzteblatt 2014: 111(10)

Leitlinienprogramm Onkologie (2019) (DeutscheKrebsgesellschaft, Deutsche Krebshilfe, AWMF) Palliativmedizin für Patienten mit einer nichtheilbaren Krebserkrankung, Lang-Version 2.0, AWMF-Registernummer: 128/001OL. https://www.leitlinienprogramm-onkologie.de/leitlinien/palliativmedizin/. Bundesverfassungsgericht: https://www.bundesverfassungsgericht.de/SharedDocs/Entscheidungen/DE/2020/02/rs20200226_2bvr234715.html (zuletzt abgerufen am 6.8.2025).

Radbruch L, Münch U, Maier BO, Tolmein O, Alt-Epping B, Bausewein C, Becker G, Bullermann-Benend M, Doll A, Goudinoudis K, Grabenhorst U, Imbierowics K, Klein K, Letsch A, Mehne S, Müller A, Müller-Busch C, Nauck F, Nehls W, Neitzke G, Ostgathe C, Pfisterer M, Riedel A, Roser T, Voltz R, von Haehling S, Melching H (2019) Positionspapier der Deutschen Gesellschaft für Palliativmedizin zum freiwilligen Verzicht auf Essen und Trinken. Dt. Ärzteblatt 116(41):A1828-1832

Roeland EJ, Bohlke K (2023) Cancer Cachexia: ASCO Guideline Rapid Recommendation Update. J Clin Oncol 41:4178–4179

Teil II

Viszeralmedizinische Konzepte

Endoskopische Interventionen bei Dysphagie und Obstruktion

8

Mark Ellrichmann und Dirk Domagk

Bei der Behandlung palliativmedizinischer Patienten muss in Zeiten einer *High-end*-Medizin zwischen technischer Machbarkeit und medizinisch (medizinethisch) sinnvoller Therapie unterschieden werden. Palliativmedizinische Patienten mit eingeschränkter Lebenserwartung und Prognose müssen (z. B. hinsichtlich der Indikation oder Patientenautonomie) häufig differenziert bzw. anders bewertet werden als Patienten mit kurativer Zielsetzung. Hier gilt es, die individuell passende Entscheidung für unsere Patienten zu treffen, wobei der Übergang zwischen adäquater Therapie und Über-Therapie fließend sein kann.

Der Begriff Futility wird in der medizinischen Literatur als Synonym für eine sinnlose, ineffektive oder aussichtslose Therapie verwendet. *Futility* charakterisiert eine Behandlungsmaßnahme, bei der das angestrebte Therapieziel aller Voraussicht nach nicht erreicht werden kann (Albisser Schleger et al. 2008). Die in den letzten Jahren verstärkt geführte Diskussion über *Futility* spiegelt die ethischen Herausforderungen wider: Konflikte zwischen (dem Respekt vor der) Patientenautonomie und der Fürsorgepflicht der Behandelnden, Fragen zur Menschenwürde sowie der Balanceakt zwischen Nutzenmaximierung und Schadensvermeidung stellen

M. Ellrichmann (✉)
Universitätsklinik für Innere Medizin III, Gastroenterologie, Hepatologie, Stoffwechselmedizin, Nieren- und Hochdruckerkrankungen; Klinikum Oldenburg AöR; Universitätsmedizin Oldenburg, Oldenburg, Deutschland
E-Mail: mark.ellrichmann@uni-oldenburg.de

D. Domagk
Klinik für Gastroenterologie; Clemenshospital, Akademisches Lehrkrankenhaus der Universität Münster, Münster, Deutschland
E-Mail: domagkd@uni-muenster.de

© Der/die Autor(en), exklusiv lizenziert an Springer-Verlag GmbH, DE, ein Teil von Springer Nature 2026

C. G. Dietrich et al. (Hrsg.), *Gastroenterologische Palliativmedizin*,
https://doi.org/10.1007/978-3-662-70326-7_8

sich (Albisser Schleger et al. 2008; Beauchamp und Childress 2001). Rechtlich kommt hier dem Selbstbestimmungsrecht des Patienten, welches als Ausdruck von Würde und Freiheit verfassungsrechtlich geschützt ist, eine besondere Bedeutung zu (Albisser Schleger et al. 2008). Ärztliches Handeln ist von daher neben dem Wohl des Patienten v. a. auch dessen Willen verpflichtet. Die Ermittlung des direkten Patientenwillens kann beispielsweise durch Delir, Hirnschädigung (z. B. durch Hirnmetastasen) oder auch Demenz erschwert oder ganz unmöglich sein. Die Therapiezieländerung von einer kurativen hin zu einer palliativen Zielsetzung wird als Herausforderung angesehen (Jox et al. 2006; Jox et al.). Ausbildung und Professionalität scheinen nach Einschätzung von Gavrin den Wechsel von kurativen zu palliativen Behandlungszielen sowie die Durchführung der Palliation zu verbessern (Gavrin 2007).

In der palliativmedizinischen Krankheitsphase wird die Indikation zur Leidensvermeidung und nicht zur Lebensverlängerung gestellt; Palliativmediziner und Endoskopiker müssen also prüfen, ob eine endoskopische Behandlung in Anbetracht der vermuteten kurzen Lebenszeit noch indiziert ist oder ob man Symptome auch mit weniger invasiven Behandlungsoptionen lindern kann (Domagk 2010). Im Folgenden werden endoskopische Interventionen bei Dysphagie und Obstruktion aufgeführt. Da die Entscheidung für oder gegen eine Intervention im palliativmedizinischen Setting häufig eine individuelle ist, konzentrieren sich die weiteren Ausführungen vor allem auf die technischen Aspekte der endoskopischen Eingriffe.

> In der palliativmedizinischen Krankheitsphase wird die Indikation zur Leidensvermeidung und nicht zur Lebensverlängerung gestellt. Vor einer endoskopischen Intervention muss geprüft werden, ob eine endoskopische Behandlung in Anbetracht der vermuteten kurzen Lebenszeit noch indiziert ist oder ob man Symptome auch mit weniger invasiven Behandlungsoptionen lindern kann.

8.1 Ösophagusstrikturen: Definition, Ursachen und endoskopische Therapie

Eine Ösophagusstriktur bezeichnet allgemein eine Verengung des Ösophaguslumens, die entweder durch primär intrinsische Erkrankungen des Ösophagus oder durch extrinsische Kompression verursacht wird. Intrinsische Ursachen umfassen Entzündungen, Fibrose und Neoplasien, während extrinsische Kompressionen durch vergrößerte Lymphknoten, extraluminale Tumoren; oder benachbarte Organe und interponierende Gefäße hervorgerufen werden (Tai et al. 2023; Tab. 8.1). Benigne peptische Strikturen infolge einer gastroösophagealen Refluxkrankheit (GERD) machen bis zu 80 % aller benignen Strikturen aus (Wang et al. 2025).

Tab. 8.1 Ursachen von benignen und malignen Ösophagusstenosen

	Ursache	Bemerkungen
Benigne Ösophagusstenosen	Peptische Strikturen (GERD-bedingt)	Häufigste benigne Ursache, meist distaler Ösophagus
	Verätzungen (z. B. Säure-/Laugeningestion)	Hohe Rate therapierefraktärer Verläufe
	Postoperative Strikturen (Anastomosen)	Nach OP im oberen GI-Trakt, oft fibrotisch
	Postradiogene Strikturen	Strahleninduzierte Fibrose, hohes Rezidivrisiko
	Eosinophile Ösophagitis	Chronische Entzündung, multilokulär
Maligne Ösophagusstenosen	Plattenepithelkarzinom	Meist obere und mittlere Ösophagusanteile
	Adenokarzinom	Häufig bei Barrett-Ösophagus, distaler Ösophagus
	Metastasen	Lokale Metastasierung per continuitatem, Fernmetastasen

Das Leitsymptom einer Ösophagusstriktur ist die Dysphagie, die typischerweise auftritt, wenn das Ösophaguslumen um mehr als 50 % eingeengt ist (Gouda 2015). Weitere Symptome hängen entscheidend von der Ätiologie ab und können Sodbrennen, Regurgitation, Gewichtsverlust, abdominale Schmerzen, Nahrungsbolus-Obstruktionen und Aspirationen umfassen. Eine schwere Striktur wird definiert als eine Verengung, die das Passieren eines Standardgastroskops (Durchmesser $\leq$ 10 mm) nicht erlaubt.

Die Diagnostik erfolgt primär mittels Ösophago-Gastro-Duodenoskopie, die eine direkte Visualisierung des Ösophaguslumens und der oberflächlichen Strukturen ermöglicht. Hierdurch können intrinsische Erkrankungen diagnostiziert, ggf. die genaue Lokalisation einer Stenose bestimmt werden, sowie die Entnahme von Gewebeproben und der Ausschluss respektive Nachweis einer Malignität erfolgen. Die Barium-Schluckuntersuchung stellt eine ergänzende diagnostische Methode dar, die von der British Society of Gastroenterology (BSG) insbesondere bei komplexen, multisegmentalen Strikturen empfohlen wird (Jox et al.). Zudem hat sich gezeigt, dass der Barium-Schluck sensitiver als die konventionelle Gastroskopie in der Detektion milder Strikturen ist (Burr und Everett 2019).

8.1.1 Ätiologie

Die Ätiologie einer Ösophagusstriktur lässt sich grundsätzlich in benigne (Abb. 8.1) oder maligne (Abb. 8.2) Ursachen unterteilen. Die beiden häufigsten malignen Tumoren sind das Adenokarzinom und das Plattenepithelkarzinom.

Benigne Ursachen können entweder durch eine intrinsische Erkrankung des Ösophagus (z. B. peptische Striktur) oder sekundär durch iatrogene oder unfallbedingte Ereignisse (z. B. postendotherapeutisch) entstehen. Bestimmte Ursachen haben eine höhere Wahrscheinlichkeit, zu therapierefraktären Strikturen zu führen. Dazu zählen Verätzungen, postoperative oder postendotherapeutische Strikturen sowie Strikturen nach Radiotherapie.

Des Weiteren können Motilitätsstörungen des Ösophagus, insbesondere an den oberen und unteren Ösophagussphinkteren, zu einer Verengung des Lumens führen. Diese manifestieren sich ähnlich wie mechanische Strikturen mit Dysphagie, Regurgitation und Gewichtsverlust. Zu den wichtigsten Motilitätsstörungen zählen die Achalasie und die cricopharyngeale Dysfunktion. Die Therapie dieser Störungen wird in diesem Artikel nicht behandelt, jedoch verweisen wir auf eine umfassende Übersichtsarbeit zu diesem Thema (Lastname et al. 2016).

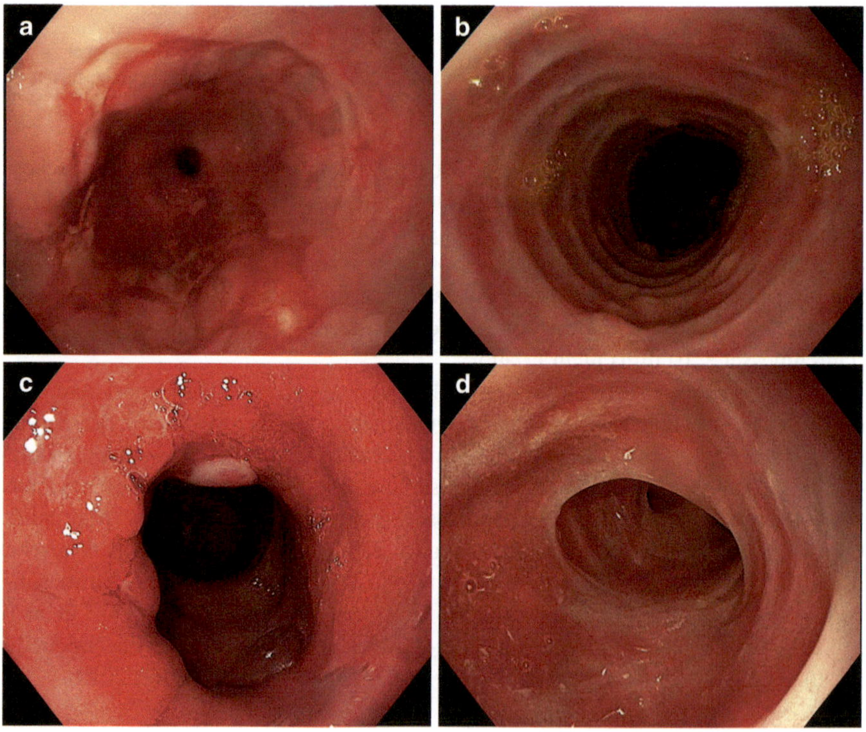

Abb. 8.1 Benigne Ösophagusstrikturen: (**a**) Peptische Stenose mit florider Refluxösophagitis; (**b**) Multilokuläre Stenosen bei eosinophiler Ösophagitis; (**c**) Anastomosestenose nach distaler Ösophagusresektion mit Magenhochzug und End-zu-Seit Ösophagogastrostomie; (**d**) Postradiogene Stenose nach definitiver Radiatio eines Ösophaguskarzinoms

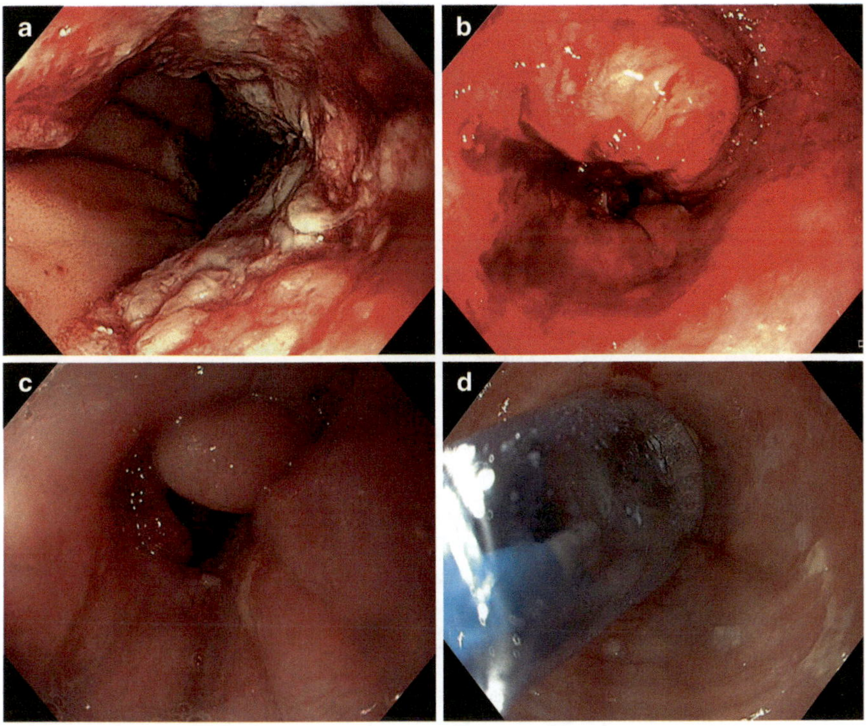

Abb. 8.2 Maligne Ösophagusstrikturen: (**a**) Ausgedehntes Plattenepithelkarzinom des Ösophagus; (**b**) Barrett-Adenokarzinom mit hochgradiger Ösophagusstenose; (**c**) Lokalrezidiv an der Anastomose nach distaler Ösophagusresektion mit Magenhochzug und End-zu-Seit Ösophagogastrostomie; (d) Ballondilatation der unter (**c**) genannten Stenose

8.1.2 Klassifikation

8.1.2.1 Einfache und komplexe Strikturen

Benigne Ösophagusstrikturen können grundsätzlich als einfache oder komplexe Strikturen eingeteilt werden. Dies hängt von Faktoren wie Länge, Lokalisation, Durchmesser und Ätiologie der Striktur ab (Jahann und Shami 2018).

- **Einfache Strikturen:** <2 cm, geradlinig, passierbar für ein Standardgastroskop, niedrigriskante Ätiologien (z. B. peptische Strikturen, eosinophile Ösophagitis).
- **Komplexe Strikturen:** $\geq$2 cm, gewunden, nicht passierbar für ein Standardgastroskop, hochriskante Ätiologien (z. B. Verätzungen, postradiogene Strikturen, anastomotische Strikturen).

Einfache Strikturen sprechen in der Regel gut auf konventionelle endoskopische Therapien an, während komplexe Strikturen schwieriger zu behandeln sind und fortgeschrittene endoskopische Techniken erfordern, da sie ein hohes Risiko für

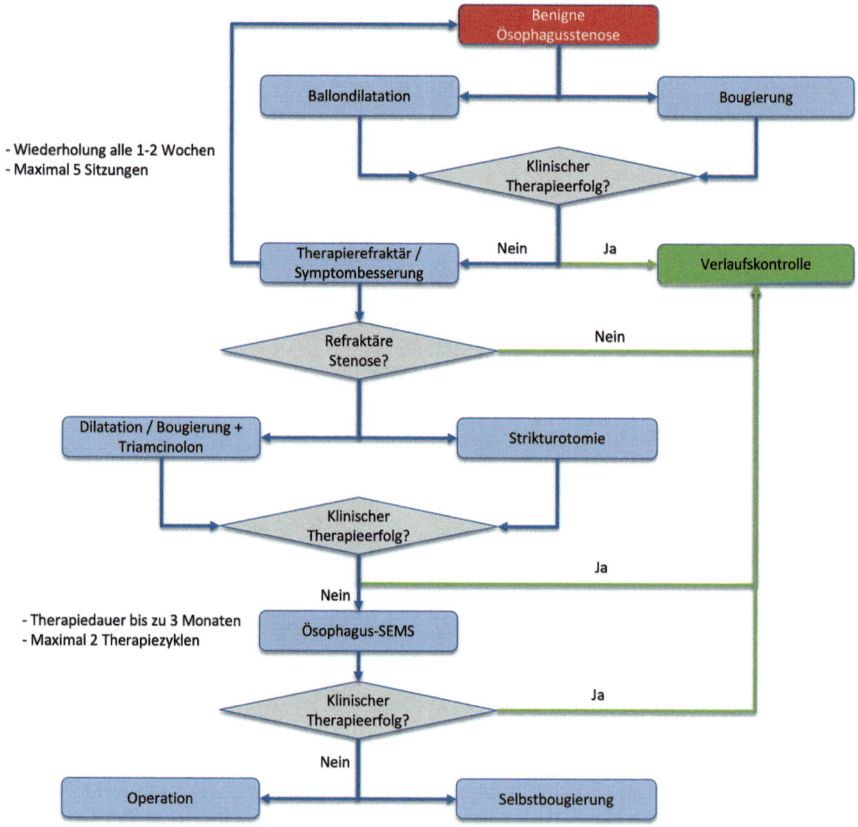

Abb. 8.3 Therapie-Algorithmus benigner Stenosen

ein Nicht-Ansprechen und Rezidive aufweisen (Lastname, et al. 2016; Jahann und Shami 2018; Abb. 8.3).

8.1.2.2 Therapierefraktäre und rezidivierende Strikturen

Wenn eine Striktur nicht auf endoskopische Therapien anspricht, kann sie als therapierefraktär oder rezidivierend klassifiziert werden. Die Definition dieser Begriffe wurde 2005 geprägt und beschreibt allgemein eine luminale Verengung des Ösophagus mit persistierender Dysphagie, ohne zugrunde liegende Entzündung, die ein Lumen von mindestens 14 mm nicht aufrechterhalten kann (Badir 2021; Zhang et al. 2022).

- **Therapierefraktäre Strikturen:** Unfähigkeit, einen Ösophagusdurchmesser von 14 mm über fünf Dilatationssitzungen im Abstand von zwei Wochen zu erhalten.

- **Rezidivierende Strikturen:** Unfähigkeit, einen Ösophagusdurchmesser von 14 mm für vier Wochen nach Erreichen dieses Durchmessers zu halten.

Strikturen infolge von Radiotherapie, Verätzungen oder chirurgischen Anastomosen haben das höchste Risiko, therapierefraktär zu werden (Jahann und Shami 2018). In diesen Fällen sind oft komplexere endoskopische Methoden erforderlich, darunter Stentimplantationen, Strikturotomien oder die Injektion von Kortikosteroiden zur Behandlung der luminalen Einengung.

8.1.3 Übersicht: Therapie der Ösophagusstriktur

Das Hauptziel der Behandlung ist die Wiederherstellung und Aufrechterhaltung einer adäquaten Ösophaguspassage. Die Wahl der Therapie hängt von verschiedenen Faktoren ab, darunter die Ätiologie und die Komplexität der Striktur (Tab. 8.2). Bei entzündlichen Strikturen ist es entscheidend, eine medikamentöse Therapie mit Protonenpumpeninhibitoren (PPI) zu optimieren, um die Ösophagusentzündung zu kontrollieren, da diese den Erfolg der endoskopischen Therapie beeinträchtigen kann (Li et al. 2022).

Die endoskopische Dilatation stellt die Standardbehandlung dar und ist in bis zu 90 % der Fälle nach maximal fünf Sitzungen erfolgreich (Mönkemüller et al. 2009). Das Ziel der endoskopischen Intervention ist die Erweiterung des Ösophaguslumens auf mindestens 15 mm, wobei dieser Wert empirisch festgelegt wurde und keine gesicherte Evidenzbasis besitzt. Die optimale Lumenweite variiert individuell zwischen den Patienten und sollte entsprechend in Abhängigkeit der Klinik angepasst werden.

Tab. 8.2 Endoskopische Therapiemöglichkeiten der Ösophagusstenosen

Verfahren	Indikation	Vorteile
Ballondilatation	Einfache bis moderate Strikturen	Hohe Erfolgsrate, einfach durchführbar
Bougierung	Einfache bis gewinkelte Strikturen	Kombinierte radiale & longitudinale Dehnung
Stentimplantation (FC-SEMS)	Therapierefraktäre Strikturen	Langzeitoffenhaltung möglich
Strikturotomie	Kurze therapierefraktäre Strikturen	Direkte Gewebeinzision unter Sicht
Injektionstherapie	Nach großflächiger Resektion (>75 % Umfang)	Reduktion von Rezidiven
Ablation	Maligne Strikturen/ Stentkomplikationen	Zusätzliche Tumorreduktion
Tissue Engineering	Prophylaxe nach Resektion, Fisteln mit Stenose	Reduktion der Strikturbildung

Strikturen, die trotz endoskopischer Therapie persistieren und die Lebensqualität erheblich beeinträchtigen, können eine chirurgische Intervention als *ultima ratio* erforderlich machen. Durch die wachsende Anzahl endoskopischer Therapiemöglichkeiten ist mittlerweile eine Operation jedoch selten notwendig (Lastname et al. 2016).

Diese Übersicht bietet einen umfassenden Einblick in das endoskopische Management von Ösophagusstrikturen, das für Gastroenterologen und Endoskopiker von essenzieller Bedeutung ist.

8.1.4 Endoskopische Therapieoptionen für Ösophagusstrikturen

8.1.4.1 Ballondilatation

Moderne Dilatationsballons für den Gastrointestinaltrakt (GIT) sind Einweg-Instrumente, die durch den Arbeitskanal eines Standardendoskops („through-the-scope", TTS) mit oder ohne Drahtführung eingeführt werden können. Nach dem Einbringen über die verengte Stelle werden sie durch Injektion von Flüssigkeit mit einem integrierten Inflationssystem auf einen festen oder variablen Durchmesser expandiert (Park et al. 2018).

Dilatationsballons ermöglichen eine endoskopische Visualisierung des Dilatationsvorgangs, da der Ballon eine kontrollierte radiale Expansion bietet. Die Wahl des Ballondurchmessers hängt von der Strikturgröße ab und ist bei schweren Strikturen initial meist auf 10–12 mm begrenzt. Bei extrem engen Strikturen („filiforme" oder „punktförmige" Strikturen) kann die Expansion sogar auf ≤ 9 mm begrenzt werden (Bi et al. 2023). Die zur Dilatation verwendete Flüssigkeit kann Kontrastmittel enthalten, und die Prozedur kann mit einer Fluoroskopie kombiniert werden, was jedoch bei einfachen Strikturen unter rein endoskopischer Kontrolle selten erforderlich ist (Bi et al. 2023; Yoda et al. 2012).

8.1.4.2 Bougierung

Die Ösophagus-Bougierung beschreibt das Verfahren, bei dem mehrere lange, flexible und konisch zulaufende Kunststoffstäbe mit zunehmendem Durchmesser unter Drahtführung über das verengte Segment vorgeschoben werden. Die Prozedur kann unter fluoroskopischer Kontrolle durchgeführt, um die korrekte Position des Führungsdrahts und den Fortschritt der Bougierung zu überwachen.

Im Gegensatz zur Ballondilatation bewirkt die Bougierung sowohl eine longitudinale als auch eine radiale Expansionskraft über die Striktur hinweg. Ältere Bougierungsinstrumente wurden blind eingeführt und waren mit höheren Komplikationsraten verbunden (Bi et al. 2023; Su 2021). Dies führte zur traditionellen „Regel der 3", wonach die Ösophagusdilatation pro Sitzung um nicht mehr als drei Schritte von je 1 mm erweitert werden sollte. Diese Empfehlung ist jedoch nicht evidenzbasiert, und die British Society of Gastroenterology (BSG) empfiehlt lediglich, dass die Dilatation pro Sitzung auf maximal drei aufeinanderfolgende Durchmessersteigerungen begrenzt werden sollte (Robles-Medrand et al. 2019).

Die BougieCap (Ovesco Endoscopy AG, Tübingen, Deutschland) ist eine transparente Kappe mit konischer Spitze, die über das Endoskop gesetzt wird und eine direkte Visualisierung sowie optisches und haptisches Feedback während der Ösophagus-Bougierung ermöglicht (Su 2021; Batyrbekov et al. 2024).

8.1.4.3 Stentimplantation

Die Verwendung von Ösophagusstents hat die Behandlung von Ösophagusstrikturen revolutioniert, insbesondere als palliative Therapieoption für Patienten mit Ösophaguskarzinom zur Dysphagielinderung. In der Praxis kommen verschiedene Stenttypen zum Einsatz (Shim 2012; Zhou et al. 2015; Stepanov et al. 2022):

- **Selbstexpandierende Plastikstents (SEPS):** Ursprünglich aus starrem Polyvinylkunststoff gefertigt, bestehen moderne flexible SEPS aus Silikon.
- **Selbstexpandierende Metallstents (SEMS):** Verfügbar als unbedeckte, teilbedeckte oder vollbedeckte Stents. Unbedeckte Stents werden aufgrund des Risikos des Tumoreinwachsens selten verwendet.
- **Lumen-apposierende Metallstents (LAMS):** Stents aus Nitinoldraht mit Silikonbeschichtung, die eine kurzstreckige Verbindung zwischen zwei Lumina herstellen.
- **Biologisch abbaubare Stents (BDS):** Diese bestehen aus Polydioxanon und lösen sich nach 3–4 Monaten im Körper auf.

Ösophagusstents können unter Sedierung oder Allgemeinanästhesie in einem Endoskopieraum eingesetzt werden. Die meisten Stents werden nach einer initialen Markierung des proximalen Endes der Striktur durch eine submukosale Kontrastinjektion mittels Drahtführung und fluoroskopischer Kontrolle implantiert. Moderne „Through-the-scope-Stents" ermöglichen eine direkte Visualisierung während des Eingriffs und machen eine Durchleuchtungskontrolle häufig überflüssig. Nach der Implantation wird die Stentlage endoskopisch kontrolliert. Stents sind in variablen Längen (z. B. 8–12 cm) und Durchmessern (z. B. 18–20 mm) erhältlich. Während des Entfaltens übt der Stent eine radiale Expansionskraft aus, jedoch verkürzt er sich auch leicht.

Überwiegend kommen selbstexpandierende Metallstents zum Einsatz, die entweder vollständig, partiell oder nicht mit Silikon beschichtet sind. Die Auswahl des jeweiligen Stents hängt dabei entscheidend von der Ätiologie der Stenose und des Risikos an Dislokationen ab (Stepanov et al. 2022). Grundsätzlich gilt, dass bei der Platzierung von Stents ein Mindestabstand zum oberen Ösophagussphinkter von mind. 2 cm gegeben sein, da Patienten mit weiter proximal gelegenen Speiseröhrenstenosen in der Regel ein Stenting ansonsten nicht tolerieren (Abb. 8.4).

8.1.4.4 Strikturotomie

Die endoskopische Elektrokauterisation wird hauptsächlich zur Behandlung therapierefraktärer Ösophagusstrikturen eingesetzt. Diese Technik ist besonders für kurze, fibrotische Strikturen (z. B. anastomotische Strikturen) geeignet, die auf eine einfache Dilatation nicht ansprechen (Ma et al. 2022).

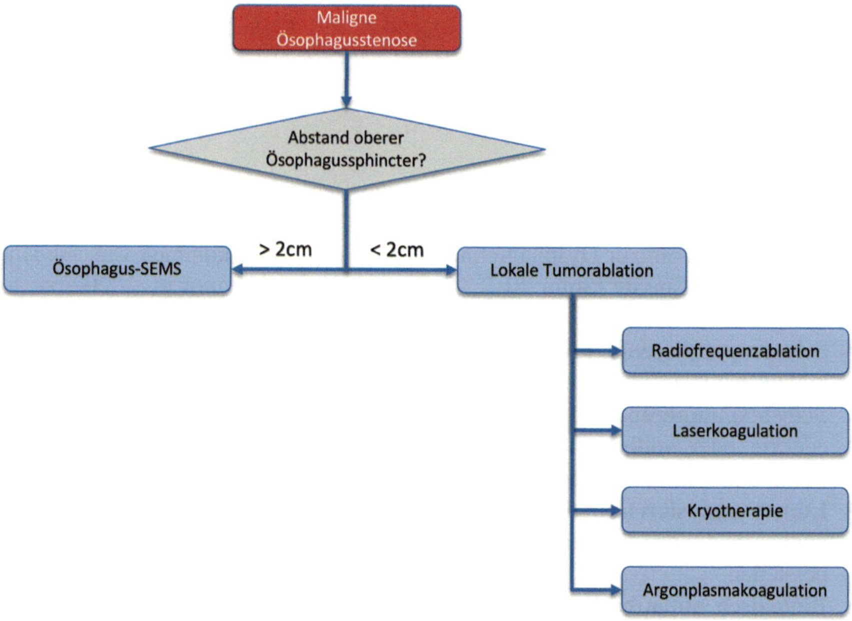

Abb. 8.4 Therapie-Algorithmus bei malignen Ösophagusstenosen

Bei der Strikturotomie wird die Striktur mithilfe eines endoskopischen Messers entweder zirkumferenziell oder radiär unter direkter optischer Kontrolle eingeschnitten. An Instrumentarium kommen verschiedene endoskopische Messersysteme zum Einsatz, die für endoskopische Submukosadissektion (ESD) entwickelt wurden. Die Präferenz der Instrumente hängt von der geometrischen Anatomie der Striktur und den Vorlieben des Untersuchers ab.

In der Literatur existieren verschiedene Begriffe zur Beschreibung dieser Technik, darunter „radiale Inzision und Schneiden" (RIC) sowie „zirkumferenzielle Inzision und Schneiden" (CIC; Ma et al. 2022). In der Regel erfolgt zunächst eine radiale Inzision durch das fibrotische Gewebe, gefolgt von einer halbkreisförmigen Durchtrennung in Uhrzeigersinn oder Gegenuhrzeigersinn. Falls mehrere radiale Inzisionen durchgeführt werden, entfernt der zirkuläre Schnitt das Gewebe zwischen den benachbarten Inzisionen.

8.1.4.5 Ablation

Ablationstechniken werden in einer Vielzahl gastrointestinaler Erkrankungen eingesetzt, darunter Argon-Plasma-Koagulation (APC), Radiofrequenzablation (RFA) und Kryoablation. Im Ösophagus wird die Ablation hauptsächlich zur Eradikation dysplastischen Barrett-Gewebes verwendet. Zudem findet sie Anwendung in der palliativen Therapie maligner Ösophagusstrikturen, wenngleich die Stentimplantation mittlerweile als primäre Intervention bevorzugt wird.

Ursprünglich wurden Neodymium-dotierte Yttrium-Aluminium-Granat-(Nd:YAG-)Laser und später die photodynamische Therapie (PDT) erfolgreich zur Ablation maligner Gewebe in mehreren Sitzungen eingesetzt (Brunetaud et al. 1997; Kozarek 2003). Neuere Ablationstechniken werden zunehmend verwendet, um Komplikationen von Ösophagus-Stents (z. B. Migration oder Stenteinwuchs) zu vermeiden oder zu behandeln.

Die Argonplasmakoagulation nutzt eine Through-the-Scope-(TTS-)Sonde, die monopolar mit Hochfrequenz-Elektrokauter mit Argongas verbunden ist, um malignes Gewebe durch Koagulation zu zerstören (Estifan et al. 2019; Kawada et al. 2008). Kryoablation ist eine neuere, kontaktfreie Technik, die eine Kryonekrose durch die Applikation von supergekühltem Stickstoff mittels eines Kryoablation-Ballon-Systems oder eines direkten Spray-Katheters verursacht.

8.1.4.6 Injektionstherapie

Die intraläsionale Injektionstherapie erfolgt meist mit Kortikosteroiden (z. B. Triamcinolon in 0,5-ml-Aliquots von 40 mg/ml), die während der Endoskopie appliziert werden. Kortikosteroide werden nach endoskopischer Therapie als prophylaktische Methode eingesetzt, um Strikturen nach großflächigen Resektionen zu verhindern. Für Resektionen von mehr als 75 % des Ösophagusumfangs wird die Gabe von Steroiden empfohlen, die intraläsional, oral oder mittels Infusionsmethoden verabreicht werden kann.

Eine alternative Option ist Mitomycin C, ein Chemotherapeutikum mit antifibrotischer Wirkung. Es wird vorrangig bei Kindern mit Verätzungsstrikturen eingesetzt, kann jedoch auch topisch oder intraläsional in Kombination mit einer endoskopischen Dilatation appliziert werden (Flor et al. 2021).

8.1.5 Endoskopisches Management maligner Strikturen

Maligne Ösophagusstrikturen werden am häufigsten durch Adenokarzinome oder Plattenepithelkarzinome verursacht. Ösophaguskarzinome werden häufig in einem fortgeschrittenen Stadium diagnostiziert und erfordern dann meist eine palliative Behandlung der Dysphagie (Kozarek 2003). Die Entscheidung zur Therapie einer malignen Striktur hängt von verschiedenen Faktoren ab, darunter das Tumorstadium, die Symptome des Patienten und die geplante onkologische Therapie (Fontes et al. 2024).

In den letzten zwei Jahrzehnten wurden verschiedene Interventionen evaluiert, darunter selbstexpandierende Metallstents (SEMS), Brachytherapie, externe Strahlentherapie, Chemotherapie, Ösophagus-Bypass-Operationen, Ablation und Dilatation (Estifan et al. 2019). Derzeit empfiehlt die European Society of Gastrointestinal Endoscopy (ESGE) die Platzierung eines voll- oder teilbeschichteten SEMS zur palliativen Behandlung der malignen Dysphagie, gegebenenfalls in Kombination mit einer Brachytherapie, insbesondere bei Patienten mit einer voraussichtlich längeren Lebenserwartung (Fontes et al. 2024).

Allerdings führt die Kombination aus externer Strahlentherapie und SEMS-Implantation nicht zu einer verlängerten dysphagiefreien Zeit und ist mit einem erhöhten Auftreten unerwünschter Ereignisse wie der Fistelbildung assoziiert (Fontes et al. 2024). Die alleinige Platzierung eines SEMS hat sich als Standardtherapie in der palliativen Versorgung von Dysphagie etabliert, da sie innerhalb von 48 h zu einer raschen Linderung der Schluckbeschwerden führt (Abb. 8.5).

Wichtig ist, dass eine endoskopische Stentimplantation bei Patienten, die sich einer kurativen Therapie unterziehen, vermieden werden sollte, da sie mit einer schlechteren Prognose assoziiert ist (Lu et al. 2018).

> Zur palliativen Behandlung der malignen Dysphagie wird die Platzierung eines SEMS empfohlen, insbesondere bei Patienten mit einer voraussichtlich längeren Lebenserwartung.

8.1.5.1 Evidenz für nichtstentbasierte Therapien

Aufgrund des natürlichen Verlaufs maligner Erkrankungen sind Ösophagusstrikturen problematisch, da das kontinuierliche Tumorwachstum zu einer zunehmenden Einengung führt. Eine alleinige Ösophagusdilatation bietet daher häufig nur eine begrenzte symptomatische Langzeitlinderung. In Kombination mit einer erhöhten Komplikationsrate wird diese Methode daher selten empfohlen (Lu et al. 2018).

Ablative Techniken wie der Nd:YAG-Laser und die photodynamische Therapie (PDT) haben in klinischen Studien vergleichbare Ergebnisse zur endoskopischen Stentimplantation gezeigt, insbesondere hinsichtlich der Dysphagielinderung, Reduktion des medianen Dysphagiescores, Nebenwirkungen und Wiederauftreten der Dysphagie. Dennoch wurden sie weitgehend durch selbstexpandierende Metallstents (SEMS) ersetzt.

In einer randomisierten kontrollierten Studie (RCT) mit 236 Patienten, die entweder mit einem Nd:YAG-Laser oder PDT zur Linderung der malignen Dysphagie behandelt wurden, war die mittlere Reduktion des Dysphagiescores in beiden Gruppen nach einer Woche und nach einem Monat vergleichbar (Lightdale et al. 1995). Allerdings zeigte sich in der PDT-Gruppe eine signifikante Reduktion des Tumordurchmessers nach einem Monat im Vergleich zur Nd:YAG-Laser-Gruppe (35 % vs. 20 %; $p < 0{,}05$; Lightdale et al. 1995). Wichtig ist, dass die Nd:YAG-Lasertherapie aufgrund der fokalen Energieabgabe eine deutlich längere Prozedurzeit erfordert (Chen et al. 2006). Die Kombination von Argon-Plasma-Koagulation (APC) mit PDT erwies sich in Bezug auf die Rezidivfreiheit der Dysphagie als überlegen gegenüber der alleinigen APC-Therapie (59 Tage vs. 35 Tage; $p = 0{,}036$; Sreenarasimhaiah 2016). Allerdings ist die PDT mit Nebenwirkungen wie Lichtempfindlichkeit und Perforationsrisiko verbunden (Rupiński et al. 2011).

Die Radiofrequenzablation (RFA) ist primär für die Behandlung dysplastischer Veränderungen im Rahmen eines Barrett-Ösophagus validiert worden, ihre

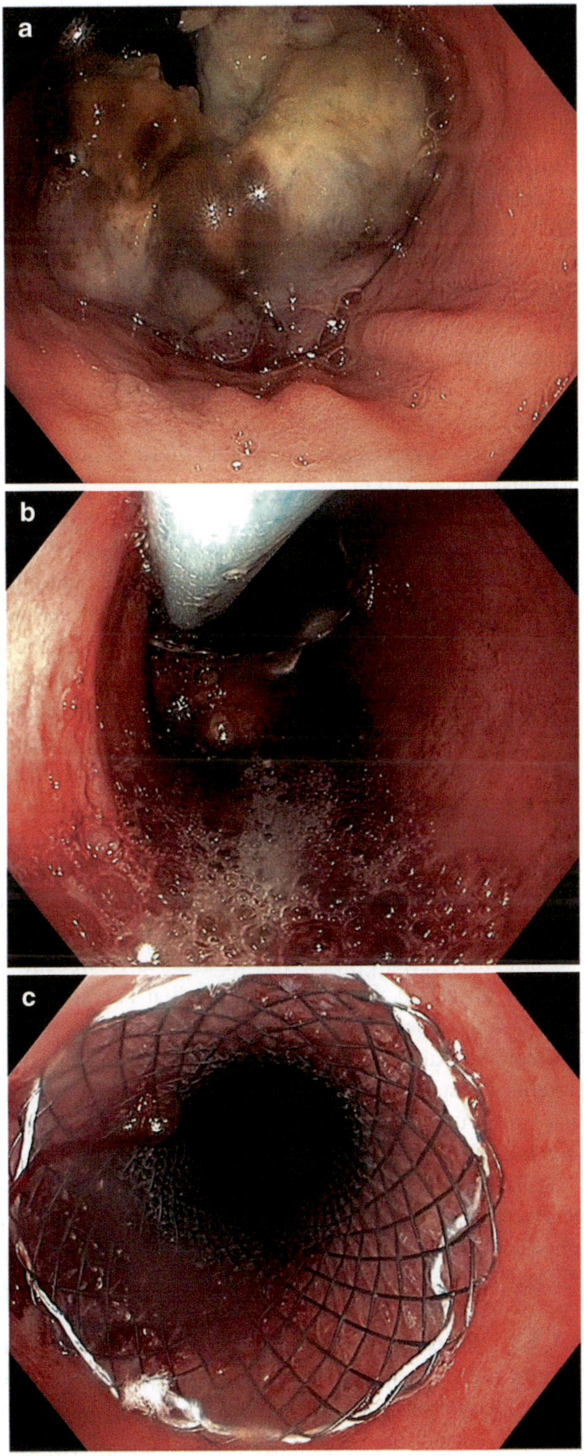

Abb. 8.5 Platzierung eines selbstexpandierenden Metallstents (SEMS) im Ösophagus: (**a**) Maligne, subtotale Stenose; (**b**) Stenose mit Stentapplikationssystem in situ; (**c**) Freigesetzter selbstexpandierender, voll gecoverter Metallstent innerhalb der Tumorstenose

Anwendung wurde jedoch auf frühe neoplastische Veränderungen des gesamten Ösophagus ausgeweitet (Becq et al. 2015). Bei malignen Strikturen kann RFA zur lokalen Tumorlastreduktion und partiellen Wiederherstellung der Lumenweite beitragen. Dabei ist jedoch Vorsicht geboten angesichts des Risikos postinterventioneller Strikturen sowie der begrenzten Langzeitwirksamkeit bei aggressiver Tumorbiologie (Becq et al. 2015).

Neben ihrer etablierten Anwendung in der Behandlung des Barrett-Ösophagus (BE) und früher Stadien des Ösophaguskarzinoms könnte die Argonplasma-Koagulation (APC) auch eine palliative Rolle bei fortgeschrittenen Tumorstadien spielen. In einer früheren Studie zeigte sich bei 85 % der Patienten eine signifikante Tumorgrößenreduktion nach Anwendung der APC, während bei 94 % eine klinisch relevante Verbesserung der Dysphagie erreicht werden konnte (Eickhoff et al. 2007). Darüber hinaus ergab eine randomisierte kontrollierte Studie, dass die photodynamische Therapie (PDT) in Kombination mit APC zu einer signifikant längeren dysphagiefreien Zeitspanne führte als die alleinige Anwendung von APC (Rupinski et al. 2011).

Die Kryoablation ist eine relativ neue Ablationstechnik, die in Kombination mit onkologischer Therapie eingesetzt werden kann und in retrospektiven Studien evaluiert wurde. Sie kann über mehrere Sitzungen angewendet werden, ist mit relativ wenigen Nebenwirkungen verbunden und zeigt eine vollständige lokale Ansprechrate von 55,8–67,0 % (Aintabi et al. 2024; Sreenarasimhaiah 2016; Eluri et al. 2020). Hierbei kommen Techniken wie die Applikation von flüssigem Stickstoff (Spray) oder ballongestützte Kryotherapie zum Einsatz, die bereits bei neoplastischen Veränderungen des Ösophagus von der Dysplasie bis zum Karzinom Anwendung finden. Die Kryotherapie bietet den Vorteil einer kontrollierten Gewebsdestruktion bei vergleichsweise geringerem Auftreten postprozeduraler Schmerzen im Vergleich zur RFA und hat sich als effektiv zur Tumorreduktion und symptomatischen Entlastung erwiesen (Lal und Thota 2018). Jüngste Studien zeigen, dass insbesondere flüssiger Stickstoff bei therapierefraktären Strikturen vorteilhaft sein kann, da hierbei eine Ablation des neoplastischen Gewebes ohne die mit thermischen Verfahren assoziierte Gewebeschädigung möglich ist (Dhaliwal et al. 2022). Retrospektive Studien belegen, dass durch diese Technik bei 59–61 % der behandelten Patientinnen eine Besserung der Dysphagie erzielt werden konnte (Kachaamy et al. 2018; Greenwald et al. 2010). Trotz dieser positiven Ergebnisse ist zu beachten, dass häufig mehrere endoskopische Sitzungen erforderlich waren und therapiebedingte narbige Strikturen in 2–13 % der Fälle auftraten (Kachaamy et al. 2018; Greenwald et al. 2010).

Ablationstechniken können insbesondere dann als palliative Option in Betracht gezogen werden, wenn sich die Striktur in anatomischen Regionen befindet, die eine Stentimplantation erschweren (z. B. hohe zervikale Strikturen) oder wenn das Risiko für stentbedingte Komplikationen wie Migration erhöht ist.

8.1.5.2 Evidenz für die Ösophagus-Stentimplantation

Es gibt inzwischen qualitativ hochwertige evidenzbasierte Empfehlungen für die Verwendung von voll- oder teilbeschichteten selbstexpandierenden Metallstents

(FC-/PC-SEMS) zur palliativen Behandlung der malignen Dysphagie (Kawada et al. 2008; Kang 2019). Die frühzeitige Einführung unbedeckter SEMS erwies sich als kosteneffektiv und war mit einer geringeren Mortalität, weniger unerwünschten Ereignissen (AEs) und geringeren Migrationsraten im Vergleich zu Plastikstents assoziiert (Roşianu et al. 2023; Rodrigues-Pinto et al. 2017). Allerdings haben sich FC-/PC-SEMS aufgrund des Tumoreinwuchses und der rezidivierenden Dysphagie als überlegen für die langfristige Behandlung der Dysphagie erwiesen, obwohl sie mit einer höheren Migrationsrate einhergehen (Spaander et al. 2021).

Derzeit besteht kein signifikanter Unterschied zwischen FC- und PC-SEMS hinsichtlich der Dysphagielinderung, der Obstruktion durch Gewebeeinwuchs oder Nahrungsretention sowie der Nebenwirkungsraten (Włodarczyk und Kużdżał 2018; Vermeulen und Siersema 2018). Die Stentimplantation zur palliativen Behandlung der malignen Dysphagie zeigt eine hohe klinische Erfolgsrate von über 90 % (Kawada et al. 2008; Agarwalla et al. 2015; Langerman et al. 2010; Abou Ali et al. 2021). Zudem gibt es keinen wesentlichen Vorteil eines bestimmten Stenttyps hinsichtlich der Dysphagielinderung (Spaander et al. 2021; Schembre 2010).

SEMS werden auch als primäre Therapieoption zur Behandlung von Ösophagusfisteln empfohlen, mit Erfolgsraten für den Fistelverschluss zwischen 56 % und 100 % (Zhang et al. 2008; Oprişănescu et al. 2018; Roşianu et al. 2023).

Unerwünschte Ereignisse treten bei bis zu 35 % der Patienten auf und nehmen mit der Verweildauer des Stents zu. Schmerzen nach der Stentimplantation sind häufig und werden durch die Expansion des Stents verursacht, sind jedoch meist vorübergehend und sprechen auf einfache Analgetika an. Zu den frühen Nebenwirkungen gehören starke Schmerzen, Blutungen und Reflux. Spätkomplikationen umfassen Fistelbildung und rezidivierende Dysphagie (Rodrigues-Pinto et al. 2017).

Mit der zunehmenden Nutzung onkologischer Therapien und damit einhergehender Verlängerung des Gesamtüberlebens hat die Rate stentbedingter Komplikationen im Laufe der Zeit zugenommen (Lundell et al. 1989). Rezidivierende Dysphagie bleibt bei mehr als einem Drittel der Patienten ein Problem, spricht jedoch meist auf eine erneute Stentimplantation an.

Eine der häufigsten Komplikationen bedeckter Stents ist die Migration, die in 7–75 % der Fälle auftritt. Faktoren, die die Migration beeinflussen, sind der luminale Durchmesser der Striktur, adjuvante Chemo- oder Strahlentherapie, eine verlängerte Überlebenszeit sowie der Stenttyp. Verschiedene Anti-Migrations-Modifikationen moderner Stents wurden entwickelt, doch bleibt die Migration eine signifikante Herausforderung.

Zur Verhinderung der Stentmigration wurden verschiedene Fixationstechniken untersucht, darunter Through-the-Scope-(TTS-)Clips, Over-the-Scope-Clips und endoskopische Nahttechniken. Eine aktuelle Metaanalyse zeigt, dass die Fixation die Migrationsrate um 80 % im Vergleich zur nicht fixierten Stentimplantation senken kann und daher als Standardtherapie in Betracht gezogen werden sollte

(Didden et al. 2013; Nozari 2017; Włodarczyk und Kuźdżał 2018; Vermeulen und Siersema 2018).

Beschichtete SEMS stellen bei der Behandlung von Ösophagusfisteln (z. B. infolge von Bronchialkarzinomen) die primäre Therapieoption dar.

8.1.6 Iatrogene Strikturen

Iatrogene Strikturen treten zunehmend häufiger auf, was die Entwicklungen in der interventionellen Endoskopie widerspiegelt. Eine der größten Limitationen umfangreicher endoskopischer Resektionen ist die Strikturbildung. Leider ist dieser Striktur-Phänotyp schwer zu behandeln, mit einem hohen Risiko für Therapierefraktärität und der Notwendigkeit fortgeschrittener endoskopischer Maßnahmen.

8.1.6.1 Postradiogene Strikturen

Die Strahlentherapie ist eine etablierte onkologische Behandlung sowohl für Ösophagus- als auch für thorakale Tumoren. Trotz ihrer hohen Effektivität kann die Bestrahlung zu postradiogenen Ösophagusstrikturen führen. Die endoskopische Dilatation stellt in diesen Fällen die Erstlinienbehandlung dar, wobei in über 80 % der Fälle eine initiale klinische Besserung erreicht wird. Aufgrund der fibrotischen Reaktion auf die Strahlentherapie besteht jedoch ein hohes Risiko für Rezidive und eine fehlende Langzeitantwort auf die endoskopische Dilatation. Verzögerte Strikturbildung, zervikale Strikturen und eine Länge von $\geq$2 cm gelten als Prädiktoren für ein Rezidiv (Agarwalla et al. 2015).

Bei therapierefraktären Strikturen hat sich die intraläsionale Steroidinjektion als vorteilhaft erwiesen, um die Notwendigkeit wiederholter Dilatationen zu reduzieren (Agarwalla et al. 2015). Eine seltene, aber schwerwiegende Folge der Strahlentherapie im Rahmen der Behandlung von Kopf- und Halskarzinomen ist die vollständige Ösophagusobstruktion (COO), die zu Aphagie und der Abhängigkeit von enteraler Ernährung führen kann.

Eine neuartige Methode zur Wiederherstellung der Ösophaguspassage ist die **endoskopische antegrade-retrograde Rendezvous-Dilatation.** Dabei arbeiten zwei Operateure mit zwei Endoskopen simultan, um die Striktur sowohl oral als auch aboral meist über einen transgastralen Zugang zu erreichen. Mithilfe einer Kombination aus Transillumination und fluoroskopischer Führung wird die Striktur mit einem Needle-Knife inzidiert, um einen Zugang zu schaffen. Dies ermöglicht die Platzierung eines Führungsdrahts, der anschließend eine Dilatation erleichtert. Metaanalysedaten zeigen eine technische Erfolgsrate von 88,9 %, eine PEG-Unabhängigkeit in 43,5 % der Fälle und schwerwiegende Komplikationen bei bis zu 9,9 % der Patienten (Langerman et al. 2010).

8.1.6.2 Post-endotherapeutische Strikturen

Die Ausbildung von Strikturen stellt die häufigste Komplikation nach endoskopischen Resektionsverfahren im Ösophagus dar. Das Ausmaß der Resektion beeinflusst das Strikturrisiko erheblich: Resektionen von mehr als 75 % des Ösophaguslumens führen in bis zu 90 % der Fälle zu Strikturen. Bisher wurden Strikturen erst nach ihrer Manifestation mit konventionellen Techniken behandelt, sobald Patienten symptomatisch wurden. Die Ballondilatation stellt hierbei die Erstlinientherapie dar, mit einer Erfolgsrate von bis zu 90 % in Bezug auf die Dysphagielinderung und ohne erneute Dilatationsnotwendigkeit in den folgenden drei Monaten (Abou Ali et al. 2021).

Moderne Behandlungsstrategien konzentrieren sich jedoch zunehmend auf die Prävention von Strikturen durch prophylaktische Maßnahmen unmittelbar nach der Resektion. Eine wöchentliche prophylaktische Ballondilatation bis zur vollständigen mukosalen Heilung kann sowohl die Inzidenz als auch die Schwere der Strikturbildung verringern (Ezoe et al. 2011). Darüber hinaus kann eine intraläsionale Steroidinjektion an der Resektionsbasis verabreicht werden, um den fibroinflammatorischen Prozess zu hemmen. Diese Methode ist sowohl mit einer reduzierten Strikturbildung als auch mit einer geringeren Anzahl erforderlicher Dilatationen verbunden (Takahashi et al. 2015).

Bei Patienten, die sich einer endoskopischen Submukosadissektion (ESD) unterziehen und bei denen mehr als 75 % des Ösophagusumfangs reseziert wurden, wurde der prophylaktische Einsatz eines Stents mit einer signifikant niedrigeren Strikturrate in Verbindung gebracht (18,2 % vs. 72,7 %; $P < 0{,}05$) in einer Kohorte von 22 Patienten (Wen et al. 2014).

8.2 Endoskopische Therapie der Magenentleerungsstörung: Benigne und maligne Ursachen

8.2.1 Einleitung, Inzidenz

Eine Magenausgangsobstruktion (*gastric outlet obstruction,* GOO) ist definiert als eine mechanische Verlegung des Lumens des distalen Magens, des Pylorus oder des Duodenums benigner oder maligner Ätiologie. Dabei stellen das Magenkarzinom und das Pankreaskopfkarzinom die häufigsten malignen Ursachen der Obstruktion dar. Bei benignen Ursachen zeigt die peptische Ulkuskrankheit die höchste Inzidenz, gefolgt von Verätzungen, akuter Pankreatitis, der Einnahme nichtsteroidaler Antirheumatika (NSAR), postoperativen Stenosen sowie infektiösen Erkrankungen wie der Tuberkulose, wobei der Anteil der benignen Ursache nur etwas unter 5 % beträgt (Koop et al. 2019).

In Relation zur Papilla Vateri lassen sich Magenausgangsstenosen gemäß der anatomischen Manifestation der Obstruktion in drei Subtypen untergliedern (Abb. 8.6):

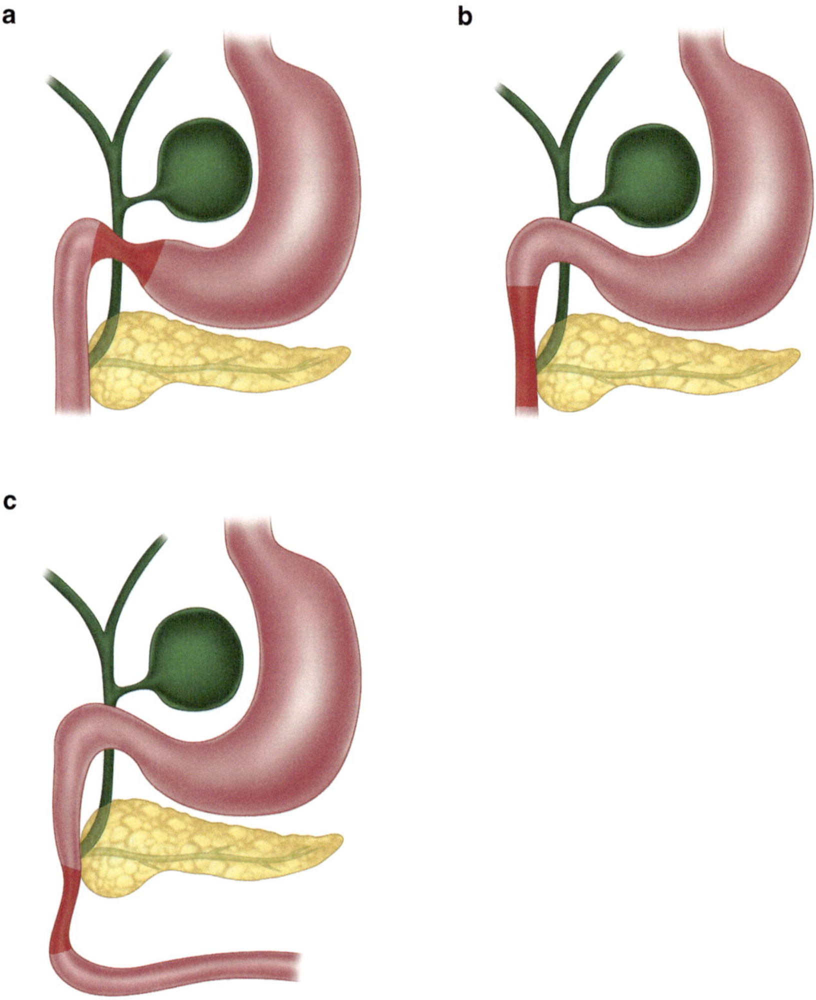

Abb. 8.6 Magenausgangsobstruktion (Gastric Outlet Obstruction; GOO): (**a**) Typ 1: proximal der Papillenregion (Papilla Vateri nicht involviert); (**b**) Typ 2: Befall der Papillenregion (Papilla Vateri involviert); (**c**) Typ 3: distal der Papillenregion (Papilla Vateri nicht involviert)

8.2.2 Einteilung und Beurteilung der Symptomatik (Gastric outlet obstruction Score)

Die klinische Symptomatik umfasst Übelkeit, Erbrechen, epigastrische Schmerzen, abdominelle Distension und Gewichtsverlust. Selten kann durch Auskultation ein sogenannter „Succussion Splash" als spritzenden Geräusches nachgewiesen

Tab. 8.3 Gastric Outlet Obstruction Score (GOOS)

GOOS 0	Keine orale Ernährung möglich
GOOS 1	Nur flüssige Kost möglich
GOOS 2	Nur breiige Kost möglich
GOOS 3	Ballaststoffarme oder Vollkost möglich, Retention von Nahrung im Magen
GOOS 4	Vollständig normale Nahrungszufuhr, keine Retention von Nahrung im Magen

werden, welches den Übertritt von Flüssigkeiten über die Striktur widerspiegelt (Noor et al. 2011). Die objektive Beurteilung der oralen Nahrungsaufnahme erfolgt anhand des Gastric Outlet Obstruction Scores (GOOS), ein von Adler et al. 2002 entwickeltes Punktesystems (Tab. 8.3). Um auch der postinterventionellen und postoperativen regelrechten Nahrungsaufnahme Rechnung zu tragen, wurde der etablierte Score in einzelnen Arbeiten eine weitere Stufe (normale Nahrungszufuhr, keine Nahrungsreste im Magen; Adler und Baron 2002).

8.2.3 Diagnostik

Die Diagnose einer Magenausgangsobstruktion kann durch eine obere gastrointestinale Kontrastdarstellung oder eine Computertomografie gesichert werden. Diese bildgebenden Verfahren ermöglichen die genaue Lokalisierung der Obstruktion, jedoch nicht immer die Identifikation der zugrunde liegenden Ursache. Somit ist die Ösophago-Gastro-Duodenoskopie das wichtigste diagnostische Verfahren, da so eine direkte Beurteilung des Stenosegrades, der Lokalisation und der Pathologie der Obstruktion möglich wird. Zudem können und sollten in gleicher Sitzung Biopsien für eine weitere histologische Differenzierung entnommen werden. Eine Magenausgangsobstruktion wird bestätigt, wenn die Striktur nicht oder nur unter Druck mit einem 9- bis 11-mm-Endoskop passiert werden kann (Milosavljevic et al. 2011).

8.2.4 Endoskopische Therapieverfahren

Zur symptomatischen Primärtherapie der GOO sollte frühzeitig eine nasogastrale Sonde zur Dekompression des meist distendierten und flüssigkeitsgefüllten Magen eingelegt und durch eine intravenöse Flüssigkeitssubstitution mit eventuellem Elektrolytausgleich kombiniert werden.

Bei Patienten mit einer benignen Magenausgangsobstruktion liegt die Gesamtprävalenz einer Helicobacter-pylori-Infektion bei 69 %, sodass in diesem Kollektiv als kausale Therapie eine Eradikationstherapie eingeleitet werden sollte. Trotz Ausschöpfen der konservativen Therapiemaßnahmen erfordert die Mehrzahl der Patienten eine definitive endoskopische oder sogar chirurgische Therapie (Gisbert et al. 2002).

Die endoskopische Therapieverfahren verfolgen dabei zwei grundsätzliche Therapieziele, die im Weiteren genauer behandelt werden:

1. Endoluminale Passage: Erweiterung und Sicherstellen des Lumens der Striktur, um die endoluminale Nahrungspassage zu gewährleisten.
2. Transluminale Dekompression: Umgehung der bestehenden Striktur, ohne die Striktur selbst zu behandeln.

8.2.4.1 Endoluminale Passage

Dilatation

Bei der Ballondilatation wird mit einem Endoskop die Striktur eingestellt und anschließend mit einem designierten Dilatationsballon, in Abhängigkeit der Pathoanatomie mit oder ohne Führungsdraht, sondiert. Bei korrekter Ballonlage innerhalb des Zentrums der Striktur wird der Dilatationsballon über eine Druckspritze bis zum gewünschten Durchmesser schrittweise, meist 3-stufig für etwa 2 min bis zum vollständigen Verstreichen der Taillierung expandiert. Sollte die Striktur endoskopisch nicht passierbar sein, kann eine Lagekontrolle des Ballons unter Durchleuchtung hilfreich sein.

Für benigne Ursachen der GOO liegt die unmittelbare Erfolgsrate der endoskopischen Ballondilatation zwischen 80 % und 100 %, wobei die häufigsten Komplikationen Perforationen und Blutungen sind bei allerdings hoher Rezidivrate (Cherian et al. 2007; Hamzaoui et al. 2015). Die Verwendung größerer Ballons kann die Rezidivrate senken, ist jedoch mit einem erhöhten Risiko für Komplikationen, insbesondere Perforationen, verbunden. Patienten, die Helicobacter pylori-positiv sind und eine Eradikationstherapie erhalten, haben eine geringere Komplikationsrate (Lam et al. 2004).

Kochhar et al. untersuchten retrospektiv die Wirksamkeit der endoskopischen Ballondilatation zur Behandlung der Magenausgangsobstruktion. Sie kamen zu dem Schluss, dass das Verfahren bei peptischen Ulzera und Verätzungen effektiv ist, jedoch nicht bei Obstruktionen infolge einer chronischen Pankreatitis. Um die Erfolgsrate der Ballondilatation weiter zu verbessern, wurden zusätzliche Techniken wie die intraläsionale Kortikosteroid-Injektion oder endoskopische Inzision erprobt. Allerdings fehlen im Gegensatz zum ösophagealen Einsatz bislang belastbare klinische Daten zur Wirksamkeit dieser Verfahren (Kochhar und Kochhar 2010).

Studien zur Langzeiteffektivität der endoskopischen Ballondilatation zeigen, dass im Durchschnitt 1,5–3 Dilatationssitzungen erforderlich sind, um die Rezidivrate zu senken. Die empfohlene Ballongröße liegt bei 15 mm. Die kurzfristige Erfolgsrate ist mit nahezu 100 % sehr hoch, jedoch ist mit 30 % der Fälle in hohes Rezidivrisiko zu verzeichnen (Zare et al. 2019; Solt et al. 2003).

Bei der malignen GOO hat die Ballondilatation für einen langfristigen Therapieerfolg nur einen untergeordneten Stellenwert aufgrund der hohen Rezidivrate durch die weiter fortschreitende Tumorproliferation. Allerdings kann die Dilatation genutzt werden, um initial Platz zu schaffen für die nachfolgende Applikation endoluminaler Stents.

Endoluminale Stenttherapie

Die Platzierung eines endoluminalen SEMS gilt als eine der effektivsten endoskopischen Behandlungsoptionen für die maligne GOO. Durch das Einsetzen eines Stents kann die Lumendurchgängigkeit wiederhergestellt und somit die Obstruktionssymptomatik rasch gelindert werden. Studien zeigen, dass der klinische Erfolg einer SEMS-Implantation in 80–90 % der Fälle erreicht wird, was eine deutliche Verbesserung der Nahrungsaufnahme ermöglicht (Halsema et al. 2015; Minata et al. 2016). Im Vergleich zu chirurgischen Verfahren bietet die Stenttherapie mehrere Vorteile, darunter eine geringere Morbidität, eine verkürzte Krankenhausverweildauer und eine schnellere Erholung.

Allerdings werden als häufigste Komplikationen eine Stentmigration, Okklusion durch Tumorwachstum oder Nahrungsreste sowie in seltenen Fällen Perforationen durch den konstanten radiären Druck auf die Wandung des GI-Traktes beobachtet (Halsema et al. 2015; Johnson et al. 2019). Daher ist eine sorgfältige Patientenauswahl sowie das geeignete Timing der Stentimplantation entscheidend, um Komplikationen zu minimieren und den maximalen palliativen Nutzen zu erzielen.

Die Perforation als Hauptkomplikation kann weitgehend durch Verzicht auf vorherige Aufdehnung vermieden werden. Bei Tumorinfiltration des Stents oder Tumorüberwucherung der freien Enden kann ein zweiter Stent implantiert werden (Schiefke et al. 2003). Im Falle einer Koinzidenz von biliärer Striktur und maligner Duodenalstenose, wie sie gelegentlich bei Pankreaskopfkarzinomen auftreten, ist die kombinierte Anlage von SEMS möglich (Mutignani et al. 2007; Maire et al. 2006). Aufgrund der großen technischen Herausforderung sollten diese Eingriffe allerdings endoskopischen Zentren überlassen werden. Auch wenn die Durchführung einer Chemotherapie nach SEMS-Anlage zu einer erhöhten Migrationsrate führt, erlaubt die chemotherapeutische Behandlung die Erhaltung einer verbesserten Durchgängigkeit der Metallprothesen (Kim et al. 2007).

Ablationsverfahren (Radiofrequenzablation und Kryoablation)

Die bereits beschriebenen lokale Ablationsverfahren der Radiofrequenzablation (RFA) und der Kryotherapie gewinnen auch in der Behandlung der malignen GOO als ergänzende Methoden an Bedeutung. Nach technisch erfolgreiche endoluminaler Tumorreduktion kann ergänzend eine Stentplatzierung erfolgen und so die klinische Effektivität der Behandlung erhöhen (Chang 2019). Studien zeigen, dass RFA eine signifikante Tumorverkleinerung bewirken kann, wodurch die Magenentleerung verbessert und die Symptome gelindert werden (Papanikolaou und Siersema 2022).

Auch die Kryotherapie hat sich als vielversprechendes Verfahren in der palliativen Therapie erwiesen, insbesondere bei Patienten mit oberflächlichen Tumorstrukturen oder wenn eine Radiofrequenzablation nicht durchgeführt werden kann. Erste Studienergebnisse zeigen, dass die Kryotherapie eine signifikante Lumeneröffnung und lokale Tumorkontrolle erzielt, die mit einer geringen Komplikationsrate einhergeht (Minata et al. 2016; Papanikolaou und Siersema 2022).

8.2.4.2 Transluminale Dekompression

PEG-Implantation

Eine weitere palliative Option bei malignen Magenausgangsobstruktion ist die **Dekompression des Magens mittels einer perkutanen endoskopischen Gastrostomie (PEG) als Ablaufsonde.** Diese Methode wird vor allem bei Patienten mit ausgeprägter Magenstauung und erheblichem Erbrechen angewendet. Die Platzierung einer PEG-Sonde kann die Magenentleerung erleichtern und somit zu einer Verbesserung der Symptomatik führen (Fonseca und Santos 2015). Für diese Indikation muss essenziell auf größere PEG-Sonden (mind. 20 Ch, entsprechend 6,67 mm Außendurchmesser) zurückgegriffen werden, um die Funktion eines Ablaufs des Magen- oder Dünndarmsekretes über die PEG zu gewährleisten (Pinard et al. 2017).

Die PEG-Anlage gehört zu den am häufigsten verwendeten interventionellen Therapieverfahren in der Palliativmedizin (Holtmann et al. 2008). Neben der o. a. Nutzung als Ablaufsonde gehören Patienten mit **malignen Ösophagus- und AEG-Tumoren** sowie Patienten mit **Dysphagie** auf der Intensivstation (zur frühzeitigen enteralen Ernährung) sowie andere Schluckstörungen (z. B. nach Apoplex oder bei amyotropher Lateralsklerose [ALS]) zu den Zielgruppen einer Behandlung mittels PEG (Domagk 2010).

Bei fortgeschrittenen Tumoren in der Speiseröhre oder der Kardia, die nur noch mit einem dünnen Videoendoskop (z. B. Bronchoskop oder Kinder-Gastroskop) passiert werden können, gelingt ein Durchzug mit der (magenseitigen) PEG-Ansatzplatte nicht mehr, sodass in diesen Fällen eine **Direktpunktion mit PEG-Anlage** erfolgen kann (Freka **Pexact©**; Schaefer et al. 2017; Gkolfakis et al. 2021). Nach PEG-Anlage kann die enterale Ernährung über die perkutane Gastrostomie erfolgen (Gkolfakis et al. 2021; Sánchez-Sánchez et al. 2021). Allerdings sollte die Indikation zur PEG zu Ernährungszwecken in der Palliation individuell kritisch geprüft werden. Während beispielsweise bei Patienten in einem frühen Stadium einer nichtkurativen Erkrankung eine PEG-Anlage ein probater, vom Patienten ausdrücklich gewünschter Therapieweg sein kann, muss die Implantation einer PEG im fortgeschrittenen Stadium einer Tumorerkrankung kritisch bewerten werden (Domagk 2010; Rabeneck et al. 1997; Angus und Burakoff 2023; De Ridder et al. 2008): Eine enterale Ernährung über die PEG-Sonde verbessert bei Tumorpatienten meistens nicht das Allgemeinbefinden und verlängert nicht die Überlebenszeit. Bei der Indikationsstellung wird häufig außer Acht gelassen, dass die verminderte Aufnahme von Nahrung und Flüssigkeit Teil des natürlichen Sterbeprozesses ist (Domagk 2010; Rabeneck et al. 1997; De Ridder 2008).

Im Gegensatz zur SEMS-Platzierung wird die Schluckstörung von Sputum, unter der Patienten erheblich leiden können, durch die alleinige PEG-Anlage nicht positiv beeinflusst, was dazu führt, dass Ösophaguskarzinom-Patienten von einer Kombination aus SEMS- und PEG-Platzierung profitieren können.

Obwohl PEG-Verfahren in der Regel als sicher gelten, sind auch hier Komplikationen möglich. Neben Infektionen und Blutungen können mechanische Probleme wie eine Verlagerung oder Verstopfung der Sonde auftreten, die die Symptome der Magenausgangsobstruktion weiter verschlimmern können (Shah et al. 2018). Eine genaue Patientenselektion sowie eine sorgfältige postinterventionelle Überwachung sind essenziell, um die bestmöglichen Ergebnisse zu erzielen.

EUS-gesteuerte Dekompression

Endosonografisch gesteuerte Gastroenterostomie

Die endosonografisch gesteuerte Gastroenterostomie unter Verwendung eines lumenappositionierenden Metallstents (LAMS) ist ein minimalinvasives Verfahren zur Behandlung der benignen Magenausgangsobstruktion. Bei diesem Verfahren wird endoskopisch eine Fistel angelegt zwischen dem Magenlumen und poststenotischen, an den Magen angrenzenden Dünndarmanteilen. Da aufgrund der GOO meist die angrenzenden Dünndarmschlingen kollabiert sind, müssen diese im ersten Schritt entweder durch eine EUS-gesteuerte Punktion oder durch die Anlage nasojejunaler Sonde, die die GOO überbrücken, mit Flüssigkeit aufgespritzt werden. Erst dann ist endosonografisch ein paragastrales Ziel zu visualisieren. Anschließend erfolgt mit einem therapeutischen Echoendoskop die Implantation eines LAMS mit einem Innendurchmesser von 15 oder 20 mm (Abb. 8.7). Die genaue Lokalisierung der Stenose spielt eine entscheidende Rolle für die Indikationsstellung dieser Technik (Storm et al. 2017; Ziogas et al. 2024).

Chen et al. untersuchten retrospektiv die Wirksamkeit der endosonografisch-gesteuerten Gastroenterostomie bei der Behandlung der benignen Magenausgangsobstruktion (Chen et al. 2018). Sie kamen zu dem Schluss, dass dieses Verfahren eine vielversprechende Therapieoption für Patienten darstellt, bei denen die endoskopische Ballondilatation nicht erfolgreich war. Die optimale Dauer der Stentplatzierung und die Notwendigkeit einer Entfernung des Stents sind weiterhin diskutierte Themen, jedoch zeigt die Methode, wenn sie von erfahrenen Anwendern durchgeführt wird, eine geringe Morbidität (Chen et al. 2018).

Eine systematische Übersicht und Metaanalyse zur klinischen Effektivität der endosonografisch gesteuerten Gastroenterostomie bei der Behandlung der benignen Magenausgangsobstruktion wurde von Fan et al. durchgeführt (Fan et al. 2022). Zehn Studien mit insgesamt 297 Patienten wurden in die Analyse eingeschlossen, wobei eine klinische Erfolgsrate von 88 % und eine Komplikationsrate von 6,8 % ermittelt wurden. Die häufigsten Komplikationen waren Blutungen und abdominelle Schmerzen. Diese Untersuchung kam zu dem Schluss, dass die endosonografisch gesteuerte Gastroenterostomie ein sicheres und effektives minimalinvasives Verfahren zur Behandlung der benignen Magenausgangsobstruktion darstellt (Fan et al. 2022).

Eine weitere systematische Übersicht und Metaanalyse von Iqbal et al. zur endosonografisch-gesteuerten Therapie der Magenausgangsobstruktion umfasste 12 Studien mit 285 Patienten. Die Analyse ergab eine Erfolgsrate von 90 % bei einer Komplikationsrate von 9 %. Auch diese Studie bestätigte die Sicherheit und Effektivität der Methode zur Behandlung der Magenausgangsobstruktion (Iqbal et al. 2020).

Ein Vergleich zwischen der endosonografisch-gesteuerten Gastroenterostomie und der chirurgischen Gastroenterostomie wurde in einer systematischen Übersicht und Metaanalyse von Kumar und Mitarbeitern durchgeführt (Kumar et al.

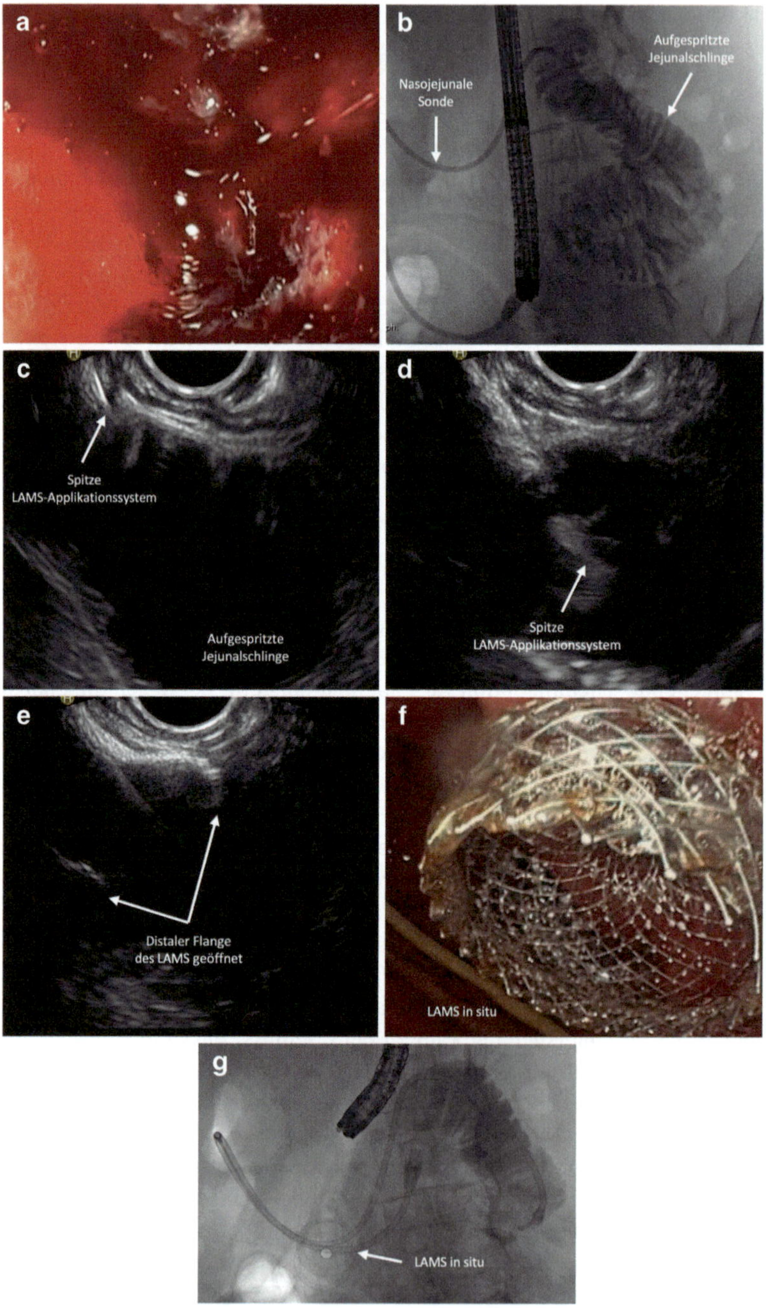

Abb. 8.7 Endosonographische (EUS) Anlage einer Gastrojejunostomie mittels Lumen-apposing Metallstent (LAMS): (**a**) Maligner Verschluß des Bulbusausgangs bei Pankreaskarzinom; (**b**) Nasojejunale poststenotisch im Jejunum, Jejunalschlinge aufgespritzt und kontrastiert; (**c**) EUS-Darstellung der aufgespritzten Jejunalschlinge mit Spitze des LAMS-Applikationssystems; (**d**) Spitze des LAMS-Applikationssystems im Zentrum des Zielareals; (**e**) Distaler Flange des LAMS geöffnet innerhalb der Jejunalschlinge; (**f**) LAMS korrekt in situ als Gastrojejunostomie; (**g**) Postinterventioneller Zustand unter Röntgenkontrolle
Endosonografisch gesteuerte Gastroenterostomie unter Verwendung eines lumenappositionierenden Metallstents (LAMS)

2022). Sie analysierten sieben Studien mit insgesamt 625 Patienten, von denen 372 eine endosonografisch-gesteuerte Gastroenterostomie und 253 eine chirurgische Gastroenterostomie erhielten. Die Studie ergab, dass die endosonografisch gesteuerte Gastroenterostomie im Vergleich zur chirurgischen Methode mit einer kürzeren Eingriffsdauer, einer geringeren Komplikationsrate und einer schnelleren Erholung assoziiert war. Die Gesamt-Erfolgsrate war in beiden Gruppen hinsichtlich der Behandlung der Magenausgangsobstruktion vergleichbar (Kumar et al. 2022).

Dieses Verfahren ist seit der Erstbeschreibung im Jahr 2012 auch für die Therapie der malignen GOO etabliert mit überzeugenden Werten für technischen und klinischen Erfolg bei gleichzeitig geringer Komplikationsrate (Watson et al. 2012; Abdallah et al. 2024). Die Gesamtwerte für klinischen Erfolg, Komplikationen, 30-Tage-Mortalität und Re-Interventionsraten der EUS-GE betrugen 90,2 % (95 % CI: 76,9–96,2), 13,3 % (95 % CI: 6,6–25,1), 0 % (95 % CI: 0,0–100,0) und 7,4 % (95 % CI: 3,2–16,1). Unerwünschte Ereignisse im Zusammenhang mit der EUS-GE scheinen mit zunehmender Erfahrung des Operateurs zu sinken.

Vergleicht man nun die Ergebnisse der endoskopischen Stenttherapie mit der endosonografischen Gastroenterostomie sowie der operativen Gastroenterostomie als weiterhin gültigem Goldstandard, lässt sich ein signifikanter Vorteil der EUS-GE nachweisen.

Eine große vergleichende Studie zur Untersuchung langfristiger Ergebnisse wurde mit 436 Patienten mit GOO aus zwei Zentren durchgeführt (EUS-GE: 232, ES: 131, SGJ: 73). Im Vergleich zu ES und SGJ zeigte die EUS-GE signifikant höhere klinische Erfolgsraten (98,3 % vs. 91,6 %, 90,4 %, $p < 0,001$) und niedrigere Reinterventionsraten (0,9 % vs. 12,2 %, 13,7 %, $p < 0,001$). Eine weitere große multizentrische retrospektive Studie mit 310 Patienten mit GOO (EUS-GE: 187, SGJ: 123) wurde durchgeführt, um EUS-GE und SGJ zu vergleichen. Zwischen den beiden Gruppen bestanden keine signifikanten Unterschiede hinsichtlich der Mortalität (48,1 % vs. 50,4 %, $p = 0,78$), der technischen Erfolgsrate (97,9 % vs. 100 %, $p = 0,15$) und der klinischen Erfolgsrate (94,1 % vs. 94,3 %, $p = 1,00$). Allerdings wiesen Patienten, die sich einer EUS-GE unterzogen hatten, niedrigere Raten an unerwünschten Ereignissen (11,9 % vs. 17,9 %, $p = 0,003$), kürzere Zeitspannen bis zur Wiederaufnahme der Chemotherapie (16,6 vs. 37,8 Tage, $p < 0,001$), eine schnellere Erholung der oralen Nahrungsaufnahme (1,4 vs. 4,1 Tage, $p < 0,001$) und eine verkürzte Krankenhausverweildauer (5,3 vs. 8,5 Tage, $p < 0,001$) auf (Abdallah et al. 2024).

Diese Studien unterstreichen den Vorteil von EUS-GE gegenüber SGJ und ES für GOO-Patienten, die mangelernährt sind oder sich in fortgeschrittenen Krankheitsstadien befinden. EUS-GE zeigt einen zunehmenden Trend zur primären Behandlung von GOO, insbesondere unter Gastroenterologen und in Hochvolumenzentren. Ihre Verfügbarkeit bleibt jedoch begrenzt, wobei die Lernkurve als Hindernis wahrgenommen wird. Darüber hinaus bestehen weiterhin Unsicherheiten hinsichtlich der Machbarkeit und Sicherheit von EUS-GE. Weitere RCT sind erforderlich, um ihre Wirksamkeit und Sicherheit insbesondere im Vergleich zur laparoskopischen oder roboterassistierten SGJ bei resektablem oder grenzwertig resektablem Pankreaskarzinom vor oder während der neoadjuvanten Chemotherapie zu validieren.

Übersicht
Die Platzierung eines endoluminalen SEMS gilt als effektive endoskopische Behandlungsoptionen für die maligne Magenausgangsstenose.

Im direkten Vergleich der endoskopischen Stenttherapie mit der endosonografischen Gastroenterostomie sowie mit der operativen Gastroenterostomie lässt sich ein signifikanter Vorteil der EUS-GE nachweisen.

Literatur

Abdallah S, Dabas MM, Morcos RK, Rehman A, Shehryar A, Orakzai A, Sivadasan M, Zia TA, Anika NN, Abushalha NB, Jameel S (2024) Comparative efficacy of endoscopic versus open surgical techniques in the management of gastric outlet obstruction: a systematic review. Cureus 16(11):e73690. https://doi.org/10.7759/cureus.73690.PMID:39677229; PMCID:PMC11646153

Abou Ali E, Belle A, Hallit R, et al (2021) Management of esophageal strictures after endoscopic resection for early neoplasia. Therap Adv Gastroenterol 14:1756284820985298.

Adler DG, Baron TH (2002) Endoscopic palliation of malignant gastric outlet obstruction using self-expanding metal stents: experience in 36 patients. Am J Gastroenterol 97(1):72–78. https://doi.org/10.1111/j.1572-0241.2002.05423.x. PMID: 11808972

Agarwalla A, Small AJ, Mendelson AH, et al (2015) Risk of recurrent or refractory strictures and outcome of endoscopic dilation for radiation-induced esophageal strictures. Surg Endosc 29(7):1903–1912.

Aintabi D, Saliares A, Berinstein E, Gunaratnam NT (2024). Effective palliative treatment of obstructive metsastatic esophageal squamous cell carcinoma for nearly 2 years with liquid nitrogen cryoablation alone. ACG Case Rep J 11(1):e01259. https://doi.org/10.14309/crj.0000000000001259

Albisser Schleger H, Pargger H, Reiter–Theil S (2008) Futility – Overtreatment at the End of Life? Reasons for Missed Cessations of Therapy in Geriatric and Critical Care Medicine. Z Palliativmed 9:67–75

Angus F, Burakoff R (2003) The percutaneous endoscopic gastrostomy tube. medical and ethical issues in placement. Am J Gastroenterol 98:272–277

Badir M (2021) Endoscopic dilation of benign post-esophagectomy anastomotic strictures: long-term outcomes and risk of recurrence. Ann Gastroenterol https://doi.org/10.20524/aog.2021.0590

Batyrbekov K, Galiakbarova A, Ualikhanov A (2024) Endoscopic bougienage of benign esophageal strictures using a bougie cap. Oncol I Radiol Kazakhstana 3(73):32–36. https://doi.org/10.52532/2663-4864-2024-3-73-32-36

Beauchamp TL, Childress JF (2001) Principles of biomedical ethics. Oxford University Press, New York

Becq A, Camus M, Rahmi G, de Parades V, Marteau P, Dray X (2015) Emerging indications of endoscopic radiofrequency ablation. United European Gastroenterol J. 3(4):313–324. https://doi.org/10.1177/2050640615571159.PMID:26279839;PMCID:PMC4528204

Bi Y, Ren J, Han X (2023) Long-term outcomes of large balloon dilatation for benign anastomotic stricture following surgical resection of esophageal cancer. Medicine 102(34):e34766. https://doi.org/10.1097/md.0000000000034766

Brunetaud JM, Maunoury V, Cochelard D (1997) Lasers in digestive endoscopy. J Biomed Opt 2(1):42. https://doi.org/10.1117/12.259675

Burr N, Everett S (2019) Management of benign oesophageal strictures. Frontline Gastroenterol 10(2):177–181. https://doi.org/10.1136/flgastro-2018-101075

Chang KJ (2019) Endoscopic foregut surgery and interventions: the future is now. The state-of-the-art and my personal journey. World J Gastroenterol 25(1):1–41. https://doi.org/10.3748/wjg.v25.i1.1. PMID: 30643356; PMCID: PMC6328959

Chen YI, James TW, Agarwal A, Baron TH, Itoi T, Kunda R, Nieto J, Bukhari M, Gutierrez OB, Sanaei O, Moran R, Fayad L, Khashab MA (2018) EUS-guided gastroenterostomy in management of benign gastric outlet obstruction. Endosc Int Open 6(3):E363–E368. https://doi.org/10.1055/s-0043-123468. Epub 2018 Mar 7. Erratum in: Endosc Int Open. 2018 Mar;6(3):C3. https://doi.org/10.1055/a-0747-0202. PMID: 29527559; PMCID: PMC5842065

Chen M, Pennathur A, Luketich JD (2006) Role of photodynamic therapy in unresectable esophageal and lung cancer. Lasers Surg Med 38(5):396–402. https://doi.org/10.1002/lsm.20364

Cherian PT, Cherian S, Singh P (2007) Long-term follow-up of patients with gastric outlet obstruction related to peptic ulcer disease treated with endoscopic balloon dilatation and drug therapy. Gastrointest Endosc 66(3):491–497. https://doi.org/10.1016/j.gie.2006.11.016. Epub 2007 Jul 20 PMID: 17640640

De Ridder M (2008) Medizin am Lebensende: Sondenernährung steigert nur selten die Lebensqualität. Deutsches Ärzteblatt 105:449–451

Dhaliwal A, Saghir SM, Mashiana HS, Braseth A, Dhindsa BS, Ramai D, Taunk P, Gomez-Esquivel R, Dam A, Klapman J, Adler DG (2022) Endoscopic cryotherapy: Indications, techniques, and outcomes involving the gastrointestinal tract. World J Gastrointest Endosc. 14(1):17–28. https://doi.org/10.4253/wjge.v14.i1.17.PMID:35116096;PMCID:PMC8788170

Didden P, Spaander MC, Bruno M, Kuipers EJ (2013). Esophageal stents in malignant and benign disorders. Curr Gastroenterol Rep 15(4). https://doi.org/10.1007/s11894-013-0319-3

Domagk D (2010) Operative-endoskopische Techniken. In Pott G, Domagk D, Holtmann M, Sahm S (Hrsg) Palliativmedizinische Gastroenterologie: Diagnostik und Symptomkontrolle. Schattauer Verlag

Eickhoff A, Jakobs R, Schilling D, Hartmann D, Weickert U, Enderle MD, Eickhoff JC, Riemann JF (2007) Prospective nonrandomized comparison of two modes of argon beamer (APC) tumor desobstruction: effectiveness of the new pulsed APC versus forced APC. Endoscopy 39:637–642

Eluri S, Kaul V, Sharma N, Gordon SR, Kachaamy T, Smallfield G, … Shaheen NJ (2020) Efficacy of palliative liquid nitrogen spray cryotherapy in curbing progression of dysphagia in esophageal cancer. J Clin Oncol 38(4_suppl):400–400. https://doi.org/10.1200/jco.2020.38.4_suppl.400

Estifan E, Cavanagh Y, Grossman M (2019) Hybrid argon plasma coagulation therapy for early esophageal squamous cell carcinoma. Am J Gastroenterol 114(1):S1186–S1187. https://doi.org/10.14309/01.ajg.0000598064.91084.c0

Ezoe Y, Muto M, Horimatsu T et al (2011) Efficacy of preventive endoscopic balloon dilation for esophageal stricture after endoscopic resection. J Clin Gastroenterol 45(3):222–227

Fan W, Tan S, Wang J, Wang C, Xu H, Zhang L, Liu L, Fan Z, Tang X (2022) Clinical outcomes of endoscopic ultrasound-guided gastroenterostomy for gastric outlet obstruction: a systematic review and meta-analysis. Minim Invasive Ther Allied Technol 31(2):159–167. https://doi.org/10.1080/13645706.2020.1792500. Epub 2020 Jul 16 PMID: 32672479

Flor MM, Ribeiro IB, DE Moura DTH, Marques SB, Bernardo WM, DE Moura EGH (2021) Efficacy of endoscopic topical Mitomycin C application in caustic esophageal strictures in pediatric population: a systematic review and meta-analysis of randomized controlled trials. Arq Gastroenterol 58(2):253–261. https://doi.org/10.1590/S0004-2803.202100000-38. PMID: 34231663

Fonseca J, Santos CA (2015) Percutaneous endoscopic gastrostomy with jejunal extension plus percutaneous endoscopic gastrostomy (PEG-j plus PEG) in patients with gastric/duodenal cancer outlet obstruction. Arq Gastroenterol 52(1):72–75. https://doi.org/10.1590/S0004-28032015000100015. PMID: 26017087

Fontes F, Fernandes D, Almeida A, Sá I, Dinis-Ribeiro M (2024Oct 14) Patient-reported outcomes after surgical, endoscopic, or radiological techniques for nutritional support in esophageal cancer patients: a systematic review. Curr Oncol 31(10):6171–6190. https://doi.org/10.3390/curroncol31100460.PMID:39451764;PMCID:PMC11505681

Gavrin JR (2007) Ethical considerations at the end of life in the intensive care unit. Crit Care Med 35:85–94

Gisbert JP, Llorca I, Cantero J, Pajares JM (2002) Estudio de los factores pronósticos clínicos y endoscópicos en los pacientes con hemorragia digestiva de origen gastroduodenal [Clinical and endoscopic prognostic factors in patients with bleeding peptic ulcer]. Med Clin (Barc) 118(13):481–486. Spanish. https://doi.org/10.1016/s0025-7753(02)72427-5. PMID: 11975884

Gkolfakis P, Arvanitakis M, Despott EJ et al (2021) Endoscopic management of enteral tubes in adult patients – Part 2: Peri- and post-procedural management. European Society of Gastrointestinal Endoscopy (ESGE) Guideline. Endoscopy 53:178–195

Gouda MAS (2015) Endoscopic findings in egyptian patients with oesophageal dysphagia at different age groups. Am J Int Med 3(6):224. https://doi.org/10.11648/j.ajim.20150306.12

Goyal et al (2016) Healthcare utilization and complications of endoscopic esophageal dilation in a national population. Am J Gastroenterol https://doi.org/10.14309/00000434-201610001-00463

Greenwald BD, Dumot JA, Abrams JA, Lightdale CJ, David DS, Nishioka NS, Yachimski P, Johnston MH, Shaheen NJ, Zfass AM et al (2010) Endoscopic spray cryotherapy for esophageal cancer: safety and efficacy. Gastrointest Endosc 71:686–693

Hamzaoui L, Bouassida M, Ben Mansour I, Medhioub M, Ezzine H, Touinsi H, Azouz MM (2015) Balloon dilatation in patients with gastric outlet obstruction related to peptic ulcer disease. Arab J Gastroenterol 16(3–4):121–124. https://doi.org/10.1016/j.ajg.2015.07.004. Epub 2015 Oct 3. PMID: 26440958

Hashimoto S, Kobayashi M, Takeuchi M, et al (2011) The efficacy of endoscopic triamcinolone injection for the prevention of esophageal stricture after endoscopic submucosal dissection. Gastrointest Endosc 74(6):1389–1393

Holtmann MH, Domagk D, Weber M et al (2008) Gastroenterological palliative care. Z Gastroenterol 46:712–724

Iqbal U, Khara HS, Hu Y, Kumar V, Tufail K, Confer B, Diehl DL (2020) EUS-guided gastroenterostomy for the management of gastric outlet obstruction: a systematic review and meta-analysis. Endosc Ultrasound 9(1):16–23. https://doi.org/10.4103/eus.eus_70_19. PMID: 31898587; PMCID: PMC7038736

Jahann DA, Shami VM (2018) Endoscopic management of esophageal strictures. Clin Gastroenterol 143–153. https://doi.org/10.1007/978-3-319-62993-3_12

Johnson HM, Anciano CJ, Laks S (2019) Esophageal perforation secondary to malignant gastric outlet obstruction: a case report. World J Surg Oncol. 17(1):36. https://doi.org/10.1186/s12957-019-1576-x.PMID:30782160;PMCID:PMC6381626

Jox R, Krebs M, Reiter–Theil S, Borasio G (2006) Umstellung von kurativer zu palliativer Therapie auf Intensivstationen: eine Umfrage unter Ärzten und Pflegekräften. Palliativmedizin 7:105

Jox R, Reiter–Theil S, Borasio G. Decisions to withhold or withdraw life-sustaining treatment in intensive care units. Results of a multiprofessional survey at a University hospital. Research Forum

Kachaamy T, Prakash R, Kundranda M, Batish R, Weber J, Hendrickson S, Yoder L, Do H, Magat T, Nayar R, et al (2018) Liquid nitrogen spray cryotherapy for dysphagia palliation in patients with inoperable esophageal cancer. Gastrointest. Endosc 88:447–455

Kang Y (2019) A review of self-expanding esophageal stents for the palliation therapy of inoperable esophageal malignancies. Biomed Res Int 4(2019):9265017. https://doi.org/10.1155/2019/9265017.PMID:31080835;PMCID:PMC6475558

Kawada K, Kawano T, Nagai K, Nishikage T, Nakajima Y, Ogiya K, … Kawachi H (2008) Argon plasma coagulation for local recurrence of squamous cell carcinoma of the esophagus after endoscopic mucosal resection: technique and outcome. Esophagus 5(1):27–32. https://doi.org/10.1007/s10388-007-0142-8

Kim JH, Song HY, Shin JH et al (2007) Metallic stent placement in the palliative treatment of malignant gastroduodenal obstructions: prospective evaluation of results and factors influencing outcome in 213 patients. Gastrointest Endosc 66(2):256–264

Kochhar R, Kochhar S (2010) Endoscopic balloon dilation for benign gastric outlet obstruction in adults. World J Gastrointest Endosc. 2(1):29–35. https://doi.org/10.4253/wjge.v2.i1.29.PMID:21160676;PMCID:PMC2998862

Koop AH, Palmer WC, Stancampiano FF (2019) Gastric outlet obstruction: a red flag potentially manageable. Clevel Clin J Med 86(5):345–353

Kozarek RA (2003) Endoscopic palliation of esophageal malignancy. Endoscopy 35(8):S9-13. https://doi.org/10.1055/s-2003-41538

Kumar A, Chandan S, Mohan BP, Atla PR, McCabe EJ, Robbins DH, Trindade AJ, Benias PC (2022) EUS-guided gastroenterostomy versus surgical gastroenterostomy for the management of gastric outlet obstruction: a systematic review and meta-analysis. Endosc Int Open 10(4):E448–E458. https://doi.org/10.1055/a-1765-4035.PMID:35433208;PMCID:PMC9010090

Lal P, Thota PN (2018) Cryotherapy in the management of premalignant and malignant conditions of the esophagus. World J Gastroenterol 24(43):4862–4869. https://doi.org/10.3748/wjg.v24.i43.4862.PMID:30487696;PMCID:PMC6250921

Lam YH, Lau JY, Fung TM, Ng EK, Wong SK, Sung JJ, Chung SS (2004) Endoscopic balloon dilation for benign gastric outlet obstruction with or without Helicobacter pylori infection. Gastrointest Endosc 60(2):229–233. https://doi.org/10.1016/s0016-5107(04)01569-x. PMID: 15278050

Langerman A, Stenson KM, Ferguson MK (2010) Retrograde endoscopic-assisted esophageal dilation. J Gastrointest Surg 14(7):1186–1189.

Li Z, Kong X, Zhang R, Yao J, Li C, Han X, … Ji F (2022) Laparoscopic antireflux surgery or ppis in the management of reflux-related esophageal stricture. Surg Endosc 37(2):1077–1085. https://doi.org/10.1007/s00464-022-09564-5

Lightdale CJ, Heier SK, Marcon NE, McCaughan JS, Gerdes H, Overholt BF, Sivak MV Jr, Stiegmann GV, Nava HR (1995) Photodynamic therapy with porfimer sodium versus thermal ablation therapy with nd:yag laser for palliation of esophageal cancer: a multicenter randomized trial. Gastrointest Endosc 42(6):507–512. https://doi.org/10.1016/s0016-5107(95)70002-1

Lu Y, Chung C, Liu C, Shueng P, Wu L, Hsu C, … Hsieh C (2018) Esophageal metal stents with concurrent chemoradiation therapy for locally advanced esophageal cancer: safe or not? Oncologist 23(12):1426–1435. https://doi.org/10.1634/theoncologist.2017-0646

Lundell L, Leth R, Lind T, Lönroth H, Sjövall M, Olbe L (1989) Palliative endoscopic dilatation in carcinoma of the esophagus and esophagogastric junction. Acta Chir. Scand. 155:179–184.

Ma X, Zhang X, Li B, Zhu T, Ma T, Zhang X, … Qu B (2022) Endoscopic stricturotomy in the treatment of refractory esophageal anastomotic strictures. Dysphagia 38(2):650–656. https://doi.org/10.1007/s00455-022-10495-5

Maire F, Hammel P, Ponsot P et al (2006) Long-term outcome of biliary and duodenal stents in palliative treatment of patients with unresectable adenocarcinoma of the head of pancreas. Am J Gastroenterol 101(4):735–742

Milosavljevic T, Kostić-Milosavljević M, Jovanović I, Krstić M (2011) Complications of peptic ulcer disease. Dig Dis 29(5):491–493. https://doi.org/10.1159/000331517. Epub 2011 Nov 16 PMID: 22095016

Minata MK, Bernardo WM, Rocha RS, Morita FH, Aquino JC, Cheng S, Zilberstein B, Sakai P, de Moura EG (2016) Stents and surgical interventions in the palliation of gastric outlet obstruction: a systematic review. Endosc Int Open 4(11):E1158–E1170. https://doi.org/10.1055/s-0042-115935. Epub 2016 Oct 28. PMID: 27857965; PMCID: PMC5111833

Mönkemüller K, Kalauz M, Fry L (2009) Endoscopic dilation of benign and malignant esophageal strictures, 91–105. https://doi.org/10.1159/000258352

Mutignani M, Tringali A, Shah SG et al (2007) Combined endoscopic stent insertion in malignant biliary and duodenal obstruction. Endoscopy 39(5):440–447

Noor MT, Dixit P, Kochhar R, Nagi B, Dutta U, Singh K, Poornachandra KS (2011) NSAIDs-related pyloroduodenal obstruction and its endoscopic management. Diagn Ther Endosc 2011:967957. https://doi.org/10.1155/2011/967957. Epub 2011 Jun 6. PMID: 21747657; PMCID: PMC3130975

Nozari, N. (2017). Palliation of neoplastic esophageal strictures with metallic stents. J Cancer Treat Res 5(6):86. https://doi.org/10.11648/j.jctr.20170506.11

Oprişănescu D, Bucur D, Şandru V, Nedelcu IC, Ilie M, Opriță R, …, Constantinescu G (2018) Endoscopic treatment of benign esophageal fistulas using fully-covered metallic esophageal stents. Chirurgia 113(1):108. https://doi.org/10.21614/chirurgia.113.1.108

Papanikolaou IS, Siersema PD (2022) Gastric outlet obstruction: current status and future directions. Gut Liver 16(5):667–675. https://doi.org/10.5009/gnl210327. Epub 2022 Mar 22. PMID: 35314520; PMCID: PMC9474481

Park J-H, Kim KY, Song H-Y, et al (2018) Radiation-induced esophageal strictures treated with fluoroscopic balloon dilation: clinical outcomes and factors influencing recurrence in 62 patients. Acta Radiol 59(3):313–321

Pinard KA, Goring TN, Egan BC et al (2017) Drainage percutaneous endoscopic gastrostomy for malignant bowel obstruction in gastrointestinal cancers: prognosis and implications for timing of palliative intervention. J Palliat Med 20:774–778

Rabeneck L, McCullough LB, Wray NP (1997) Ethically justified, clinically comprehensive guidelines for percutaneous endoscopic gastrostomy tube placement. Lancet 349:496–498

Robles-Medrand C, Oleas R, Alvarado-Escobar H, Puga-Tejada M, Baquerizo-Burgos R, Pitanga-Lukashok H (2019) Treating simple benign esophageal strictures with Savary-Gilliard dilators: is the rule of three still necessary? Arquivos de gastroenterologia (2019) https://doi.org/10.1590/s0004-2803.201900000-21

Rodrigues-Pinto E, Pereira P, Coelho R, Andrade P, Ribeiro A, Lopes S, Moutinho-Ribeiro P, Macedo G (2017) Outcome and risk factors assessment for adverse events in advanced esophageal cancer patients after self-expanding metal stents placement. Dis Esophagus 30(3):1–6. https://doi.org/10.1111/dote.12467

Roşianu C, Hoară P, Achim F, Bîrlă R, Bolocan A, Mohssen A, … Constantinoiu S (2023) The use of esophageal stents in the management of postoperative fistulas – current status, clinical outcomes and perspectives – review. Life 13(4):966. https://doi.org/10.3390/life13040966

Rupiński M, Zagórowicz E, Reguła J, Fijuth J, Kraszewska E, Polkowski M, … Butruk E (2011) Randomized comparison of three palliative regimens including brachytherapy, photodynamic therapy, and apc in patients with malignant dysphagia (consort 1a; revised ii). Am J Gastroenterol 106(9):1612–1620. https://doi.org/10.1038/ajg.2011.178

Rupinski M, Zagorowicz E, Regula J, Fijuth J, Kraszewska E, Polkowski M, Wronska E, Butruk E (2011) Randomized comparison of three palliative regimens including brachytherapy, photodynamic therapy, and APC in patients with malignant dysphagia (CONSORT 1a; Revised II). Am J Gastroenterol 106:1612–1620

Sánchez-Sánchez E, Ruano-Álvarez MA, Díaz-Jiménez J, Díaz AJ, Ordonez FJ (2021) Enteral nutrition by nasogastric tube in adult patients under palliative care: a systematic review. Nutrients 13:1562–1570

Schaefer H, Vivaldi C, Herbold T et al (2017) Percutaneous endoscopic gastrostomy in direct puncture technique: when, why and how? Dig Surg 34:52–59

Schembre D (2010) Advances in esophageal stenting: the evolution of fully covered stents for malignant and benign disease. Adv Ther 27(7):413–425. https://doi.org/10.1007/s12325-010-0042-5

Schiefke I, Zabel-Langhennig A, Wiedmann M et al (2003) Self-expandable metallic stents for malignant duodenal obstruction caused by biliary tract cancer. Gastrointest Endosc 58(2):213–219

Shah J, Sunkara T, Yarlagadda KS, Rawla P, Gaduputi V (2018) Gastric outlet and duodenal obstruction as a complication of migrated gastrostomy tube: report of two cases and literature review. Gastroenterology Res 11(1):71–74. https://doi.org/10.14740/gr954w. Epub 2018 Feb 23. PMID: 29511412; PMCID: PMC5827908

Shim (2012) Role of metallic stents in benign esophageal stricture. https://doi.org/10.1117/12.2004508

Solt J, Bajor J, Szabó M, Horváth OP (2003) Long-term results of balloon catheter dilation for benign gastric outlet stenosis. Endoscopy 35(6):490–495. https://doi.org/10.1055/s-2003-39664. PMID: 12783346

Spaander MCW, van der Bogt RD, Baron TH, Albers D, Blero D, de Ceglie A, Conio M, Czakó L, Everett S, Garcia-Pagán JC, Ginès A, Jovani M, Repici A, Rodrigues-Pinto E, Siersema PD, Fuccio L, van Hooft JE (2021Jul) Esophageal stenting for benign and malignant disease: European Society of Gastrointestinal Endoscopy (ESGE) Guideline – Update 2021. Endoscopy 53(7):751–762. https://doi.org/10.1055/a-1475-0063. Epub 2021 Apr 30 PMID: 33930932

Sreenarasimhaiah J (2016) Endoscopic applications of cryospray ablation therapy-from barrett's esophagus and beyond. World J Gastrointest Endosc 8(16):546. https://doi.org/10.4253/wjge.v8.i16.546

Stepanov Y, Babii O, Shevchenko B, Tarabarov S (2022) Endoscopic stenting for stenosing cancer and digestive canal structures. Gastroenterology 55(3):180–190. https://doi.org/10.22141/2308-2097.55.3.2021.241588

Storm AC, Ryou M (2017) Advances in the endoscopic management of gastric outflow disorders. Curr Opin Gastroenterol 33(6):455–460. https://doi.org/10.1097/MOG.0000000000000403

Su P (2021) Endoscopic bougie dilation combined with bleomycin injection is effective for benign esophageal anastomotic stricture. Jpn J Gastroenterol Hepatol 06(01). https://doi.org/10.47829/jjgh.2021.6103

Tai LIC, Anand G, Singh SP (2023) Esophagogastrectomy for long-segment recurrent esophageal stricture following hyperemesis gravidarum. Cureus. https://doi.org/10.7759/cureus.42489

Takahashi H, Arimura Y, Okahara S, et al (2015) A randomized controlled trial of endoscopic steroid injection for prophylaxis of esophageal stenoses after extensive endoscopic submucosal dissection. BMC Gastroenterol 15:1.

Van Halsema EE, Rauws EA, Fockens P, van Hooft JE (2015) Self-expandable metal stents for malignant gastric outlet obstruction: a pooled analysis of prospective literature. World J Gastroenterol 21(43):12468–12481. https://doi.org/10.3748/wjg.v21.i43.12468.PMID:26604654; PMCID:PMC4649130

Vermeulen BD, Siersema PD (2018) Esophageal stenting in clinical practice: an overview. Curr Treat Options Gastroenterol 16(2):260–273. https://doi.org/10.1007/s11938-018-0181-3

Wang X, Chen H, Sun Q, Li M, Xu M, Sun T, … Fan C (2025) Global trends and research hotspots in esophageal strictures: a bibliometric study. World J Gastrointest Surg 17(3). https://doi.org/10.4240/wjgs.v17.i3.100920

Watson RR, Braver JM, Thompson CC (2012) EUS-guided transgastric upper GI series for the evaluation of the defunctionalized stomach after gastric bypass. Gastrointest Endosc 76(1):219–220

Wen J, Lu Z, Yang Y et al (2014) Preventing stricture formation by covered esophageal stent placement after endoscopic submucosal dissection for early esophageal cancer. Dig Dis Sci 59(3):658–663

Włodarczyk J, Kużdżał J (2018) Stenting in palliation of unresectable esophageal cancer. World J Surg 42(12):3988–3996. https://doi.org/10.1007/s00268-018-4722-7

Yoda Y, Yano T, Kaneko K, et al (2012) Endoscopic balloon dilatation for benign fibrotic strictures after curative nonsurgical treatment for esophageal cancer. Surg Endosc 26(10):2877–2883

Zare E, Raeisi H, Honarvar B, Lankarani KB (2019) Long-term results of endoscopic balloon dilatation for gastric outlet obstruction caused by peptic ulcer disease. Middle East J Dig Dis 11(4):218–224. https://doi.org/10.15171/mejdd.2019.152. Epub 2019 Nov 5. PMID: 31824625; PMCID: PMC6895853

Zhang J, Zhang L, Wu Q, Zhang J, Zhou Z, Wu Y, … Xu Z (2008) Palliative endoscopic therapy for cancer patients with esophageal fistula. Chin J Cancer Res 20(1):53–56. https://doi.org/10.1007/s11670-008-0053-9

Zhang Z, Xu J, Xu J, Xu M, Chen S, Zhong Y, … Zhou P (2022) Endoscopic radial incision versus endoscopic balloon dilation as initial treatments of benign esophageal anastomotic stricture. J Gastroenterol Hepatol 37(12):2272–2281. https://doi.org/10.1111/jgh.16005

Zhou W, Song H, Park J, Shin JH, Kim JH (2015) Stent placement in benign esophageal strictures. Int J Gastrointest Interv 4(2):69–75. https://doi.org/10.18528/gii1400020

Ziogas D, Vasilakis T, Kapizioni C, Koukoulioti E, Tziatzios G, Gkolfakis P, Facciorusso A, Papanikolaou IS (2024) Revealing insights: a comprehensive overview of gastric outlet obstruction management, with special emphasis on EUS-guided gastroenterostomy. Med Sci (Basel). 12(1):9

Endoskopische Interventionen bei akuten und chronischen Blutungen

9

Mark Ellrichmann und Dirk Domagk

9.1 Einleitung

Gastrointestinale Blutungen (GIB) stellen eine häufige und potenziell lebensbedrohliche Notfallsituation dar, die ein breites Spektrum an Ursachen und klinischen Manifestationen, von okkulten Blutverlusten mit laborchemisch nachweisbarer Anämie bis hin zu massiven akuten Blutungen mit hämodynamischer Instabilität aufweisen können. Dabei lassen sich die Blutungen anatomisch in obere, proximal des Treitz-Bandes, mittlere, Jejunum und Ileum, und untere GIB, ab Ileocoecalklappe, unterteilen.

Epidemiologische Daten zeigen, dass Blutungen des oberen Gastrointestinaltraktes (GI-Trakt) mit 60–70 % aller GI-Blutungsereignissen den Großteil der klinisch relevanten GI-Blutungen ausmachen mit einer geschätzten Inzidenz von 50–150 Fällen pro 100.000 Personen und Jahr (Glaser 2013; Blocksom et al. 2004). Demgegenüber treten untere GI-Blutungen seltener auf und machen ungefähr 20–30 % der Fälle aus. Blutungen aus dem mittleren GI-Trakt – definiert als Blutungen distal des Treitz-Bandes bis zur Ileocoecalklappe, die außerhalb der Reichweite der konventionellen oberen Endoskopie liegen, aber noch proximal zum Kolon

M. Ellrichmann
Universitätsklinik für Innere Medizin III, Gastroenterologie, Hepatologie, Stoffwechselmedizin, Nieren- und Hochdruckerkrankungen; Klinikum Oldenburg AöR; Universitätsmedizin Oldenburg, Oldenburg, Deutschland
E-Mail: mark.ellrichmann@uni-oldenburg.de

D. Domagk (✉)
Klinik für Gastroenterologie, Clemenshospital, Akademisches Lehrkrankenhaus der Universität Münster, Münster, Deutschland
E-Mail: domagkd@uni-muenster.de

© Der/die Autor(en), exklusiv lizenziert an Springer-Verlag GmbH, DE, ein Teil von Springer Nature 2026

C. G. Dietrich et al. (Hrsg.), *Gastroenterologische Palliativmedizin*,
https://doi.org/10.1007/978-3-662-70326-7_9

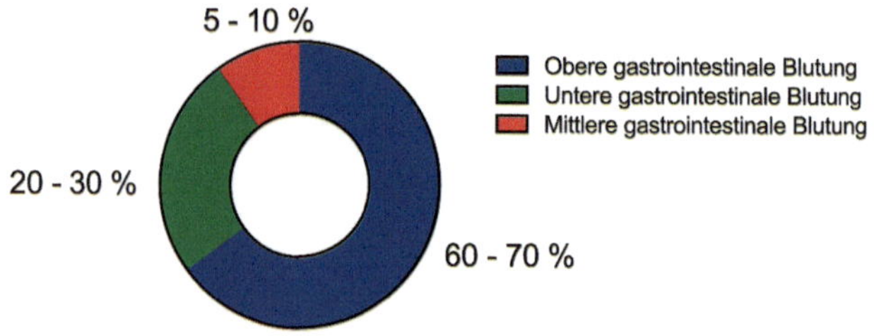

Abb. 9.1 Verteilungsmuster der gastrointestinalen Blutungen nach ihrer Lokalisation: Der überwiegende Anteil der GI-Blutungen findet sich im oberen Gastrointestinaltrakt (60 – 70 %). Deutlich seltener sind Blutungen im unteren GI-Trakt (20 – 30 %), während im mittleren GI-Trakt in nur 5 – 10 % der Fälle GI-Blutungen gefunden werden

sind – sind vergleichsweise selten und machen nur etwa 5–10 % aller gastrointestinalen Blutungen aus (Ahmed 2020). Die Unterschiede sind durch die Variabilität der zugrunde liegenden Pathologien sowie patientenspezifische Faktoren wie Alter und begleitende Medikation beeinflusst (Abb. 9.1).

Die Ätiologie gastrointestinaler Blutungen variiert entlang des GI-Trakts erheblich. Im oberen Abschnitt stellt die peptische Ulkuskrankheit trotz Fortschritten in der Eradikation von *Helicobacter pylori* und der Therapie mit Protonenpumpeninhibitoren (PPI) weiterhin die häufigste Ursache dar. Weitere häufige Ursachen sind erosive Gastritiden, Mallory-Weiss-Läsionen und Ösophagusvarizen. Von besonderer Bedeutung ist der Einsatz nichtsteroidaler Antirheumatika (NSAR) und Acetylsalihzcylsäure (ASS), die als wesentliche Risikofaktoren für die Ulkusentstehung und -blutung in diesem Bereich gelten. Zudem ist das altersabhängige Risikoprofil zu beachten: Ältere Patienten, die häufig NSAR einnehmen, zeigen ein erhöhtes Risiko für Blutungen im oberen GI-Trakt (Glaser 2013; Blocksom et al. 2004).

Des Weiteren lassen sich obere gastrointestinale Blutungen in nicht-variköse und variköse Ursachen differenzieren. Die nicht-varikösen Blutungen machen mit 80–90 % den Großteil der oberen GIB aus. Variköse Blutungen resultieren aus einer portalen Hypertension, meist infolge einer Leberzirrhose.

Blutungen im mittleren GI-Trakt sind seltener, stellen jedoch aufgrund ihrer Lokalisation eine diagnostische und auch therapeutische Herausforderung dar. Obwohl ihre Inzidenz im Vergleich zur Gesamtzahl an GI-Blutungen gering ist, ist das ätiologische Spektrum breit gefächert. Bei jüngeren Patienten sind Meckel-Divertikel und Dünndarmtumoren mögliche Ursachen, während bei älteren Menschen vorwiegend Angiodysplasien (vaskuläre Malformationen) auftreten. Weitere Ursachen wie NSAR-induzierte Dünndarmschäden erschweren die klinische Manifestation. Die oft diskrete klinische Symptomatik erfordert den Einsatz fortgeschrittener endoskopischer Techniken wie Kapselendoskopie und Enteroskopie zur genauen Lokalisation der Ursache und möglicher endoskopischer Therapien (Ahmed 2020).

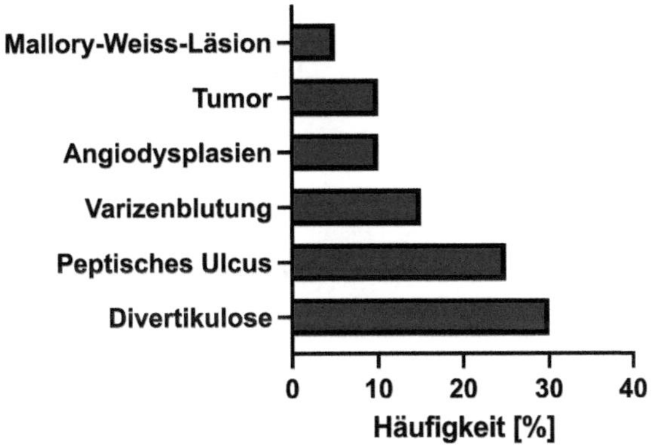

Abb. 9.2 Ursachen gastrointestinaler Blutungen nach der Häufigkeit ihres Auftreten

Untere GI-Blutungen entstehen typischerweise durch Pathologien des Kolons und Rektums. Zu den häufigsten Ursachen zählen Divertikelerkrankungen, Angiodysplasien, kolorektale Karzinome sowie chronisch-entzündliche Darmerkrankungen. Bei älteren Patienten sind Blutungen bei Divertikulose und kolischen Angiodysplasien verbreitet, was durch den häufigen Einsatz von Thrombozytenaggregationshemmern und NSAR in dieser Bevölkerungsgruppe begünstigt wird (Glaser 2013). Im Gegensatz dazu finden sich in pädiatrischen Populationen andere ätiologische Muster, wobei kolorektale Polypen und Analfissuren zu den häufigeren Ursachen zählen (Gimiga et al. 2015). In der erwachsenen Population hingegen dominieren vaskuläre und neoplastische Ursachen. Die häufigsten Ursachen unterer GIB sind Divertikelblutungen (20–50 %), Angiodysplasien (10–20 %), kolorektale Neoplasien (5–10 %) sowie anorektale Ursachen wie Hämorrhoiden (Abb. 9.2).

In der hochpalliativen Krankheitsphase muss die Indikationsstellung zur endoskopischen Hämostase genau geprüft werden: Entspricht es möglicherweise dem Willen des Patienten, im Sinne einer passiven Sterbehilfe der Krankheit ihren freien Lauf zu lassen, zumal dies ein sanftes Sterben bedeuten kann? Hier die Bedeutung des Gastroenterologen auf die endoskopisch-interventionelle Behandlung zu reduzieren, würde der Komplexität gastrointestinaler Probleme aus palliativmedizinischer Sicht nicht gerecht (Domagk und Lenz 2013). Neben der rein somatischen Ebene müssen psychosoziale, emotionale und spirituelle Bedürfnisse Berücksichtigung finden (Domagk und Lenz 2013).

In der hochpalliativen Krankheitsphase muss ärztlicherseits sehr genau überlegt werden, ob man eine Blutung in Magen oder Darm unbedingt endoskopisch stillen muss oder ob man – entsprechend dem Willen des Patienten – ein sanftes Sterben i.S. einer passiven Sterbehilfe zulässt.

Tab. 9.1 Verfahren der endoskopischen Blutstillung

Kategorie	Methode
Injektionstherapie	Natricumchlorid (NaCl) 0,9 %
	Adrenalin
	Ethanol
	Fibrin-/Thrombinpräparate
	Histoacryl (Cyanoacrylat)
Mechanische Therapie	Through-the-scope Clips (TTSC)
	Over-the-scope Clips (OTSC)
	Gummibandligatur
	Selbstexpandierende Metallstents
	Endoskopisches Nahtsystem
Thermische Therapie	Sonden-/Zangenkoagulation
	Argon-Plasma-Koagulation
	Radiofrequenz-Ablation
	Laserkoagulation
Topische Therapie	Sodium-Alginat-Pulver
	Absorbierbare Hämostyptika
	Nicht-absorbierbare Hämostyptika

Die endoskopische Blutstillung zielt auf eine sofortige Kontrolle der Blutung ab, um Morbidität und Mortalität zu senken. Je nach Blutungsursache und -lokalisation kommen unterschiedliche Verfahren zum Einsatz, die sich in vier konzeptionelle Therapieverfahren unterteilen lassen (Legros et al. 2014) (Tab. 9.1). Die verschiedenen Therapieoptionen sollen im Folgenden genauer erörtert werden.

9.2 Injektionstherapie

Die Injektionstherapie nimmt aufgrund ihrer technischen Einfachheit und unmittelbaren Effektivität eine zentrale Stellung als Erstlinientherapie in der endoskopischen Behandlung gastrointestinaler Blutungen ein. Durch die lokale Applikation unterschiedlicher Substanzen wird die Hämostase entweder über Volumenverdrängung, Vasokonstriktion oder die Induktion einer Koagulationsnekrose herbeigeführt (Jung 2016; Changela et al. 2015).

9.2.1 Adrenalin

Die Injektion von Adrenalin stellt die am weitesten verbreitete Standardtherapie dar. Sie ermöglicht durch eine rasch einsetzende Vasokonstriktion eine effektive initiale Blutstillung, mit Erfolgsraten von über 90 % (Changela et al. 2015; Wee 2011). Allerdings ist die alleinige Verwendung von Adrenalin mit einer hohen

Rezidivblutungsrate von bis zu 30 % verbunden, weshalb eine Kombination mit mechanischen oder thermischen Verfahren empfohlen wird, um eine nachhaltige Hämostase zu gewährleisten (Changela et al. 2015; Wee 2011).

9.2.2 Physiologische Kochsalzlösung (NaCl 0,9 %)

Die Injektion von physiologischer Kochsalzlösung wird gelegentlich zur Erzeugung eines Tamponadeeffektes durch mechanische Volumenverdrängung eingesetzt. Obwohl sie nur selten als Monotherapie zur Anwendung kommt, kann sie insbesondere in Kombination mit weiteren hämostatischen Techniken eine temporäre Blutstillung ermöglichen (Changela et al. 2015; Jacques et al. 2014).

9.2.3 Ethanol

Die Injektion von Ethanol führt über die Induktion einer Koagulationsnekrose zu einer Gewebefixation und Thrombosierung der betroffenen Gefäße. Aufgrund der inhärenten Risiken, insbesondere der Gefahr einer Perforation und ausgeprägter Gewebeschäden, wird Ethanol in der endoskopischen Praxis nur zurückhaltend und in ausgewählten Fällen als primäres Therapieverfahren eingesetzt (Changela et al. 2015; Jacques et al. 2014).

9.2.4 Fibrin- und Thrombinprodukte

Fibrin- und Thrombinprodukte wirken durch Initiierung der physiologischen Gerinnungskaskade und fördern die Bildung eines stabilen Fibrinthrombus an der Blutungsquelle. Besonders bei schwer zugänglichen Läsionen oder im Rahmen einer kombinierten Therapie erweisen sich diese Substanzen als wertvolle Ergänzung zur Sicherstellung einer effektiven und anhaltenden Blutstillung (Changela et al. 2015; Kim et al. 2014).

9.2.5 Histoacryl (Cyanoacrylat)

Cyanoacrylatkleber, etwa Histoacryl, haben sich insbesondere bei der endoskopischen Behandlung blutender Fundusvarizen als hochwirksam erwiesen. Durch ihre rasche Polymerisation führen sie zu einem sicheren Gefäßverschluss. Dennoch besteht ein erhebliches Risiko systemischer Embolisationen bei unsachgemäßer Applikation, sodass diese Therapieform eine sorgfältige Technik und umfassende Erfahrung des Endoskopikers voraussetzt (Jung 2016; Changela et al. 2015; Abb. 9.3).

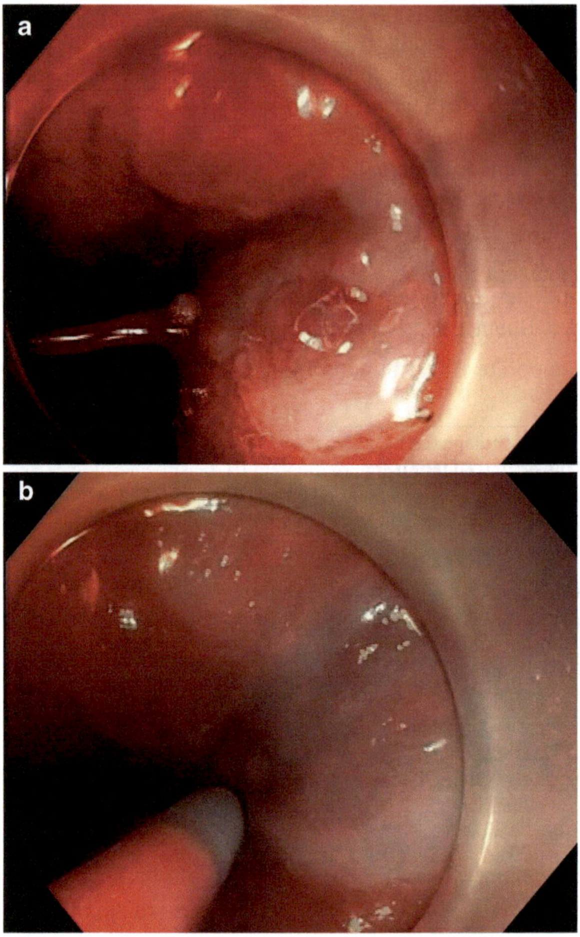

Abb. 9.3 Aktive Fundusvarizenblutung (a), die mittels Histoacryl-Injektion erfolgreich endoskopisch behandelt werden kann (b)

9.3 Mechanische Therapie

Mechanische endoskopische Verfahren haben sich in den vergangenen Jahrzehnten maßgeblich weiterentwickelt und bieten heute effektive, minimal-invasive Optionen zur Therapie variköser und nichtvariköser gastrointestinaler Blutungen durch unmittelbare Kompression oder sicheren Verschluss der Blutungsquelle (Kim et al. 2014; Xavier 2020). Die Auswahl des geeigneten Verfahrens hängt dabei von verschiedenen Faktoren ab, darunter die Erreichbarkeit der Läsion, die Intensität der Blutung, die Wanddicke des jeweiligen GI-Abschnittes sowie die Erfahrung des Endoskopikers (Friedel 2019). Mechanische Techniken können sowohl als Monotherapie als auch in Kombination mit Injektions- oder thermischen Verfahren eingesetzt werden, um eine definitive Hämostase zu erzielen, die Rezidivblutungsrate zu senken und die Notwendigkeit chirurgischer Eingriffe zu verringern (Wellington et al. 2019; Friedel 2019).

Abb. 9.4 Erfolgreiche endoskopische Hämostase im Magen mittels Hämoclip (Through-the-Scope Clip, TTSC)

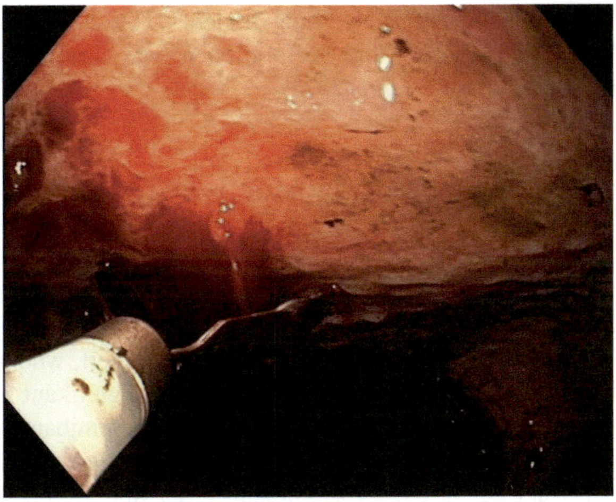

9.3.1 Through-the-Scope Clips (TTSC)

TTSC-Systeme umfassen konventionelle Clip-Applikatoren, die über den Arbeitskanal des Endoskops eingeführt werden. Aufgrund ihrer einfachen Handhabung, schnellen Applikation und vielseitigen Einsetzbarkeit sind sie breit etabliert, insbesondere bei Blutungen aus peptischen Ulzera, Mallory-Weiss-Läsionen, Dieulafoy-Läsionen sowie Blutungen nach Polypektomien (Xavier 2020). Mit initialen Erfolgsraten von über 90 % ermöglichen TTSC eine effektive mechanische Kompression des blutenden Gefäßes (Xavier 2020). Allerdings können die begrenzte Spannweite und die relativ oberflächliche Gewebserfassung bei großen Gefäßen oder rigidem Gewebe die Wirksamkeit einschränken (Xavier 2020). Vergleichende Studien deuten darauf hin, dass die over-the-scope-clips (OTSC) (siehe auch 9.3.2) hinsichtlich der Dauerhaftigkeit der Blutstillung Vorteile gegenüber TTSC aufweisen (Lopes 2022; Xavier 2020; Abb. 9.4).

9.3.2 Over-the-Scope Clips (OTSC)

OTSC-Systeme stellen eine Weiterentwicklung der TTSC dar, die sich durch eine größere Spannweite, eine tiefere Gewebserfassung und eine überlegene Kompressionskraft auszeichnen (Toshniwal et al. 2013). OTSC wurden speziell zur Behandlung therapierefraktärer Blutungen entwickelt und zeigen eine hohe Erfolgsrate bei schweren nicht-varikösen oberen GIB, aber auch bei Blutungen infolge iatrogener Verletzungen oder Anastomosenulcera (Wedi 2017; Lee und Kuwada 2023). Metaanalysen und Fallserien belegen eine signifikante Reduktion der Rezidivblutungsrate im Vergleich zu TTSC (Wedi 2017; Lopes 2022). Die Applikation von OTSC ist technisch anspruchsvoller und erfordert eine präzise Platzierung, um Komplikationen wie luminale Stenosen zu vermeiden (Tung et al.

2019). Neben der Blutstillung finden OTSC auch Anwendung bei der Behandlung von Leckagen und Perforationen, was ihre vielseitige klinische Bedeutung unterstreicht (Wei et al. 2021).

9.3.3 Gummibandligatur

Die Gummibandligatur ist seit langem die Methode der ersten Wahl zur Kontrolle von Ösophagusvarizenblutungen, insbesondere bei Patienten mit Leberzirrhose (Friedel 2019). Durch mechanische Strangulation der Varizen wird eine Thrombose mit nachfolgender Fibrose induziert, wodurch das Risiko für Rezidivblutungen und assoziierte Komplikationen signifikant gesenkt wird (Friedel 2019). Im Vergleich zur Sklerotherapie ist die Gummibandligatur mit einer geringeren Rezidiv- und Komplikationsrate verbunden und gilt somit als Erstlinientherapie der Wahl bei varikösen Blutungen in der Speiseröhre (Friedel 2019). Der Einsatz bei nicht-varikösen Blutungen ist hingegen limitiert, dennoch bleibt die Technik ein unverzichtbares Instrument im Management variköser GI-Blutungen (Friedel 2019).(Abb. 9.5).

9.3.4 Selbstexpandierende Metallstents (SEMS)

Vollbeschichtete SEMS finden vorwiegend Anwendung bei der palliativen Behandlung tumoröser Blutungen sowie bei therapierefraktären Ösophagusvarizenblutungen (Abb. 9.6). Sie bieten dabei sowohl den Vorteil einer mechanischen Tamponade als einer Wiederherstellung der Lumendurchgängigkeit (Friedel 2019; Mirzaali et al. 2020). In Situationen, in denen herkömmliche Clipping- oder Injektionstechniken versagen oder die Blutungsquelle diffus verteilt ist, können SEMS großflächige Kompressionen erzeugen und die Blutung effektiv kontrollieren (Friedel 2019). Obwohl ihr Einsatz im Vergleich zu Clips noch relativ selten erfolgt, stellen sie insbesondere bei komplexen Blutungen und eingeschränkter Operationsfähigkeit eine wichtige therapeutische Option dar (Friedel 2019; Mirzaali et al. 2020).

> Gecoverte SEMS sind vor allem in der palliativen Behandlung tumoröser Blutungen sowie bei therapierefraktären Ösophagusvarizenblutungen eine wichtige Therapieoption, da sie einerseits eine großflächige Kompression erlauben andererseits eine Wiederherstellung des Passage ermöglichen können.

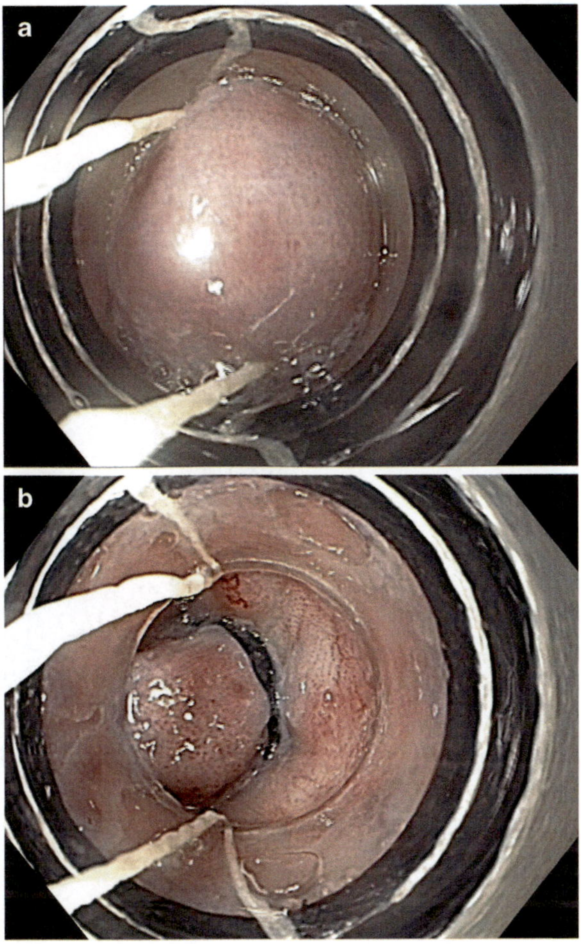

Abb. 9.5 Gummiband-Ligaturtherapie nach Stiegman & Goff: Hierfür werden die Ösophagusvarizen - beginnend auf Höhe der Z-Linie - sequentiell in die mit den Gummiringen armierte, transparente Aufsatzkappe am distalen Endoskopende eingesaugt (**a**), so dass anschließend das Gummiband über die Basis der Varize platziert werden kann (**b**), was im weiteren Verlauf zur Strangulation der Varizen führt

9.3.5 Endoskopische Nahttechnik

Die endoskopische Nahttechnik ist eine der jüngsten Innovationen in der mechanischen Behandlung gastrointestinaler Blutungen. Sie ermöglicht die vollschichtige Approximation von Gewebe zur Verschließung von Blutungsquellen oder Defekten nach endoskopischen Eingriffen (Wellington et al. 2019). Endoskopische Nähsysteme bieten einen robusten und dauerhaften Verschluss, insbesondere bei großen Mukosadefekten, Komplikationen nach endoskopischer Submukosadissektion (ESD) oder therapierefraktären Blutungen (Wellington et al. 2019; Ki und Lau 2012). Trotz hoher technischer Anforderungen und ihrer bisherigen Limitation auf spezialisierte Zentren zeigt sich die Methode als vielversprechend hinsichtlich Hämostase und Rezidivprophylaxe.

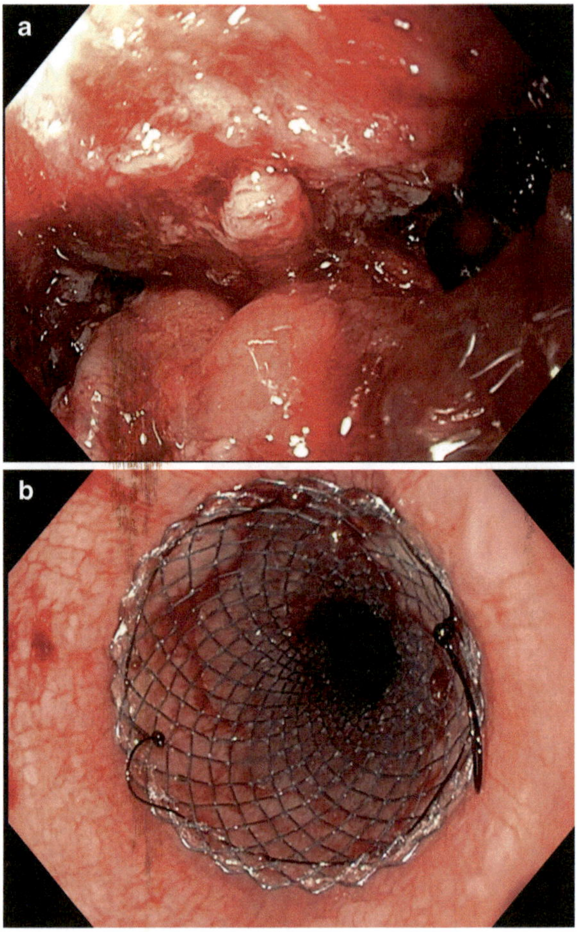

Abb. 9.6 Erfolgreiche endoskopische Hämostase einer Tumorblutung im distalen Ösophagus (**a**) durch Platzierung eines beschichteten Metallstents (**b**)

9.4 Thermische Therapie

Die thermischen Verfahren beruhen auf dem Prinzip der Umwandlung applizierter Hitzeenergie in eine lokalisierte Koagulationsnekrose, die eine zuverlässige Versiegelung der blutenden Gefäße bewirkt. Die Wahl der jeweiligen thermischen Modalität richtet sich nach der Art der Läsion, fokal oder diffus, sowie der anatomischen Lokalisation der Blutung (Funaki 2006; Komatsu et al. 2004).

9.4.1 Zangen- oder Kontaktkoagulation

Bei der Zangen- oder Kontaktkoagulation wird durch die simultane Applikation von Druck und Hitze sowohl eine mechanische Kompression als auch zu eine Hitzekoagulation des Zielareals erreicht, wodurch das betroffene Gefäß effektiv verschlossen wird. Diese Methode ermöglicht eine gezielte Behandlung fokaler Blutungen, etwa bei blutenden peptischen Ulzera, und bietet eine präzise Steuerung der Energieabgabe durch Anpassung von Temperatur und Kontaktzeit. Ein wesentliches Risiko besteht in der potenziellen Tiefengewebsschädigung und der Perforationsgefahr, insbesondere bei übermäßiger Druckausübung oder zu langer Wärmeeinwirkung. Zudem kann die Effektivität in schlecht zugänglichen Arealen oder bei fibrotisch veränderten Läsionen eingeschränkt sein (Funaki 2006).

9.4.2 Argon-Plasma-Koagulation (APC)

Die Argon-Plasma-Koagulation stellt ein berührungsloses Verfahren dar, bei dem ionisiertes Argongas über einen Katheter auf die Zieloberfläche aufgebracht und entzündet wird. Das entstehende Plasma leitet die Energie oberflächlich in das Gewebe und bewirkt eine kontrollierte Koagulation, wobei die Eindringtiefe, üblicherweise nur wenige Millimeter, durch Anpassung von Gasfluss und Leistungsstärke reguliert werden kann. Aufgrund des berührungslosen Ansatzes wird das mechanische Trauma minimiert. APC eignet sich besonders zur Behandlung diffuser Blutungsquellen, Angiodysplasien sowie oberflächlicher vaskulärer Ektasien im gesamten Gastrointestinaltrakt. Die eingeschränkte Koagulationstiefe limitiert jedoch den Einsatz bei tiefer liegenden oder größeren Läsionen. Übermäßige Anwendung oder fehlerhafte Einstellungen können zu oberflächlicher Gewebsnekrose mit konsekutivem Gewebeabstoß oder zeitverzögerten Rezidivblutungen führen (Komatsu et al. 2004).

9.4.3 Radiofrequenzablation (RFA)

Die Radiofrequenzablation stellt eine neuere Strategie im thermischen Management gastrointestinaler Blutungen dar und wird insbesondere bei arteriovenösen Malformationen (AVMs) und vaskulären Anomalien des Dünndarms eingesetzt. Mittels hochfrequenter Wechselströme, die über eine spezielle Elektrode appliziert werden, wird im Zielgewebe Hitze erzeugt. Die Elektrode wird entweder direkt auf die Läsion oder in unmittelbare Nähe positioniert, wobei die kontrollierte Energiezufuhr eine Koagulationsnekrose induziert. Die RFA ermöglicht eine präzise Steuerung der Ablationstiefe und -ausdehnung durch Variation der Energie- und Zeitparameter. Sie bietet sich insbesondere bei Läsionen an, die gegenüber anderen Verfahren therapierefraktär sind oder bei denen eine besonders dauerhafte Gewebeveränderung angestrebt wird. Allerdings erfordert diese Methode spezialisiertes Equipment sowie ein hohes Maß an endoskopisch-interventionelle Expertise. Die Prozedurdauer ist im Vergleich zu anderen thermischen Verfahren häufig verlängert. Wie bei allen thermischen Verfahren besteht auch hier ein Risiko für Perforationen bei unzureichend kontrollierter Energieabgabe. Zudem befindet sich der routinemäßige Einsatz der RFA bei aktiv blutenden Läsionen noch in einem frühen Evaluationsstadium (Lysek et al. 2019).

9.4.4 Laserkoagulation

Das Prinzip der Laserkoagulation beruht auf der Übertragung hochkonzentrierter Lichtenergie im nahen Infrarotspektrum auf das blutende Gewebe. Dabei findet in der Endoskopie meist der Neodym-dotierten Yttrium–Aluminium-Granat-Laser (Nd:YAG-Laser) mit einer Wellenlänge von etwa 1064 nm Anwendung, der tief in das Gewebe eindringt und so zur Koagulationsnekrose führt mit Verschluss blutender Gefäße. Die Energie wird von Gewebechromophoren absorbiert, wobei Hitze erzeugt wird, die Proteinstrukturen denaturiert, Thrombosen induziert und letztlich die Blutstillung sichert. Die endoskopische Anwendung erfolgt mittels eines flexiblen Endoskops, durch dessen Arbeitskanal eine Lasersonde bis an die Blutungsquelle vorgeschoben wird. Unter direkter Sicht werden Leistung (typischerweise 20–40 W) und Pulslänge so angepasst, dass eine effektive Koagulation erreicht wird, ohne tiefergehende Gewebeschäden, Ulzera oder Perforationen zu riskieren.

Ein wesentlicher Vorteil der Laserkoagulation liegt in der Möglichkeit, selbst ausgedehnte oder unregelmäßige Läsionen homogen und präzise zu behandeln. Demgegenüber stehen die Anforderungen an spezialisierte Ausrüstung, eine umfassende Ausbildung des Personals und höhere Kosten im Vergleich zu anderen Verfahren wie der Argonplasmakoagulation. Zudem erfordert die Technik höchste Präzision, um thermische Schädigungen angrenzender gesunder Gewebe zu vermeiden.

9.5 Topische Therapieverfahren

Die topischen Applikationen von Hämostyptika haben sich als bedeutende Ergänzung im Management gastrointestinaler Blutungen etabliert, insbesondere in Fällen, in denen konventionelle Injektions-, mechanische oder thermische Therapien nur vorübergehende Erfolge erzielen oder technisch limitiert sind. Diese Therapieform beruht auf der direkten Applikation von Substanzen auf die Blutungsstelle, wo sie mit Feuchtigkeit, Blut und Gewebeproteinen reagieren und eine kohäsive Barriere bilden. Dieser Mechanismus ermöglicht nicht nur eine sofortige mechanische Tamponade, sondern fördert zugleich die Blutgerinnung und unterstützt die Gewebeheilung (Changela et al. 2015; Aziz 2020). Die Wahl des geeigneten topischen Mittels hängt von seinen chemischen Eigenschaften, dem Resorptionsverhalten und der jeweiligen klinischen Situation ab, was zur Entwicklung sowohl resorbierbarer als auch nichtresorbierbarer Formulierungen geführt hat.

9.5.1 Nichtresorbierbare topische Agenzien

Nicht-resorbierbare topische Agenzien wie Natriumalginatpulver, EndoClot und chitosanbasierte Präparate verbleiben über einen längeren Zeitraum auf der Mukosa und bieten eine anhaltende mechanische Barriere (Prei et al. 2016).

9.5.1.1 Natriumalginatpulver

Natriumalginat ist ein natürliches Polysaccharid, das aus Braunalgen gewonnen wird. Bei topischer Anwendung reagiert Natriumalginatpulver mit den im Blut enthaltenen Calciumionen und bildet ein visköses Gel. Diese Gelbarriere haftet an der Mukosa, verschließt mechanisch die Blutungsquelle und unterstützt die lokale Hämostase. Die einfache Applikation und die ausgezeichnete Biokompatibilität machen Natriumalginatpulver zu einer attraktiven Option, insbesondere bei der Behandlung akuter Blutungen, wenn eine rasche Blutstillung erforderlich ist oder konventionelle Verfahren technisch schwierig anzuwenden sind. Allerdings ist die hämostatische Wirkung ist in der Regel temporär. Insbesondere bei Blutungen aus hochdruckführenden arteriellen Gefäßen kann die Stabilität der gebildeten Barriere unzureichend sein, sodass zusätzliche therapeutische Maßnahmen erforderlich werden (Giuggioli et al. 2015).

9.5.1.2 EndoClot

Dieses modifizierte Polysaccharidpulver bildet bei Kontakt mit Blut eine klebrige, nicht-resorbierbare Matrix, die sich fest an die Blutungsstelle anheftet und den Blutfluss physikalisch blockiert (Prei et al. 2016; Abb. 9.7).

9.5.1.3 Chitosanbasierte Präparate

Aus Chitin gewonnen, erzeugen diese Präparate eine bioadhäsive Schicht, die die Koagulation fördert und eine mechanische Stabilisierung bewirkt.

Die langanhaltende hämostatische Wirkung von EndoClot und chitonbasierten Präparaten machen sie insbesondere bei diffuser oder persistierender Blutung vorteilhaft. Aufgrund ihrer nichtresorbierbaren Natur besteht die Möglichkeit einer verzögerten Passage oder einer transienten luminalen Obstruktion, insbesondere bei exzessiver Applikation, weshalb eine endoskopische Verlaufskontrolle empfohlen wird (Bustamante und Plumé, 2014).

9.5.2 Resorbierbare topische Agenzien: Hemospray (TC-325)

Hemospray (TC-325) gehört zu den am besten untersuchten resorbierbaren topischen Mitteln im endoskopischen Management gastrointestinaler Blutungen. Es handelt sich um ein inertes, hochabsorbierendes Mineralpulver, das bei Kontakt mit Feuchtigkeit eine kohäsive und adhäsive Schicht bildet. Hemospray ermöglicht eine schnelle mechanische Abdeckung blutender Areale und erzielt häufig innerhalb weniger Minuten eine effektive Blutstillung. Es zeigt besondere Wirksamkeit bei nicht-varikösen oberen GI-Blutungen, peptischen Ulkusblutungen und

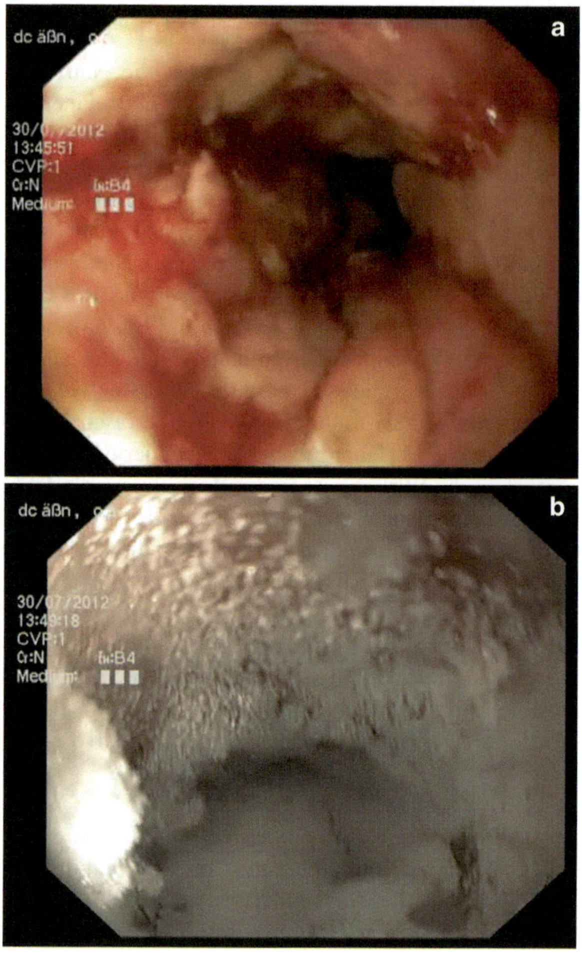

Abb. 9.7 Therapie eines blutenden Barrettkarzinoms, vor (**a**) und nach (**b**) Applikation des modifizierten Polysaccharidpulvers (EndoClot)

tumorassoziierten Hämorrhagien (Aziz 2020; Ofosu et al. 2020). Die entstehende Barriere persistiert für etwa 48–72 h und erlaubt damit die Ausbildung eines stabilen Koagels sowie die Heilung der Mukosa. Da das Pulver resorbiert und über den Gastrointestinaltrakt ausgeschieden wird, ist das Risiko einer langfristigen Fremdkörperpersistenz minimal. Die Hauptlimitationen umfassen die Unfähigkeit, submukosale Gefäße direkt zu adressieren sowie eine mögliche Einschränkung der endoskopischen Sicht im Falle erneuter Blutungen (Changela et al. 2015; Abb. 9.8).

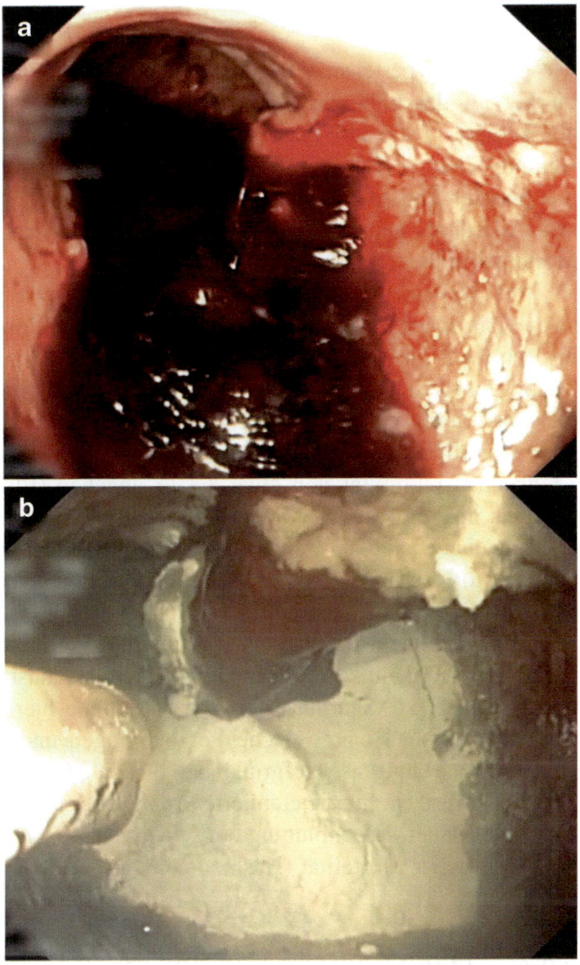

Abb. 9.8 Tumorblutung im Darm (a). Erfolgreiche endoskopische Hämostase mittel Hemospray (TC-325)

9.6 Blutungen aus Ösophagus- und Fundusvarizen

Blutungen aus Varizen des Ösophagus und des Magens stellen schwerwiegende Komplikationen der portalen Hypertension dar und sind mit erheblicher Morbidität und Mortalität verbunden. Trotz signifikanter Fortschritte in der Prophylaxe, endoskopischen Therapie und intensivmedizinischen Betreuung bleibt die Varizenblutung ein klinisches Ereignis von höchster Relevanz. Der folgende Beitrag beleuchtet die Inzidenz und Mortalität beider Blutungsformen, stellt zeitliche Entwicklungen dar und diskutiert die besonderen Herausforderungen im Management dieser Komplikationen.

9.6.1 Epidemiologie

Die portale Hypertension begünstigt die Entstehung von Ösophagusvarizen, die im Verlauf der Leberzirrhose bei 60–90 % der Patienten auftreten. Etwa 30–40 % dieser Patienten erleiden eine klinische relevante und therapiebedürftige Blutung (Zhou et al. 2021). Gastrale Varizen betreffen etwa 15–25 % der Patienten mit portaler Hypertension und sind damit deutlich seltener als Ösophagusvarizen. Allerdings geht eine Blutung aus Magenvarizen mit einer deutlich höheren Mortalität einher (Hashizume et al. 2011).

Trotz verbesserter präventiver Maßnahmen sowie endoskopischer und intensivmedizinischer Behandlungskonzepte bleibt die Mortalität der Varizenblutungen im Vergleich zu anderen GI-Blutungen hoch. Die präventiven Maßnahmen der Ösophagusvarizenblutungen haben zu einer signifikanten Reduktion der Blutungsereignisse und konsekutive der Mortalität geführt. Frühere Studien berichteten über Mortalitätsraten zwischen 17 % und 57 %, während neuere Analysen eine Krankenhausmortalität von etwa 8,7 % angeben (Elsebaey et al. 2019). Frauen scheinen im Vergleich zu Männern ein besseres Überleben zu haben (Sohal et al. 2022), wobei Risikofaktoren wie hepatozelluläre Karzinome, Pfortaderthrombosen und eine fortgeschrittene Leberfunktionsstörung die Prognose verschlechtern (Han et al. 2014).

Im Vergleich zur Ösophagusvarizenblutung ist die Mortalität bei Blutungen aus Magenvarizen signifikant höher und wird Mortalitätsraten von 25–45 % beziffert (Irani et al. 2011; Sharma et al. 2013). Gründe hierfür sind das häufig massive Blutungsvolumen, diagnostische Verzögerungen und technische Herausforderungen bei der Hämostase aufgrund der dicken Magenwandung. Im Gegensatz zu Ösophagusvarizen, für die etablierte Prophylaxe- und Therapieschemata existieren, bleibt die Magenvarizenblutung ein schwer beherrschbares klinisches Problem mit anhaltend hoher Mortalität (Hashizume et al. 2011; Irani et al. 2011).

9.6.2 Endoskopische Therapie der Ösophagusvarizenblutungen

Das endoskopische Management blutender Ösophagusvarizen stellt einen zentralen Bestandteil in der Betreuung von Patienten mit portaler Hypertension dar. Die Strategien zur Behandlung dieser lebensbedrohlichen Komplikation haben sich in den letzten Jahrzehnten erheblich weiterentwickelt, wobei das aktuelle therapeutische Spektrum die Injektionssklerotherapie, die Varizenligatur, die Stenttherapie (insbesondere mit selbstexpandierenden, beschichteten Metallstents), die Applikation von hämostatischem Pulver sowie endosonografisch-gesteuerte Gefäßinterventionen umfasst. Jede dieser Modalitäten erfordert spezifische technische Anforderungen, besitzt ein individuelles Wirksamkeitsprofil sowie potenzielle Komplikationsrisiken. Die einzelnen Strategien werden im Folgenden weiter erörtert.

9.6.2.1 Injektionssklerotherapie (EIS)

Die Injektionssklerotherapie beruht auf der Applikation eines Sklerosans (z. B. 5 % Ethanolaminoleat) entweder direkt in die Varize oder in deren unmittelbare Umgebung. Das Sklerosans verursacht eine Endothelschädigung, gefolgt von Thrombose und Fibrose, was letztlich zur Obliteration des Varizenlumens führt. Die Methode erfordert eine präzise Nadelplatzierung unter endoskopischer Sicht, ist jedoch durch Faktoren wie variable Diffusion des Sklerosans und ungleichmäßige Verteilung entlang der Varizensäule limitiert.

Darüber hinaus kann die durch das Sklerosans induzierte Entzündungsreaktion zu Komplikationen wie Mukosaulzerationen, Strikturen und sogar Perforationen führen, weshalb dieser Therapieansatz in vielen Zentren verlassen worden ist (Kim et al. 2013).

9.6.2.2 Endoskopische Varizenligatur (EVL)

Im Gegensatz dazu nutzt die EVL ein an das Endoskop montiertes Multiband-Ligatorsystem, das die Platzierung elastischer Ligaturen um die Varizen ermöglicht (Gummiband-Ligaturtherapie nach Stiegmann und Goff; Stiegmann et al. 1989, 1992) (siehe auch Abb. 9.5).

Durch mechanische Kompression kommt es zur ischämischen Nekrose, Thrombose und anschließenden Fibrosierung der Varize. Das Verfahren ist technisch einfach durchzuführen und erfordert üblicherweise weniger Sitzungen zur vollständigen Eradikation der Varizen.

Zudem werden die chemisch bedingten Schleimhautverletzungen, die bei der Sklerotherapie auftreten können, vermieden, was zu einer niedrigeren Komplikationsrate führt (Aggeletopoulou et al. 2018; Pimenta et al. 2017). Auch bei aktiver Blutung bietet die EVL Vorteile, da die rasche Erfassung der Zielvarizen durch den Ligator selbst bei eingeschränkter Sicht ermöglicht wird. Mehrere randomisierte Studien und Metaanalysen haben die beiden Techniken verglichen. In einer Studie mit 179 Patienten zeigte sich ein Therapieversagen bei 24 % der EIS-Gruppe gegenüber 10 % der EVL-Gruppe, mit einem relativen Risiko für Therapieversagen von etwa 2,4 in der EIS-Gruppe (Luz et al. 2011). Eine Metaanalyse mit 404 Patienten ergab ein relatives Risiko von 0,53 (95 %-KI 0,28–1,01) für das Versagen der Blutungskontrolle zugunsten der EVL im Vergleich zur EIS. Insgesamt deuten diese Daten darauf hin, dass EVL eine effektivere Kontrolle akuter Blutungen bei gleichzeitig geringerer Rezidivrate ermöglicht.

Einige Studien untersuchten, ob die Kombination von EVL und EIS zusätzliche Vorteile gegenüber der alleinigen EVL bietet. Die verfügbare Evidenz zeigt jedoch keinen signifikanten Vorteil hinsichtlich der Rezidivprävention oder der Mortalität; gleichzeitig ist die Komplikationsrate bei der Kombinationstherapie höher (Aggeletopoulou et al. 2018; Karsan et al. 2005). Diese Daten stützen die Stellung der EVL als bevorzugte Erstlinientherapie bei akuter Ösophagusvarizenblutung.

Neben den technischen Vorteilen ist EVL mit einer geringeren Komplikationsrate assoziiert.

Berichte zeigen niedrigere Raten von postprozeduralen Ösophagusulzerationen, Perforationen und Strikturen bei EVL im Vergleich zur EIS (Kim et al. 2013; Pimenta et al. 2017).

So wurden beispielsweise frühe Rezidivblutungsraten von etwa 4 % unter EVL gegenüber bis zu 25 % unter EIS beobachtet, und die Zahl der erforderlichen Behandlungssitzungen war bei EVL signifikant geringer (Pimenta et al. 2017). Diese Unterschiede spiegeln sich auch in der Mortalität wider: Während beide Verfahren die Überlebensrate gegenüber keiner endoskopischen Intervention verbessern, resultiert die geringere Komplikations- und Rezidivrate der EVL in insgesamt besseren klinischen Ergebnissen (Aggeletopoulou et al. 2018).

9.6.2.3 Stenttherapie

Obwohl die endoskopische Varizenligatur (EVL) hohe Raten einer primären Hämostase bei gleichzeitig niedriger Komplikationsrate ermöglicht, spricht eine Subgruppe von Patienten nicht adäquat auf die Standardtherapie an. In diesen refraktären Fällen bietet der Einsatz selbstexpandierender Metallstents (SEMS) eine vielversprechende Rettungsstrategie.

Speziell für die Behandlung variköser Blutungen entwickelte voll-gecoverte SEMS, wie der SX ELLA Danis-Stent, sind darauf ausgelegt, durch mechanische Kompression der blutenden Varizen eine sofortige Blutstillung zu erzielen. Die Stents werden endoskopisch eingebracht, sodass sie entlang des Ösophaguslumens sicher positioniert werden und gleichmäßigen radiären Druck auf die Varizenwände ausüben (Pfisterer et al. 2019; Dechêne et al. 2012).

Metaanalysen berichten über eine Erfolgsrate der Stentplatzierung von etwa 96,7 % bei Patienten mit akuter Varizenblutung (Marot et al. 2015). Im Vergleich zur EVL, die den Einsatz mehrerer Gummibänder erfordert und bei aktiver, massiver Blutung technisch erschwert sein kann, ermöglicht die Stentplatzierung eine rasche Blutstillung in einer Sitzung, insbesondere bei eingeschränkter Sicht.

Klinische Erfahrungen zeigen, dass SEMS in der Lage sind, bei refraktärer Varizenblutung eine sofortige Hämostase zu erzielen. In Studien, in denen der SX ELLA Danis-Stent bei Patienten mit Therapieversagen nach EVL, Sklerotherapie oder Ballontamponade eingesetzt wurde, wurden Hämostaseraten von über 90 % berichtet (Dechêne et al. 2012). In einer Fallserie mit 34 Patienten konnte bei 33 Patienten trotz vorausgegangenem Therapieversagen eine Hämostase erreicht werden, bei niedrigen Raten von Frührezidiv und wenigen prozedurassoziierten Komplikationen (Zehetner et al. 2008).

Darüber hinaus fungieren SEMS als Überbrückung zu definitiveren Therapien wie dem transjugulären intrahepatischen portosystemischen Shunt (TIPS; Abb. 9.9) oder der Lebertransplantation, indem sie die Blutung kontrollieren und den Patienten stabilisieren (Dechêne et al. 2012). Während EVL in unkomplizierten Fällen überlegen bleibt, zeigen SEMS ihre klinische Stärke insbesondere bei aktiven, refraktären Blutungen, bei denen eine EVL aufgrund eingeschränkter Sicht oder mehrfacher Therapieversuche ohne anhaltende Hämostase schwierig ist. Gleichwohl bleibt der Einsatz von SEMS auf Situationen beschränkt, in denen die EVL technisch nicht möglich ist oder versagt hat, da die meisten Zentren die

EVL als primäre Strategie favorisieren (Dechêne et al. 2012). Langzeitdaten zur SEMS-Anwendung sind im Vergleich zur EVL weniger umfassend dokumentiert, und prospektive, multizentrische, kontrollierte Studien bzw. Meta-Analysen sind bislang begrenzt (Marot et al. 2015).

Bei Ösophagusvarizenblutungen stellt die endoskopische Gummibandligaturtherapie nach Stiegmann und Goff die Therapie der Wahl dar. Bei

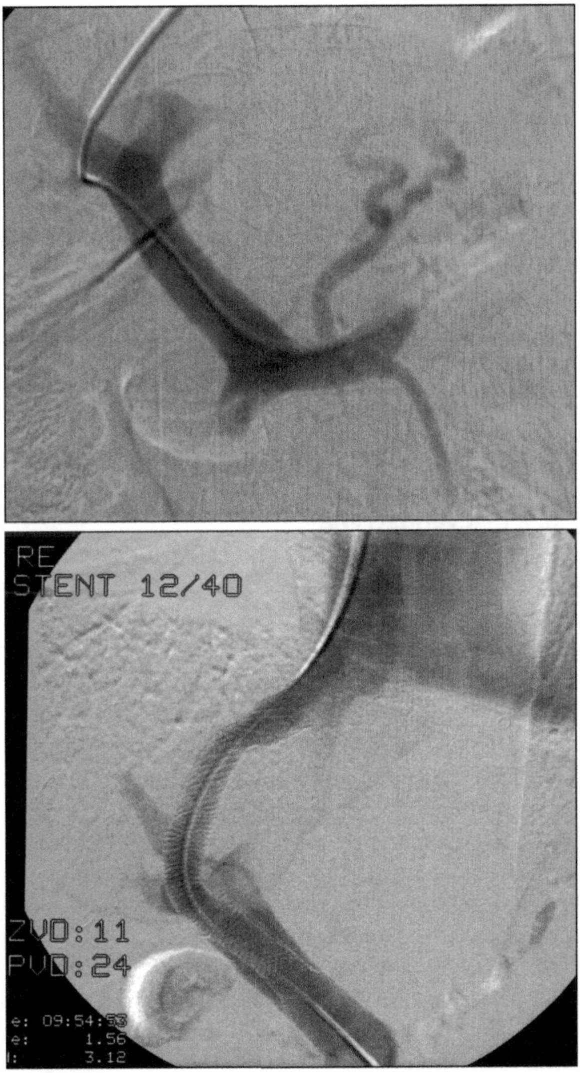

Abb. 9.9 Behandlung der portalen Hypertension mittels TIPS-Anlage: (**a**) Kontrastmittel-Darstellung über den Füllkatheter nach zuvoriger Punktion der Pfortader: Zeichen einer portalen Hypertension mit Kollateralen (Varizen). (**b**) Kollabieren der Varizen und Reduktion des Blutvolumens in der Pfortader nach Platzierung eines transjugulären intrahepatischen portosystemischen Shunts (TIPS) mit Reduktion des portosystemischen Druckgradienten von 25 auf 13 mmHg

Therapieversagen kann die Anlage von selbstexpandierender Metallstents (SX ELLA Danis-Stent) oder auch eine TIPS-Anlage eine vielversprechende Rettungsstrategie sein.

9.6.2.4 Topische Hämostasepulver

Topische Hämostasepulver wie Hemospray® (TC-325) haben sich als vielversprechende Rettungsoption nach Versagen der Standardverfahren etabliert, um rasch eine Blutstillung bei akuten Ösophagusvarizenblutungen zu erzielen (Sobani et al. 2019). Obwohl die ursprüngliche Zulassung der FDA auf nicht-variköse Blutungen beschränkt war (Mullady et al. 2020), erweitert die aktuelle klinische Erfahrung zunehmend den Einsatzbereich auf die Behandlung variköser Blutungen (Ibrahim et al. 2013, 2019; Roshdy und Ibrahim 2022). Ein wesentlicher technischer Vorteil dieses Ansatzes ist die berührungsfreie („non-contact") Applikation. Selbst bei aktiver Blutung und eingeschränkter Sicht kann das Pulver diffus aufgetragen werden. Technisch erfolgt die Anwendung in der Regel durch Priming des Applikationskatheters mit Kohlendioxid und anschließendes gleichmäßiges Versprühen des Pulvers über die Blutungsstelle – typischerweise innerhalb weniger Minuten. In einer randomisiert kontrollierten Studie zeigte sich die frühe elektive Blutstillung mittels TC-325 bei 38 von 42 Patienten erfolgreich. Das 6-Wochen-Überleben war signifikant höher als in der Kontrollgruppe (7 vs. 30 %, $p = 0{,}006$; Ibrahim et al. 2019).

9.6.3 Endoskopische Therapie der Magenvarizenblutung

9.6.3.1 Cyanoacrylat

Bei blutenden gastralen Varizen hat sich die endoskopische Sklerotherapie unter Verwendung von insbesondere N-Butyl-2-Cyanoacrylat (NBCA) als effektive Primärmethode zur Erzielung einer Hämostase etabliert (Shewaye and Berhane 2024; Kwak und Han 2008). Die endoskopische Sklerotherapie bei Magenvarizenblutung erfolgt durch die direkte Injektion von NBCA in die Varize. Bei Kontakt mit Blut polymerisiert NBCA innerhalb von Sekunden und bildet einen festen Cast, der das Varizenlumen verschließt. Die Polymerisation kann optimiert werden, indem NBCA mit einem Kontrastmittel wie Lipiodol gemischt wird, was die Aushärtungszeit reguliert und eine fluoroskopische Überwachung während der Injektion ermöglicht (Kwak und Han 2008). Während Kwak und Han (2008) auch die perkutane transportale Sklerotherapie beschrieben, hat sich die endoskopische Injektion aufgrund ihrer geringeren Invasivität als Standard zur akuten Behandlung der Magenvarizenblutung durchgesetzt. Das Verfahren ist technisch anspruchsvoll, da die rasche Polymerisation eine präzise Nadelplatzierung und ein exakt getimtes Injizieren erfordert. Dennoch ermöglicht die Methode eine sofortige vaskuläre Okklusion und ist insbesondere bei kritischen Blutungssituationen von großem Vorteil (Kwak und Han 2008).

Aktuelle Studien beschreiben initiale Hämostaseraten zwischen 83 und 100 %, wobei die erheblichen Unterschiede auf die Patientenauswahl, Varizenmorphologie und technische Expertise zurückzuführen sind. In Zentren mit großer Erfahrung erreichen die initialen Erfolgsraten durchgehend 97–100 % (Akahoshi et al. 2011). In einer prospektiven, randomisierten Studie von Lo et al. erzielte die NBCA-Injektion eine sofortige Hämostase bei etwa 96 % der Patienten (Lo et al. 2001). Dennoch traten späte Rezidivblutungen in rund 20–25 % der Fälle auf, was zusätzliche Interventionen erforderte.

9.6.3.2 EUS-gesteuerte Therapie von Magenvarizen

Während die direkte Injektion von Cyanoacrylat lange als Standardverfahren galt, führten Limitationen wie ein erhöhtes Risiko systemischer Embolisation und die unvollständige Obliteration der Varizen zur Entwicklung neuerer Techniken. In den letzten zehn Jahren fanden endosonografisch (EUS-)gesteuerte Verfahren als vielversprechende Alternativen zunehmend Anwendung. Durch die Echtzeitvisualisierung des Varizengeflechtes und seiner Zuflussgefäße ermöglichen EUS-gestützte Ansätze eine gezieltere Therapie mittels Cyanoacrylat-Injektion, Coil-Embolisation oder einer Kombination beider Methoden. Mittels eines linearen Echoendoskops wird die Zielvarize identifiziert, anschließend wird mit einer 22 G oder 19 G-EUS-FNA-Nadel das Varizenlumen punktiert. Bei der Coil-Embolisation wird dann Embolisationscoil über die Nadel in das Varizenlumen vorgeschoben. Dieser fungiert als Gerüst, das die Thrombenbildung innerhalb der Varize fördert. Die Coil-Applikation kann allein oder in Kombination mit Cyanoacrylat eingesetzt werden. Die mechanischen Eigenschaften des Coils stabilisieren den Kleber und vermindern das Risiko einer Fehlinjektion oder systemischen Embolisation.

Binmoeller et al. gehörten zu den ersten, die die EUS-gesteuerte Kombinationstherapie bei Magenvarizen beschrieben haben (Binmoeller et al. 2011). In ihrer Multizenter-Studie wurde die Technik bei Patienten mit aktiver Blutung oder hochrisikobehafteten Varizen nach Versagen konventioneller Therapien angewendet. Sie berichteten eine technische Erfolgsrate von nahezu 100 %, wobei in fast allen Fällen eine sofortige Hämostase erreicht wurde. Unter den initial erfolgreich behandelten Patienten und entsprechendem Follow-up zeigten 93 % einen kompletten Verschluss der Varizen; postinterventionell trat bei 3 % eine Rezidivblutung auf (Bhat et al., 2016). Die Autoren betonten außerdem, dass durch den Einsatz von Coils das benötigte Klebervolumen signifikant reduziert und das Risiko einer systemischen Embolisation gesenkt werden konnte (Binmoeller et al. 2011, 2014).

Romero-Castro/Ellrichmann et al. validierten die kombinierte Technik in einer prospektiven Serie von 30 Patienten mit Magenvarizen. Die technische Erfolgsrate lag ebenfalls bei 100 %, eine vollständige Obliteration der Varizen wurde bei etwa 90 % der Patienten im Verlauf von 12 Monaten erreicht. Die Re-Blutungsrate betrug lediglich 10 %, die Komplikationsrate lag bei etwa 10 %, ohne dokumentierte symptomatische systemische Embolisationen der Coil-Applikation (Romero-Castro et al. 2013).

Diese Ergebnisse verdeutlichen, dass die EUS-gesteuerte Kombinationstherapie eine nachhaltige Hämostase bei gleichzeitig akzeptablem Sicherheitsprofil ermöglicht. Metaanalysen beschreiben eine gepoolte Behandlungseffektivität von etwa 93,7 %, eine Varizenobliterationsrate von 84,4 % sowie Frührezidivraten von etwa 7 % (Mohan et al. 2020; Abb. 9.10).

Zur Behandlung von Fundusvarizen kommen neben der TIPS-Anlage vor allem die endoskopische Histoacryl-Injektion oder EUS-gesteuerte Therapieverfahren (z. B. EUS-Coiling) zum Einsatz. Diese endoskopischen Therapieverfahren sollten aufgrund ihrer Komplexität in Zentren mit entsprechender Expertise eingesetzt werden sollte.

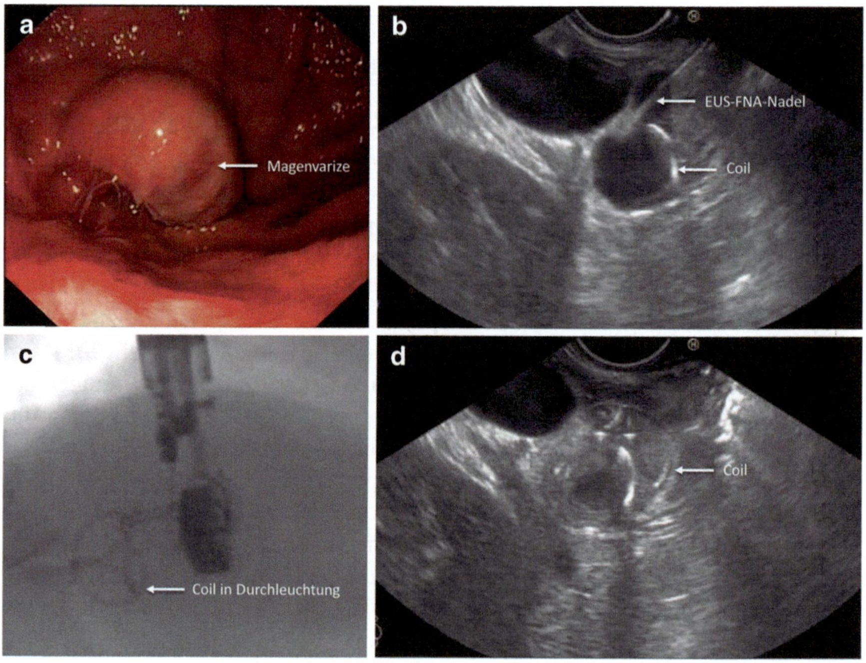

Abb. 9.10 EUS-gesteuerte Therapie einer Magenvarize: (**a**) Endoskopische Darstellung der Magenfundusvarize. (**b**) Endosonographische Darstellung der Fundusvarize, Punktion der Varize mittels EUS-FNA-Nadel mit Platzierung eines Coils. (**c**) EUS-Longitudinalscanner mit endosonographisch platzierten Coils (unter Durchleuchtung). (**d**) Endosonographische Darstellung der erfolgreich platzierten Coils zur Therapie der Fundusvarizen

9.7 Blutungen aus gastrointestinalen Angiodysplasien

Gastrointestinale Angiodysplasien (GIAD), auch als Angioektasie bezeichnet, sind vaskuläre Fehlbildung, die überwiegend die mukosalen und submukosalen Schichten des Gastrointestinaltrakts betreffen. Während viele dieser Läsionen asymptomatisch bleiben, können sie klinisch relevante Blutungsquellen darstellen, die sich entweder in Form einer okkulten Blutung mit Eisenmangelanämie oder als akute, potenziell lebensbedrohliche Hämorrhagie manifestieren. Die Inzidenz der gastrointestinalen Angiodysplasie variiert erheblich und hängt sowohl von der untersuchten Patientenkohorte als auch von der verwendeten Diagnostik ab. Studien berichten eine Prävalenz von etwa 1 % bis 5 % bei Patienten, die sich einer Endoskopie unterziehen, wobei die Häufigkeit im höheren Lebensalter deutlich ansteigt (Maisya und Tarigan 2024). In Patientenkollektiven mit gastrointestinalen Blutungen wird eine Inzidenz zwischen 2,6 % und 6,2 % beschrieben, wobei diese Zahlen die tatsächliche Prävalenz vermutlich unterschätzen, da viele Läsionen klinisch stumm verlaufen. Besonders hohe Inzidenzraten 1–7,5 % – wurden bei Patienten mit kontinuierlichem Fluss von Linksherzunterstützungssystemen (LVADs) dokumentiert (Limboo et al., 2013). Bevölkerungsbasierte Untersuchungen zeigen zudem eine Zunahme der Hospitalisierungen im Zusammenhang mit Angiodysplasien, was auf eine verbesserte Detektionsrate, eine alternde Bevölkerung und eine steigende Zahl an Komorbiditäten zurückgeführt wird (Cushing und Kushnir 2016; Akiyama et al. 2020).

Obwohl die Mortalität bei GIAD insgesamt geringer ist als bei anderen Ursachen gastrointestinaler Blutung, kann sie bei Patienten mit massiven Hämorrhagien oder erheblicher Begleiterkrankung deutlich ansteigen. Studien berichten von Rezidivblutungsraten von 10–30 % bei unteren gastrointestinalen Blutungen. Insbesondere bei Patienten mit Aortenstenose oder Störungen des von-Willebrand-Faktors kann die Mortalität infolge massiver Blutungen erheblich steigen. Auch wenn konkrete Mortalitätsraten zwischen den Studien variieren, bleibt die Angiodysplasie eine ernstzunehmende Ursache insbesondere bei älteren und multimorbiden Patienten (Cazacu et al. 2024).

9.7.1 Argonplasmakoagulation

Die endoskopische Therapie der GIAD stellt nach wie vor eine klinische Herausforderung dar, da diese vaskulären Läsionen häufig multifokal auftreten und zu wiederkehrenden Blutungen neigen. Unter den verfügbaren endoskopischen Verfahren hat sich die Argonplasmakoagulation (APC) aufgrund ihrer technischen Einfachheit und ihres günstigen Sicherheitsprofils als bevorzugte Erstlinientherapie etabliert. In einer vergleichenden Studie von Chiu et al., in der 46 Patienten mit oberer gastrointestinaler Blutung infolge vaskulärer Ektasien – einschließlich Angiodysplasie und gastraler antraler vaskulärer Ektasie (GAVE) – untersucht wurden, kam APC als primäre endoskopische Therapieform zum Einsatz. Die Ergebnisse dieser Untersuchung zeigten eine sofortige Blutstillungsrate von etwa

86 % bei blutenden angiodysplastischen Läsionen. Im weiteren Verlauf konnte bei rund 80 % der Patienten eine anhaltende klinische Kontrolle der Blutung ohne erneute Intervention über einen mittleren Beobachtungszeitraum von 6–12 Monaten erzielt werden. Die Komplikationsrate blieb insgesamt niedrig. Lediglich bei 5–10 % der Patienten traten vorübergehende mukosale Läsionen oder minimale Ulkusbildungen auf. Während der Nachbeobachtungsphase kam es bei etwa 15–20 % der Patienten zu Rezidivblutungen. Diese Ergebnisse verdeutlichen, dass APC eine effektive Methode zur initialen Blutstillung mit akzeptablen Rezidivblutungs- und Komplikationsraten im klinischen Alltag darstellt (Chiu et al., 2012).

9.7.2 Radiofrequenzablation

In jüngerer Zeit hat sich die Radiofrequenzablation (RFA) als vielversprechendes minimal-invasives Verfahren zur Behandlung gastrointestinaler Angiodysplasien etabliert.

Durch die kontrollierte Applikation thermischer Energie ermöglicht RFA die gezielte Koagulation pathologischer mukosaler und submukosaler Gefäße, was zu einer dauerhaften Hämostase führt. Die direkte endoskopische Visualisierung erlaubt dabei eine präzise Behandlung auch schwieriger anatomischer Regionen, etwa beim GAVE-Syndrom *(Gastric Antral Vascular Ectasia)* oder bei Angiodysplasien des Dünndarms. Die klinische Wirksamkeit von RFA konnte deutliche in mehreren Studien belegt werden. Senzolo et al. untersuchten den Einsatz von RFA bei Patienten mit schwerer GAVE, insbesondere bei solchen, die auf die konventionelle Argonplasmakoagulation (APC) nicht angesprochen hatten (Senzolo et al. 2020). Die Anwendung von RFA führte in der Mehrzahl der Fälle zu einer sofortigen Hämostase und einer signifikanten Reduktion des Bedarfs an Bluttransfusionen. Obwohl die Prozedurkosten pro Sitzung höher ausfielen, zeigte die Kosten-Nutzen-Analyse insgesamt Einsparungen aufgrund geringerer Therapie- und Hospitalisierungsfrequenzen. Das Sicherheitsprofil erwies sich als exzellent: Es wurden keine tiefen thermischen Läsionen oder Perforationen beobachtet (Senzolo et al. 2020).

Auch im Bereich der Dünndarmangiodysplasien konnte die RFA überzeugen. Lara et al. untersuchten den Einsatz eines neuartigen RFA-Systems und berichteten eine technische Erfolgsrate von über 90 %. Die Behandlung führte zu einer sofortigen klinischen Stabilisierung und einer deutlichen Reduktion der Re-Blutungsraten im Verlauf, wobei der Bedarf an weiteren Interventionen signifikant gesenkt werden konnte. Die Prozedur wurde insgesamt gut vertragen, und auch im Langzeitverlauf wurden nur wenige Komplikationen registriert (Lara et al. 2018).

9.8 Tumorblutungen

Tumorbedingte Blutungen im oberen und unteren Gastrointestinaltrakt, die vorwiegend von Ösophagus- und Magenkarzinomen sowie kolorektalen Karzinomen ausgehen, stellen aufgrund der fragilen und hochvaskularisierten Natur des Tumorgewebes, der häufigen Tumornekrosen sowie begleitender Koagulopathien eine erhebliche therapeutische Herausforderung dar. Während die definitive onkologische Behandlung das primäre Ziel bleibt, bieten endoskopische Therapieverfahren eine effektive Möglichkeit zur raschen Blutstillung, Reduktion des Transfusionsbedarfs und Stabilisierung des Patienten für weiterführende Therapien.

9.8.1 Injektionstherapie

Zu den zentralen Substanzen für die lokale Tumortherapie zählen Cyanoacrylat, Ethanol und Fibrinkleber, die jeweils unterschiedliche Wirkmechanismen aufweisen:

Die Injektion von Cyanoacrylat (NBCA) kann gezielt und vergleichbar mit der Varizentherapie unter endosonographischer Kontrolle erfolgen. Wie von Dike et al. beschrieben, wird der Klebstoff gezielt in den blutenden Tumor oder dessen zuführende Gefäße injiziert. Während und nach der Prozedur ermöglicht die Farbdopplersonografie die unmittelbare Überprüfung des Blutflussstopps und bestätigt damit den hämostatischen Erfolg. Klinische Studien belegen eine sofortige Blutstillung in 95 % der Fälle bei gleichzeitig geringer Rate an Rezidivblutungen von unter 10 %. Die Methode erwies sich als kosteneffizient und reproduzierbar, bei niedriger Komplikationsrate, sofern sie von erfahrenen Endoskopikern durchgeführt wird (Dike et al. 2019).

Als technische Alternative kann auch bei Tumorblutungen eine Ethanol-Injektion erfolgen. Obwohl Ethanol in Studien zu nicht-varikösen Blutungen, wie der von Romshoo et al. dokumentierten peptischen Ulkusblutung, erfolgreich eingesetzt wurde, ist seine Anwendung bei tumorbedingten Blutungen weniger gut untersucht. Einzelne Fallberichte zeigen eine sofortige Hämostaserate von etwa 80–85 %, jedoch sind relevante Komplikationen wie tiefe Gewebsnekrosen, Ulkusbildung und Perforationen aufgetreten. Ethanol wird daher als kostengünstige, aber hinsichtlich Effektivität und Sicherheit unterlegene Option betrachtet (Romshoo et al. 2022).

Bei der Anwendung von Fibrinkleber zur Therapie tumorassoziierter Blutungen berichteten Iwase et al. von einer kompletten Blutstillung in 71 % der Fälle nach einer einmaligen Injektion, wobei die übrigen 29 % der Patienten eine zweite Applikation innerhalb von 48 h benötigten. Bemerkenswert ist das exzellente Sicherheitsprofil, da während der Nachbeobachtungszeit keine therapieassoziierten Komplikationen wie Perforationen oder Infektionen auftraten (Iwase et al. 1998).

Der Vergleich der einzelnen Injektionsverfahren zeigt, dass die Cyanoacrylatinjektion unter bildgebender Kontrolle als bevorzugte Injektionstherapie bei tumorbedingten Blutungen im oberen Gastrointestinaltrakt anzusehen ist. Zukünftige prospektive Studien sind erforderlich, um den direkten Vergleich dieser Injektionsmittel bei tumorassoziierten Blutungen systematisch zu untersuchen und die Therapiealgorithmen weiter zu optimieren.

9.8.2 Thermische Therapie

Die Argonplasmakoagulation (APC) hat sich als bedeutsame Option in der Behandlung tumorbedingter gastrointestinaler Blutungen etabliert.

In einer retrospektiven Studie von Thosani et al. (2015) wurde die Rolle der APC in diesem Kontext eingehend untersucht. Dabei konnte eine sofortige Hämostase bei 82 % der Patienten mit Tumorblutungen im oberen Gastrointestinaltrakt erzielt werden. Während eines Nachbeobachtungszeitraums von sechs Monaten betrug die Re-Blutungsrate etwa 25 %. Die mittlere Gesamtüberlebenszeit der behandelten Patienten lag bei circa acht Monaten, was die fortgeschrittene Tumorstadien in dieser Kohorte widerspiegelt. Die Autoren schlussfolgerten, dass APC eine sichere, rasche und kostengünstige Methode darstellt, insbesondere geeignet für diffuse, nässende Blutungen aus malignen Läsionen, bei denen konventionelle Methoden wie die Hitzesonde oder Clips häufig unzureichend wirken (Thosani et al. 2015).

Weitere Evidenz stammt von Martins et al. (2016), die zeigten, dass APC bei gastrointestinalen Tumoren eine sofortige Koagulation in 80–90 % der Fälle bewirken konnte.

Zwar wurde häufig eine Wiederholung der Therapie notwendig, um eine anhaltende Hämostase sicherzustellen, doch war die Rezidivblutungsrate im Vergleich zu anderen thermischen Verfahren insgesamt niedriger (Martins et al. 2016).

Die Laserkoagulation, insbesondere unter Verwendung des Nd:YAG-Lasers, wurde ebenfalls als primäre sowie palliative Behandlungsmethode bei Blutungen aus ösophagealen und gastralen Karzinomen eingesetzt. Pagani et al. (2003) berichteten über eine sofortige Blutstillung in etwa 90 % der Fälle. Die gezielte Ablation erlaubte eine fokussierte Behandlung des Tumorgewebes, wobei während eines einjährigen Nachbeobachtungszeitraums Re-Blutungen bei etwa 15–20 % der Patienten auftraten. In ausgewählten Studien führte die Lasertherapie zudem zu einer Reduktion des Transfusionsbedarfs und zeigte eine dauerhafte lokale Kontrolle der Blutung. Gleichwohl wurden in einer Minderheit der Fälle Komplikationen wie lokale Ulzerationen beobachtet.

Die hohe Präzision der Lasertherapie ist insbesondere bei lokalisierten Tumorblutungen vorteilhaft, wird jedoch durch die hohen Kosten und die eingeschränkte Verfügbarkeit limitiert (Pagani et al. 2003).

Im direkten Vergleich erweisen sich sowohl die APC als auch die Laserkoagulation als wirksame thermische Verfahren bei der endoskopischen Behandlung tumorassoziierter Blutungen.

9.8.3 Metallstents

Eine Studie von Limboo et al., wenngleich primär auf die palliativen Möglichkeiten bei malignen Duodenalobstruktionen fokussiert, liefert zugleich wertvolle Erkenntnisse über die hämostatische Wirksamkeit von SEMS bei tumorassoziierten Blutungen. In ihrer Fallserie gelang die Stentimplantation bei Patienten mit malignen Obstruktionen infolge von Pankreaskarzinomen oder Magenkarzinomen in 90–95 % der Fälle technisch erfolgreich (Limboo et al., 2013). Die klinische Palliationsrate, gemessen an der Verbesserung der Lumendurchgängigkeit sowie der Blutungskontrolle, wurde in der Mehrzahl der behandelten Patienten erreicht. Insbesondere wurde bei einzelnen Patienten eine vollständige Blutungsstillung beobachtet, wobei der kontinuierliche Druck des Stents auf die Tumoroberfläche als mechanischer Tamponade-Effekt wirkte. Diese Beobachtungen unterstreichen die zusätzliche hämostatische Funktion der SEMS neben ihrer primären indizierten Anwendung zur Aufhebung der Tumorstenose. Auch die Untersuchung von Saha et al. belegt die klinische Anwendbarkeit und Sicherheit der endoskopischen SEMS-Implantation bei einer Vielzahl von Pathologien im oberen Gastrointestinaltrakt, einschließlich tumorinduzierter Blutungen. In dieser Studie wurde eine klinische Erfolgsrate von etwa 85 % beschrieben, definiert als Stabilisierung des Patienten und Kontrolle der Blutung. Die Komplikationsrate blieb niedrig, unerwünschte Ereignisse wie Stentmigration oder Blutungen an den Stentkanten traten in weniger als 10 % der Fälle auf (Saha et al. 2022).

Zudem profitierten die meisten Patienten von einer raschen Symptomlinderung, was sich in einer frühen Wiederaufnahme der oralen Nahrungsaufnahme, einem reduzierten Transfusionsbedarf und verkürzten Krankenhausaufenthalten widerspiegelte.

Diese Daten verdeutlichen, dass die SEMS-Implantation nicht nur technisch gut durchführbar ist, sondern auch über ein günstiges Sicherheitsprofil verfügt, was sie zu einer attraktiven palliativen Option bei tumorassoziierter Blutung im oberen Gastrointestinaltrakt macht.

> Die endoskopische Hämostase tumorbedingter Blutungen im oberen Gastrointestinaltrakt mittels selbstexpandierender Metallstents stellen eine effektive und sichere Option dar.

9.9 Divertikelblutungen

Die kolorektale Divertikelblutung (CDB) stellt die häufigste Ursache für eine untere gastrointestinale Blutung dar und betrifft insbesondere ältere Patienten. Obwohl die Mehrzahl der Patienten mit kolorektalen Divertikeln asymptomatisch bleibt, kann eine akute Divertikelblutung zu erheblichem Blutverlust führen und eine dringliche interventionelle Therapie erfordern. Die endoskopische Therapie hat sich als zentraler Pfeiler im Management etabliert, um rasch die Hämostase zu erreichen, den Transfusionsbedarf zu senken und chirurgische Eingriffe zu vermeiden.

Verschiedene Techniken, darunter die endoskopische Clipapplikation, die endoskopische Gummibandligatur (EBL), die Verwendung abnehmbarer Schlingen *(detachable snare ligation)* sowie neue Methoden wie der Einsatz von *Over-the-Scope-Clips* (OTSC) und hämostatischen Pulvern, sind eingeführt worden.

9.9.1 Endoskopische Clipapplikation (TTS)

Die endoskopische Clipapplikation basiert auf der direkten Identifikation und Verschluss des blutenden Divertikels mittels nicht resorbierbarer Clips. Nagata et al. (2019) und Yamada et al. (2015) zeigten, dass eine präzise Clipplatzierung bei eindeutig sichtbaren Blutungsstigmata wie freiliegenden Gefäßen hohe Erfolgsraten von >95 % erzielt. Kawanishi et al. (2018) zeigten allerdings auch, dass eine optimale Visualisierung der Blutungsquelle entscheidend zur Reduktion der Re-Blutungsrate beiträgt. Technische Limitationen bestehen jedoch insbesondere in gewundenen oder stark angulierten Abschnitten des Kolons, wo die Clipstabilität beeinträchtigt sein kann.

9.9.2 Gummibandligatur

Die endoskopische Gummibandligatur (EBL) wird durch Ansaugen des Divertikels in eine Ligatorkappe und anschließendes Applizieren eines elastischen Bandes durchgeführt.

Vergleichende Untersuchungen von Ito und Kitano (2020) zeigen, dass die Ligatur, insbesondere bei rechtsseitigen Divertikeln, eine effektive Kompression sowohl des Gefäßes als auch des umgebenden Gewebes ermöglicht. Die EBL erreicht in mehreren Serien unmittelbare Hämostaseraten von 85–95 %. Allerdings berichteten Takahashi et al. (2016) über zeitverzögerte Perforationen im Sigma als seltene, jedoch schwerwiegende Komplikation.

9.9.3 Over-the-scope-Clips (OTSC)

Durch die die Verwendung von OTS-Clips ließ sich in einer Fallserie von 36 Patienten (Kawano et al. 2021) eine technische und klinische Erfolgsrate von über 90 % erreichen bei gleichzeitig geringer Rezidivblutungsrate von <10 %. OTSC und eine frühe Re-Blutungsrate (innerhalb von 30 Tagen) von weniger als 10 %.

Die Wahl des Verfahrens sollte individuell erfolgen und berücksichtigt neben technischen Aspekten insbesondere die Lokalisation und Morphologie der Divertikel. Während Clipapplikation und Bandligatur in der Primärtherapie hohe Erfolgsraten bieten, liefern neuere Verfahren wie EDSL und OTSC insbesondere bei komplexer Anatomie oder rezidivierender Blutung weitere Vorteile. Der frühzeitige Einsatz bildgebender Verfahren (z. B. kontrastverstärkte CT) steigert zudem die Wahrscheinlichkeit eines erfolgreichen zielgerichteten endoskopischen Eingriffs (Kishimoto et al. 2022).

Literatur

Aggeletopoulou I, Konstantakis C, Manolakopoulos S, Triantos C (2018) Role of band ligation for secondary prophylaxis of variceal bleeding. World J Gastroenterol 24(26):2902–2914. https://doi.org/10.3748/wjg.v24.i26.2902

Ahmed M (2020) Mid-gastrointestinal bleeding. Digestive system – receent advances. https://doi.org/10.5772/intechopen.89337

Akahoshi T, Tomikawa M, Kamori M, Tsutsumi N, Nagao Y, Hashizume M, Maehara Y (2011) Impact of balloon-occluded retrograde transvenous obliteration on management of isolated fundal gastric variceal bleeding. Hepatol Res 42(4):385–393. https://doi.org/10.1111/j.1872-034x.2011.00939.x

Akiyama M, Sakatsume K, Sasaki K, Kawatsu S, Yoshioka I, Takahashi G, Kumagai K, Adachi O, Saiki Y (2020) The incidence, risk factors, and outcomes of gastrointestinal bleeding in patients with a left ventricular assist device: a Japanese single-center cohort study. J Artif Organs 23(1):27–35. https://doi.org/10.1007/s10047-019-01138-y

Aziz M (2020) Efficacy of hemospray in non-variceal upper gastrointestinal bleeding: a systematic review with meta-analysis. Ann Gastroenterol. https://doi.org/10.20524/aog.2020.0448

Binmoeller KF, Weilert F, Shah JN (2011) Kim J (2011) EUS-guided transesophageal treatment of gastric fundal varices with combined coiling and cyanoacrylate glue injection (with videos). Gastrointestinal Endoscopy 74(5):1019–25. https://doi.org/10.1016/j.gie.2011.06.030

Binmoeller KF, Sendino O, Kane SD (2014) Endoscopic ultrasound-guided intravascular therapy. J Hepatobiliary Pancreat Sci 22(1):44–50. https://doi.org/10.1002/jhbp.183

Bhat YM, Weilert F, Fredrick RT, Kane SD, Shah JN, Hamerski CM, Binmoeller KF (2016) EUS-guided treatment of gastric fundal varices with combined injection of coils and cyanoacrylate glue: a large U.S. experience over 6 years (with video). Gastrointestinal Endoscopy 83(6):1164–1172. https://doi.org/10.1016/j.gie.2015.09.040

Blocksom J, Tokioka S, Sugawa C (2004) Current therapy for nonvariceal upper gastrointestinal bleeding. Surg Endosc 18(2):186–192. https://doi.org/10.1007/s00464-003-8155-4

Bustamante M, Plumé G (2014) Role of hemostatic powders in the endoscopic management of gastrointestinal bleeding. World J Gastrointest Pathophysiol 5(3):284. https://doi.org/10.4291/wjgp.v5.i3.284

Cazacu SM, Parscoveanu M, Rogoveanu I, Goganau A, Vieru A, Moraru E, Cartu D (2024) Trends for admission, mortality and emergency surgery in upper gastrointestinal bleeding: a study of eight years of admissions in a tertiary care hospital. Int J Gen Med 17:6171–6184. https://doi.org/10.2147/IJGM.S496966

Changela K, Papafragkakis H, Ofori E, Ona M, Krishnaiah M, Duddempudi S, Anand S (2015) Hemostatic powder spray: a new method for managing gastrointestinal bleeding. Ther Adv Gastroenterol 8(3):125–135. https://doi.org/10.1177/1756283x15572587

Chiu Y, Lu LS, Wu KL, Tam W, Hu ML, Tai WC, Chiu KW, Chuah SK (2012) Comparison of argon plasma coagulation in management of upper gastrointestinal angiodysplasia and gastric antral vascular ectasia hemorrhage. BMC Gastroenterol 12(1). https://doi.org/10.1186/1471-230x-12-67

Cushing K, Kushnir V (2016) Gastrointestinal bleeding following LVAD placement from top to bottom. Dig Dis Sci 61(6):1440–1447. https://doi.org/10.1007/s10620-016-4123-4

Dechêne A, El Fouly AH, Bechmann LP, Jochum C, Saner FH, Gerken G, Canbay A (2012) Acute management of refractory variceal bleeding in liver cirrhosis by self-expanding metal stents. Digestion 85(3):185–191. https://doi.org/10.1159/000335081

Dike UK, Mistry T, Thosani N (2019) Endoscopic cyanoacrylate glue in an actively bleeding gastric tumor. The American Journal of Gastroenterology 114(1), S938–S939. https://doi.org/10.14309/01.ajg.0000596252.03026.b1

Domagk D, Lenz P (2013) Symptomkontrolle in der Gastroenterologie. Was ist technisch möglich? Was ist ethisch vertretbar? In: Pott G, Domagk D (Hrsg) Integrierte Palliativmedizin: Leidensminderung – patientenverfügungen – sterbebegleitung – intuitive Ethik. Schattauer-Verlag

Elsebaey MA, Tawfik MA, Ezzat S, Selim A, Elashry H, Abd-Elsalam S (2019) Endoscopic injection sclerotherapy versus N-Butyl-2 Cyanoacrylate injection in the management of actively bleeding esophageal varices: a randomized controlled trial. BMC Gastroenterol 19(1):23. https://doi.org/10.1186/s12876-019-0940-1

Friedel D (2019) Magnetic sphincter augmentation: optimal patient selection and referral care pathways. World J Gastrointest Endosc 11(8):443–453. https://doi.org/10.4253/wjge.v11.i8.443

Funaki B (2006) On-call treatment of acute gastrointestinal hemorrhage. Semin Interv Radiol 23(3):215–222. https://doi.org/10.1055/s-2006-948758

Gimiga N, Diaconescu S, Olaru C, Olaru A, Păduraru G, Ignat A, … Burlea M (2015) Etiology of gastrointestinal bleeding in children. Rom J Pediatr 64(1):28–33. https://doi.org/10.37897/rjp.2015.1.6

Giuggioli D, Manfredi A, Lumetti F, Sebastiani M, Ferri C (2015) Cryoglobulinemic vasculitis and skin ulcers. Our therapeutic strategy and review of the literature. Semin Arthritis Rheum 44(5):518–526. https://doi.org/10.1016/j.semarthrit.2014.10.004

Glaser J (2013) Gastrointestinale Blutungen im fortgeschrittenen Lebensalter. Zentralblatt Für Chirurgie – zeitschrift Für Allgemeine Viszeral- Thorax- und Gefäßchirurgie, 139(04):411–414. https://doi.org/10.1055/s-0032-1328036

Han ML, Chen CC, Kuo SH, Hsu WF, Liou JM, Wu MS, Wang HP (2014) Predictors of in-hospital mortality after acute variceal bleeding in patients with hepatocellular carcinoma and concurrent main portal vein thrombosis. J Gastroenterol Hepatol 29(2):344–351. https://doi.org/10.1111/jgh.12341

Hashizume M, Akahoshi T, Tomikawa M (2011) Management of gastric varices. J Gastroenterol Hepatol 26(Suppl 1):102–108. https://doi.org/10.1111/j.1440-1746.2010.06572.x

Ibrahim M, El-Mikkawy A, Mostafa I, Devière J (2013) Endoscopic treatment of acute variceal hemorrhage by using hemostatic powder TC-325: a prospective pilot study. Gastrointest Endosc 78(5):769–773. https://doi.org/10.1016/j.gie.2013.07.037

Ibrahim M, El-Mikkawy A, Abdel Hamid M, Abdalla H, Lemmers A, Mostafa I, Devière J (2019) Early application of haemostatic powder added to standard management for oesophagogastric variceal bleeding: a randomised trial. Gut 68(5):844–853. https://doi.org/10.1136/gutjnl-2017-314653

Irani S, Kowdley K, Kozarek R (2011) Gastric varices: an updated review of management. J Clin Gastroenterol, 45(2):133-48. https://doi.org/10.1097/MCG.0b013e3181fbe249

Ito Y, Kitano M (2020) Ligation or clipping for diverticular bleeding? Endosc Int Open 8(3):E386–E387. https://doi.org/10.1055/a-1072-4923

Iwase H, Kusogamf K, Tuzuki T, Suga S, Furuta R, Nakamura M, Funaki Y, Honjyo T, Kojima K, Maeda O (1998) Endoscopic fibrin glue injection with coaxial double lumen needle for severe upper gastrointestinal bleeding. Dig Endosc 10(4):335–342. https://doi.org/10.1111/j.1443-1661.1998.tb00580.x

Jacques J, Legros R, Chaussade S, Sautereau D (2014) Endoscopic haemostasis: an overview of procedures and clinical scenarios. Dig Liver Dis 46(9):766–776. https://doi.org/10.1016/j.dld.2014.05.008

Jung J (2016) Endoscopic management of nonvariceal upper gastrointestinal bleeding. Korean J Helicobacter Up Gastrointest Res 16(4):194. https://doi.org/10.7704/kjhugr.2016.16.4.194

Karsan HA, Morton SC, Shekelle PG, Spiegel BMR, Suttorp MJ, Edelstein MA, Gralnek IM (2005) Combination endoscopic band ligation and sclerotherapy compared with endoscopic band ligation alone for the secondary prophylaxis of esophageal variceal hemorrhage: a meta-analysis. Dig Dis Sci 50(2):399–406. https://doi.org/10.1007/s10620-005-1618-9

Kawanishi K, Kato J, Kakimoto T, Hara T, Yoshida T, Ida Y, Maekita T, Iguchi M, Kitano M (2018) Risk of colonic diverticular rebleeding according to endoscopic appearance. Endosc Int Open 6(1):E36–E42. https://doi.org/10.1055/s-0043-122494.

Kawano K, Takenaka M, Kawano R, Kagoshige D, Kawase Y, Moriguchi T, Tanabe H, Katoh T, Nishi K, Kudo M (2021) Efficacy of over-the-scope clip method as a novel hemostatic therapy for colonic diverticular bleeding. J Clin Med 10(13):2891. https://doi.org/10.3390/jcm10132891

Ki E, Lau J (2012) New endoscopic hemostasis methods. Clin Endosc 45(3):224. https://doi.org/10.5946/ce.2012.45.3.224

Kim K, Yoon S, Youn S (2014) Endoscopy for nonvariceal upper gastrointestinal bleeding. Clin Endosc 47(4):315. https://doi.org/10.5946/ce.2014.47.4.315

Kim SJ, Oh SH, Jo JM, Kim KM (2013) Experiences with endoscopic interventions for variceal bleeding in children with portal hypertension: a single center study. Pediatr Gastroenterol Hepatol Nutr 16(4):248–253. https://doi.org/10.5223/pghn.2013.16.4.248

Kishimoto M, Maejima K, Muroya T, Kajino K, Ikegawa H, Kuwagata Y (2022) Usefulness of contrast-enhanced CT on arrival in colonic diverticular bleeding. Open Journal of Emergency Medicine 10:149–156. https://doi.org/10.4236/ojem.2022.103013

Komatsu H, Hara Y, Naito Y, Hosaka Y, Yamanaka S, Masuda H, Imamura K (2004) Effect of argon plasma coagulation in patients with upper gastrointestinal active hemorrhage. Dig Endosc 17(1):13–16. https://doi.org/10.1111/j.1443-1661.2005.00454.x

Kwak H, Han Y (2008) Percutaneous transportal sclerotherapy with n-butyl-2-cyanoacrylate for gastric varices: technique and clinical efficacy. Korean J Radiol 9(6):526. https://doi.org/10.3348/kjr.2008.9.6.526

Lara LF, Moosvi Z, Stanich PP, Mai D, Lugo M, Lee DP, Samarasena J (2018) Treatment of small bowel angiodysplasia using a novel radiofrequency ablation device. Am J Gastroenterol 113(Supplement):S430. https://doi.org/10.14309/00000434-201810001-00765

Lee A, Kuwada S (2023) Use of an over-the-scope clip in managing adult anastomotic ulcer bleeding. J Surg Case Rep 2023(6). https://doi.org/10.1093/jscr/rjad350

Legros R, Chaussade S, Sautereau D (2014) Endoscopic haemostasis: an overview of procedures and clinical scenarios. Dig Liver Dis 46(9):766–776. https://doi.org/10.1016/j.dld.2014.05.008

Limboo LB, Dhakal M, Dhakal OP (2013) Clinical presentation, etiology and outcome of upper gastrointestinal bleed from a tertiary care hospital of East Sikkim: an observational study. J Evol Med Dent Sci 2(20):3568–3577. https://doi.org/10.14260/jemds/728

Lo G, Lai K, Cheng J, Chen M, Chiang H (2001) A prospective, randomized trial of butyl cyanoacrylate injection versus band ligation in the management of bleeding gastric varices. Hepatology 33(5):1060–1064. https://doi.org/10.1053/jhep.2001.24116

Lopes F (2022). Efficacy and safety of over-the-scope clips® com-pared to through-the-scope clips for initial bleeding control in non-variceal upper gastrointestinal bleeding: a multicenter randomized clinical trial. PPCRJ 8(3):1–9. https://doi.org/10.21801/ppcrj.2022.83.3

Luz GO, Maluf-Filho F, Matuguma SE, Hondo FY, Ide E, Melo JM, Cheng S, Sakai P (2011) Comparison between endoscopic sclerotherapy and band ligation for hemostasis of acute variceal bleeding. World J Gastrointest Endosc 3(5):95–100. https://doi.org/10.4253/wjge.v3.i5.95

Lysek M, Kumar M, Fahmawi Y, Mizrahi M (2019) 2657 novel use of radiofrequency ablation in the treatment of avms of small bowel mucosa. Am J Gastroenterol 114(1):S1463–S1463. https://doi.org/10.14309/01.ajg.0000600160.69442.1f

Maisya N, Tarigan C (2024) A case report: a-70-year-old woman with hematemesis and melena accompanied by idiopathic thrombocytopenia purpura. Int J Soc Health 3(3):212–218. https://doi.org/10.58860/ijsh.v3i3.169

Marot A, Trépo E, Doerig C, Moreno C, Moradpour D, Deltenre P (2015) Systematic review with meta-analysis: self-expanding metal stents in patients with cirrhosis and severe or refractory oesophageal variceal bleeding. Aliment Pharmacol Ther 42(11–12):1250–1260. https://doi.org/10.1111/apt.13424

Martins BC, Wodak S, Gusmon CC, Safatle-Ribeiro AV, Kawaguti FS, Baba ER, Pennacchi CMP, Simas Lima M, Ribeiro U Jr, Maluf-Filho F (2016) Argon plasma coagulation for the endoscopic treatment of gastrointestinal tumor bleeding: a retrospective comparison with a non-treated historical cohort. UEG J 4(1):49–54. https://doi.org/10.1177/2050640615590303

Mirzaali M, Carrasco A, Mundre P, Sood, R (2020) Recent advances in the management of acute upper gastrointestinal bleeding. Gastrointestinal Nursing 18(6):16–23. https://doi.org/10.12968/gasn.2020.18.6.16

Mohan B, Chandan S, Khan S, Kassab L, Trakroo S, Ponnada S, Asokkumar R, Adler D (2020) Efficacy and safety of endoscopic ultrasound-guided therapy versus direct endoscopic glue injection therapy for gastric varices: systematic review and meta-analysis. Endoscopy 52(04):259–267. https://doi.org/10.1055/a-1098-1817

Mullady DK, Wang AY, Waschke KA (2020) AGA clinical practice update on endoscopic therapies for non-variceal upper gastrointestinal bleeding: expert review. Gastroenterology 159(3):1120–1128. https://doi.org/10.1053/j.gastro.2020.05.095

Nagata N, Ishii N, Manabe N, Tomizawa K, Urita Y, Funabiki T, Fujimori S, Kaise M (2019) Guidelines for colonic diverticular bleeding and colonic diverticulitis: Japan gastroenterological association. Digestion 99(Suppl 1):1–26. https://doi.org/10.1159/000495282

Ofosu A, Ramai D, Febin J, Mohan B, Dhindsa B, Antoine G, Adler D (2020) The efficacy and safety of hemospray for the management of gastrointestinal bleeding. J Clin Gastroenterol 55(5):e37–e45. https://doi.org/10.1097/mcg.0000000000001379

Pagani M, Granelli P, Chella B, Antoniazzi L, Bonavina L, Peracchia A (2003) Barrett's esophagus: combined treatment using argon plasma coagulation and laparoscopic antireflux surgery. Dis Esophagus 16(4):279–283. https://doi.org/10.1111/j.1442-2050.2003.00347.x

Pfisterer N, Riedl F, Pachofszky T, Gschwantler M, König K, Schuster B, Mandorfer M, Gessl I, Illiasch C, Fuchs EM, Unger L, Dolak W, Maieron A, Kramer L, Madl C, Trauner M, Reiberger T (2019) Outcomes after placement of a SX-ELLA oesophageal stent for refractory variceal bleeding-a national multicentre study. Liver Int 39(2):290–298. https://doi.org/10.1111/liv.13971

Pimenta JR, Rodrigues Ferreira A, Druve Tavares Fagundes E, Souto Bittencourt PF, Mendes Moura A, Diniz Carvalho, S (2017) Evaluation of endoscopic secondary prophylaxis in children and adolescents with esophageal varices. Arq Gastroenterol 54(1):21–26. https://doi.org/10.1590/S0004-2803.2017v54n1-04

Prei JC, Barmeyer C, Bürgel N, Daum S, Epple HJ, Günther U, Maul J, Siegmund B, Schumann M, Tröger H, Stroux A, Adler A, Veltzke-Schlieker W, Jürgensen C, Wentrup R, Wiedenmann B, Binkau J, Hartmann D, Nötzel E, Domagk D, Wacke W, Wahnschaffe U, Bojarski C (2016) EndoClot polysaccharide hemostatic system in nonvariceal gastrointestinal bleeding: results of a prospective multicenter observational pilot study. J Clin Gastroenterol 50(10):e95–e100. https://doi.org/10.1097/MCG.0000000000000615

Romero-Castro R, Ellrichmann M, Ortiz-Moyano C, Subtil-Inigo JC, Junquera-Florez F, Gornals JB, Repiso-Ortega A, Vila-Costas J, Marcos-Sanchez F, Muñoz-Navas M, Romero-Gomez M, Brullet-Benedi E, Romero-Vazquez J, Caunedo-Alvarez A, Pellicer-Bautista F, Herrerias-Gutierrez JM, Fritscher-Ravens A (2013 Nov) EUS-guided coil versus cyanoacrylate therapy for the treatment of gastric varices: a multicenter study (with videos). Gastrointest Endosc 78(5):711–721. https://doi.org/10.1016/j.gie.2013.05.009. Epub 2013 Jul 25. PMID: 23891417

Romshoo G, Jeelani U, Shah D (2022) Endoscopic interventional management using adrenaline-normal saline injection for actively bleeding peptic ulcers in South Kashmir, India. Int J Adv Res 10(02) 437–442. https://doi.org/10.21474/ijar01/14221

Roshdy M, Ibrahim M (2022) Hemostatic powder for management of acute variceal bleeding. Med J Cairo Univ 90(3):59–63. https://doi.org/10.21608/mjcu.2022.234827

Saha B, Wien E, Fancher N, Kahili-Heede M, Enriquez N, Velasco-Hughes A (2022) Heyde's syndrome: a systematic review of case reports. BMJ Open Gastroenterol 9(1):e000866. https://doi.org/10.1136/bmjgast-2021-000866

Senzolo M, Realdon S, Zanetto A, Simoncin B, Schepis F, Caronna S, Saracco GM, De Angelis CG, Debernardi Venon W (2020) Endoscopic radiofrequency ablation for the treatment of severe gastric antral vascular ectasia in patients with cirrhosis. Eur J Gastroenterol Hepatol 33(11):1414–1419. https://doi.org/10.1097/MEG.0000000000001889

Sharma BC, Sharma P, Lunia MK, Srivastava S, Goyal R, Sarin SK (2013) A randomized, double-blind, controlled trial comparing rifaximin plus lactulose with lactulose alone in treatment of overt hepatic encephalopathy. Am J Gastroenterol 108(9):1458–1463. https://doi.org/10.1038/ajg.2013.219. Epub 2013 Jul 23

Shewaye A, Berhane K (2024) Endoscopic treatment of gastric varices using n-butyl-2-cyanoacrylate glue: experience from ethiopia, sub- saharan africa. https://doi.org/10.21203/rs.3.rs-4183362/v1

Sobani Z, Saeidi B, Sánchez-Luna S, Paleti S, Parasher G (2019) 1983 hemospray® as bridging therapy in acute esophageal bleeding secondary to varices and post-banding ulcers. Am J Gastroenterol 114(1):S1108–S1110. https://doi.org/10.14309/01.ajg.0000597464.21304.43

Sohal A, Chaudhry H, Dhaliwal A, Singla P, Gupta G, Sharma R, Dukovic D, Prajapati D (2022) Gender differences in esophageal variceal bleeding in the United States. Ann Med 54(1):2115–2122. https://doi.org/10.1080/07853890.2022.2104920

Stiegmann GV, Goff JS, Sun JH, Davis D, Silas D (1989) Technique and early clinical results of endoscopic variceal ligation (EVL). Surg Endosc 3(2):73–78. https://doi.org/10.1007/BF00590904

Stiegmann GV, Goff JS, Michaletz-Onody PA, Korula J, Lieberman D, Saeed ZA, Reveille RM, Sun H, Lowenstein SR (1992) Endoscopic sclerotherapy as compared with endoscopic ligation for bleeding esophageal varices. N Engl J Med 326(23):1527–1532. https://doi.org/10.1056/NEJM199206043262304

Takahashi Y, Inaba T, Tanaka N (2016) Delayed Perforation after Endoscopic Band Ligation for Treatment of Colonic Diverticular Bleeding. Dig Endosc 28(4):484. https://doi.org/10.1111/den.12627

Thosani N, Rao B, Ghouri Y, Batra S, Raju G, Shafi M, Guha S (2015) Role of argon plasma coagulation in management of bleeding GI tumors: evaluating outcomes and survival. Turk J Gastroenterol 25(1):38–42. https://doi.org/10.5152/tjg.2014.4867

Toshniwal J, Fry L, Vormbrock K, Zabielski M, Mönkemüller K (2013) Pwe-037 „bear-claw“ or over-the-scope -clip system (otsc); a breakthrough, surgery sparing, endoscopic device. Gut 62(Suppl 1):A145.2–A145. https://doi.org/10.1136/gutjnl-2013-304907.326

Tung W, Shultz J, Schirmer B, Copland A, Wang A (2019) Bowel obstruction and hydronephrosis due to an over-the-scope clip. Acg Case Reports Journal 6(12):e00284. https://doi.org/10.14309/crj.0000000000000284

Wedi E (2017) A novel over-the-scope clip (otsc) for the treatment of severe non-variceal upper gi-bleeding: an alternative to classic hemostatic techniques? ARGH 8(2). https://doi.org/10.19080/argh.2017.08.555735

Wee E (2011) Management of nonvariceal upper gastrointestinal bleeding. J Postgrad Med 57(2):161. https://doi.org/10.4103/0022-3859.81868

Wei M, Ahn J, Friedland S (2021) Over-the-scope clip in the treatment of gastrointestinal leaks and perforations. Clin Endosc 54(6):798–804. https://doi.org/10.5946/ce.2021.250

Wellington J, Canakis A, Kim R (2019) Endoscopic closure devices: a review of technique and application for hemostasis. Int J Gastrointest Interv 8(3):127–133. https://doi.org/10.18528/ijgii190012

Xavier A (2020) Endoscopic clipping for gastrointestinal bleeding: emergency and prophylactic indications. Ann Gastroenterol. https://doi.org/10.20524/aog.2020.0526

Yamada A, Niikura R, Yoshida S, Hirata Y, Koike K (2015) Endoscopic management of colonic diverticular bleeding. Dig Endosc 27(7):720–725. https://doi.org/10.1111/den.12534

Zehetner J, Shamiyeh A, Wayand W, Hubmann R (2008) Results of a new method to stop acute bleeding from esophageal varices: implantation of a self-expanding stent. Endoscopy 22(10):2149–2152. https://doi.org/10.1007/s00464-008-0009-7

Zhou GP, Jiang YZ, Sun LY, Zhu ZJ (2021) Early transjugular intrahepatic portosystemic shunt for acute variceal bleeding: a systematic review and meta-analysis. Eur Radiol 31(7):5390–5399. https://doi.org/10.1007/s00330-020-07525-x

Chirurgische Therapie 10

Stefan A. Farkas, Sabine Schrödel und Giorgi Nadiradze

10.1 Einleitung: Chirurgische Entscheidungsfindung

Die chirurgische Entscheidung bezüglich der operativen Therapie einer malignen gastrointestinalen (GI-)Obstruktion bei Palliativpatienten wird häufig als Konsil in der Notfallsituation verlangt.

Die Entscheidungsfindung bei diesen Patienten ist jedoch zumeist komplex und sollte unbedingt interdisziplinär und zum frühestmöglichen Zeitpunkt erfolgen. Schon bei einer absehbaren Obstruktion sollten hier mögliche palliative Maßnahmen und eben auch operative Optionen mit dem Patienten erörtert werden.

Gerade Patienten mit akutem Ileus oder Subileus und schlechtem Allgemeinzustand haben bezüglich des palliativen Benefits der Operation einen erheblichen Nachteil. Allerdings haben diese Patienten mit einer akuten gastrointestinalen Obstruktion einen besonders hohen Therapiewunsch, um ihre Symptome gelindert zu bekommen. Dieser Wunsch ist jedoch nicht unbedingt mit ihrer Langzeitprognose und mit dem operativen Ergebnis kongruent.

Deshalb muss bei jedem Patienten nach der entsprechenden Diagnostik eine wohlüberlegte, individuelle Entscheidung gefunden werden. Dies wird am besten in einem interdisziplinären Gespräch mit den internistischen Kollegen und

S. A. Farkas (✉) · S. Schrödel · G. Nadiradze
Klinik für Allgemein- und Viszeralchirurgie, St. Josefs-Hospital Wiesbaden GmbH, Wiesbaden, Deutschland
E-Mail: SFarkas@joho.de

S. Schrödel
E-Mail: sschroedel@joho.de

G. Nadiradze
E-Mail: GNadiradze@joho.de

© Der/die Autor(en), exklusiv lizenziert an Springer-Verlag GmbH, DE, ein Teil von Springer Nature 2026

C. G. Dietrich et al. (Hrsg.), *Gastroenterologische Palliativmedizin*,
https://doi.org/10.1007/978-3-662-70326-7_10

dem Chirurgen gemeinsam mit dem Patienten erörtert. Hier ist es wichtig, dem Patienten angepasste, realistische Therapieziele und Optionen herauszuarbeiten.

10.2 Obstruktion im oberen GI-Trakt

10.2.1 Ösophagus-Obstruktion

Die Ösophagus-Obstruktion tritt häufig bei distalem Ösophaguskarzinom oder bei einem AEG-1-Karzinom auf. Hier ist die primäre, palliative Stentanlage die Methode der Wahl. Die Ergebnisse der Stentanlage sind sehr gut und es gibt hier selten Dislokationen, im Gegensatz zum kolorektalen Stent. Auch kann bzw. sollte bei Obstruktion hier primär schon ein Stent angelegt werden, ohne dass das definitive Staging abgeschlossen ist. Häufig bleibt es anfangs unklar, ob es sich um einen T-3/4-Tumor handelt oder ob Fernmetastasen vorliegen. Da bei einer hochgradigen Stenose keine Endosonographie mehr durchgeführt werden kann, ist die primäre Stentanlage auch bei unklarer kurativer oder palliativer Situation sinnvoll.

Eine chirurgische Handlungsoption ist nur sinnvoll anzuwenden, wenn eine endoskopische Stentanlage definitiv nicht möglich seine sollte. Dann kann eine cervicale Ösophagusfistel zur Entlastung angelegt werden.

10.2.2 Magenausgangsstenose

10.2.2.1 Ursachen

Häufigste Ursache der malignen Magenausgangsstenose sind inoperable Magenkarzinome, Duodenalkarzinome sowie Pankreaskarzinome. In etwa 20–35 % tritt ein MGOO (Malignant gastric outlet obstruction, Maligne Obstruktion des Magenausgangs) auf. Andere Tumoren wie extrahepatische Cholangiokarzinome, Lymphknotenmetastasen, kolorektale Karzinome u. ä. sind seltener.

Lymphatische/hämatologische Tumoren mit gutem und schnellem Ansprechen auf Therapie und somit in aller Regel nur vorübergehender Stenosesymptomatik werden in dieser Betrachtung ausgeklammert.

Benigne Magenausgangsstenosen können z. B. durch chronische Duodenalulcera und konsekutiv narbiger Striktur bedingt sein und werden zumeist durch Dilatation, chirurgische Resektion oder seltener chirurgische Strikturoplastik behandelt.

10.2.2.2 Klinisches Bild

Patienten mit einer MGOO präsentieren sich mit Übelkeit, Erbrechen, Retentionsmagen und Gewichtsverlust/Kachexie. Je nach Ausmaß der Stenose zeigt sich Intoleranz bis hin zu flüssiger Nahrung und folgender Exsikkose und präRenalem Nierenversagen.

Zumeist entwickelt sich die Problematik langsam, sodass die Betroffenen über längere Zeit bereits ihr Essverhalten angepasst haben und die Symptomatik verschleiert sein kann. Sonographisch ist das Bild eines Retentionsmagens oft ein erster Hinweis.

Der Leidensdruck der Patienten im fortgeschrittenen Zustand ist hoch. Eine ambulante konservative Symptomkontrolle ist kaum möglich und die Lebensqualität schlecht. Auch die Zugänglichkeit zu einer palliativen Systemtherapie ist deutlich reduziert. Im Vordergrund steht bei insgesamt eingeschränkter Lebenserwartung von wenigen Monaten die Lebensqualität und Symptomkontrolle bei gleichzeitig niedrigem Behandlungsrisiko und möglichst kurzem stationärem Aufenthalt.

10.2.2.3 Diagnostik

Neben ausführlicher Anamnese, laborchemischer Diagnostik und Erhebung eines Ernährungsstatus (z. B. Nutritional Risk Score; NRS) sind folgende Untersuchungen und Fragestellung erforderlich:

- Sonographie: Retentionsmagen? Raumforderung? Aszites? Ileusbild?
- Ösophagogastroduodenoskopie (ÖGD), ggf. Endosonographie: Lage und Ausdehnung (Länge, Tiefe) Tumor? Blutungsstigmata? Stenosegrad? Ggf. histologische Sicherung bei Erstdiagnose (ED).
- Ggf. Koloskopie je nach Tumorentität und Tumorposition
- Abdomen-CT: Staging, Peritonealcarcinose? Dünndarmileus? Kolonstenose?
- Präoperativ: Magendarmpassage oder CT mit rektaler/oraler Füllung zur Detektion weiterer Stenosen distal der MGOO.

10.2.2.4 Therapieoptionen

Patienten mit MGOO aufgrund solider Tumoren (Lymphome in dieser Betrachtung exkludiert) haben durchschnittlich eine Prognose von 3–6 Monaten. Evtl. ist hier in Zukunft durch neue chemo-, radio- und immuntherapeutische Optionen eine Verbesserung zu erwarten.

Obligat sollte jeglicher interventionellen Maßnahme eine interdisziplinäre Tumorkonferenz vorausgehen. Die Befunde sowie die Prognose und möglichen systemischen Therapien ebenso wie die palliativen interventionellen Möglichkeiten, deren Voraussetzung (ECOG) und zu erwartender Benefit sollten im Sinne des *informed consent* mit Patient und ggf. Angehörigen besprochen und dokumentiert werden.

Angelehnt an die AGA Clinical Practice Guidelines von 2021 sollte eine chirurgische Maßnahme nur bei einer Lebenserwartung über 2 Monaten in Erwägung gezogen werden. Ein schlechter Ernährungsstatus, geringer ECOG und Aszites sind Risikofaktoren für ein schlechteres klinisches Ergebnis (AGA Clinical Practice Update 2021).

Prinzipiell profitiert der Patient von einer frühestmöglichen Vorstellung und Erörterung der endoskopischen vs. chirurgischen Optionen. Für eine chirurgische Maßnahme ist eine anästhesiologische „Operabilität“ Voraussetzung, da es sich um einen palliativen Eingriff handelt, der zum Nutzen des Patienten und dessen Lebensqualität ist und keinen Notfalleingriff darstellen sollte, der den Patienten zusätzlich gefährdet. Auch ein möglichst (noch) guter ECOG und Ernährungszustand erhöht den chirurgischen Erfolg hinsichtlich Heilung und Rekonvaleszenz.

Folgende Optionen stehen zur Behandlung der MGOO zur Verfügung:

Ablauf-PEG(endoskopisch):

Klinisches Bild (kB): der Patient hat eine Lebenserwartung kleiner zwei Monate, eine palliative Therapie ist nicht geplant, Ziel spezialisierte ambulante Palliativversorgung (SAPV), Symptomkontrolle (Vermeiden von Erbrechen).

Bedingung (B): die Diaphanoskopie muss möglich sein.

Risiken (R): PEG-Dislokation, Paravasat, Infekt, Aspiration.

Endoskopisches Stenting (ES):

kB: es handelt sich um eine kurzstreckige Stenose, z. B. duodenal mit sicherer Stentpositionierbarkeit.

B: keine weiteren distalen Stenosen, endoskopisch mindestens mit dem Draht passierbar, gecoverte Stents sollen verwendet werden.

R: Stentmigration, Perforation, Einwachsen/Überwuchern durch Tumor-> Restenose, Blutung, Papillenobstruktion.

Endoskopische, ultraschallgesteuerte Gastroenterostomie (EUS-G): lumenadaptierender, voll ummantelter Stent (LAMS).

kB: endoskopisch nicht passierbare und/oder dem Stenting nicht zugängliche Stenose.

B: keine weiteren distalen Stenosen oder PC *(peritoneal cancer),* kein Aszites, Jejunalschlinge endosonographisch auffindbar.

R: Dislokation, Perforation, Arrosionsblutung, falsche „Zielschlinge“

Chirurgische Gastroenterostomie (laparoskopisch/offen): SGJJ *(surgical gastrojejunostomy).*

kB: ggf. zusätzliche postduodenale Stenosen, ggf. Aszites, Prognose mehrere Monate.

B: keine diffuse Peritonealcarcinose, narkosefähig, operativer Zugangsweg abhängig von Voroperationen.

R: Anastomoseninsuffizienz, allgemeine Narkoserisiken, allgemeine Operationsrisiken.

Alle Optionen müssen hinsichtlich technischem Erfolg, klinischem Erfolg (orale Nahrungsaufnahme), Reinterventionsrate, Komplikationen und Dauer des stationären Aufenthaltes gegeneinander abgewogen werden. Hierzu existieren wenige retrospektive Kohortenstudien.

Vorteil der endoskopischen Verfahren ist die Durchführbarkeit in Analgosedierung, die kurze Zeit bis zur Nahrungsaufnahme sowie der kürzere stationäre Aufenthalt. Dies ist im Erfolgsfall ein wesentliches Argument im palliativen Setting der Patienten (Heuer et al. 2022).

Vorteil der chirurgischen Verfahren ist das deutlich erweiterte Indikationsspektrum. Im Falle einer weiteren Stenose etwa durch Einbruch ins Colon oder einer weiter distalen Stenose des Dünndarmes durch etwa Peritonealcarcinose

Tab. 10.1 Endoskopische, ultraschallgesteuerte Gastroenterostomie *(EUS-G)* vs. endoskopisches Stenting *(ES)* und vs. chirurgische Gastroenterostomie (laparoskopisch/offen): *SGJJ (surgical gastrojejunostomy)*

	EUS-G vs. ES	EUS-G vs. SGJJ
Technischer Erfolg	91.1 % vs. 78.7 % $p = 0.003$	91.5 % vs. 99 % $p = 0.008$
Klinischer Erfolg	93.6 % vs. 96.6 % $p = 0.29$	90.7 % vs.88.6 % $p = 0.37$
Stat. Aufenthaltsdauer (LOS)	−2,8 Tage	−5,8 Tage $p < 0.001$
Zeit bis orale Nahrungsaufnahme	Nur 1 Studie: ES besser	MD: –2.89 $p < 0.001$
Komplikationen	12 % vs. 34.8 % $p < 0.001$	15.7 % vs. 14.2 % $p = 0.37$

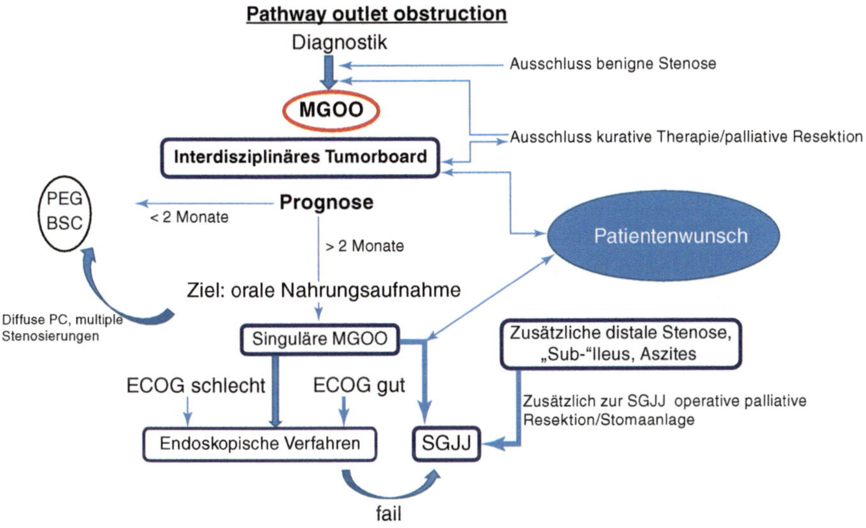

Abb. 10.1 Pathway zur Entscheidungsfindung bei Obstruktion im oberen gastrointestinalen (GI-) Trakt

kann die Gastroenterostomie (GE) mit einer zusätzlichen palliativen Resektion oder zusätzlichen Stomaanlage verbunden werden. Aszites ist keine Kontraindikation. Die technische Machbarkeit sowie der klinische Erfolg sind hoch. Das Zugangstrauma im Falle der laparoskopischen oder robotischen Operation ist gering.

In einer aktuellen Metaanalyse wurde die EUS-G gegen die ES sowie gegen die SGJJ verglichen (Tab. 10.1) (Martins et al. 2023):

Im Folgenden unser Pathway zur Entscheidungsfindung (Abb. 10.1):

10.2.2.5 Technische Durchführung der Gastroenterostomie

Eine palliative, chirurgische Gastroenterostomie ist ein Bypassverfahren zwischen Magen und einer poststenotischen Jejunumschlinge.

Aufgrund des möglichst geringen operativen Traumas sollte der Eingriff minimal invasiv (laparoskopisch oder robotisch) erfolgen. Eine Vollnarkose ist erforderlich.

Optimalerweise wird die Gastroenterostomie als isoperistaltische Seit-zu-Seit-Gastrojejunostomie am tiefsten Punkt der großen Magenkurvatur angelegt. Die Hinterwand ist aufgrund des Abflusses aus dem Magen in Rückenlage zu bevorzugen. Die Anastomosenlänge sollte 4 cm nicht unterschreiten. Eine postoperative ödematöse Schwellung der GE führt so normalerweise nicht zu einem Zuschwellen und funktionellen Verschluss. Eine Magensonde kann als Schienung der Anastomose und Ablaufsonde von Magensekret für 12–24 Std. postoperativ über die GE in die abführende Schlinge platziert werden. Die GE erfolgt ante- oder retrokolisch, je nach patienteneigener Anatomie.

Sofern es sich um ein den Magen betreffendes Carcinom handelt, sollte die GE außerhalb des Tumors angelegt werden. Eine im Tumor angelegte GE kann das Risiko der Insuffizienz sowie der Blutung erhöhen.

Da es sich um ein rein palliatives Verfahren handelt, ist die Omegaschlinge mit der GE und ggf. Fußpunktanastomose das am schnellsten durchzuführende Verfahren. Alternativ kann auch eine Roux-Y-GE durchgeführt werden, wenn zum Beispiel das Mesenterium des Dünndarmes aufgrund von Fixierung oder Verkürzung durch Peritonealcarcinose nicht als Omegaloop an den Magen herangeführt werden kann oder wenn bereits vorangegangene Operationen diese Rekonstruktion unmöglich machen.

Zur Reduktion des Risikos eines biliären Refluxes sollte die Distanz ab Duodenum ca. 40–60 cm betragen und es kann eine Fußpunktanastomose angelegt werden. (Abb. 10.2).

Hinsichtlich der Frage, ob ein *gastric partitioning* (eine operativ-technische Variante zur funktionellen Ausschaltung des Antrumreservoirs) eine verzögerte Magenentleerung günstig beeinflusst, existieren widersprüchliche Studien mit einem Trend zur besseren Verträglichkeit fester Speisen nach *gastric partitioning* (GP). Limitierend ist, dass nicht zwischen offener und minimalinvasiver OP unterschieden wurde und dass die krankheitsbedingte Überlebenszeit kurz und fortbestehende Symptome wie Übelkeit unspezifisch sind. Die OP-Zeit bei GP ist länger, es besteht ein zusätzliches Risiko der antralen Stumpfinsuffizienz (Ramos et al. 2019; Lorusso et al. 2019).

Wenn ein GP durchgeführt wird, erfolgt dies typischerweise als partielles GP (Abb. 10.3). Hierdurch ist die Tumorregion im Falle von Blutungen oder anderen Komplikationen sowie zur Tumorsurveillance endoskopisch kontrollierbar.

Bei jeder Exploration sollte der PCI erhoben und die freie Passage aboral überprüft werden (Durchmustern des Dünndarmes).

Postoperativ darf der Patient direkt frei trinken. Ab dem ersten postoperativen Tag erfolgt der Kostaufbau mit flüssiger Kost und Breikost. Bei guter Verträglichkeit zügige Komplettierung des Kostaufbaus. Unseres Erachtens ist die perioperative Gabe eines Protonenpumpeninhibitors (PPI) für 1 Woche postoperativ sinnvoll.

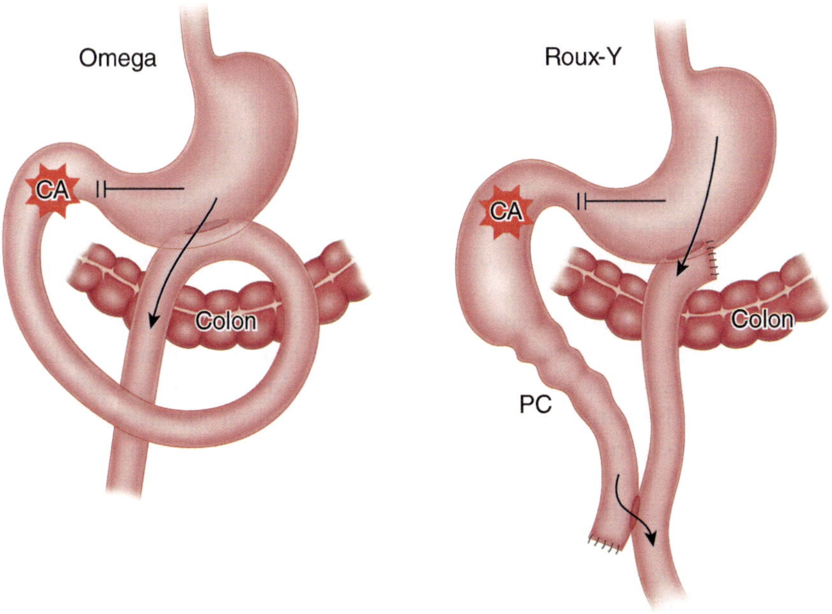

Abb. 10.2 Technische Durchführung der Gastroenterostomie; Omega und Roux-Y. *PC* Peritonealkarzinose

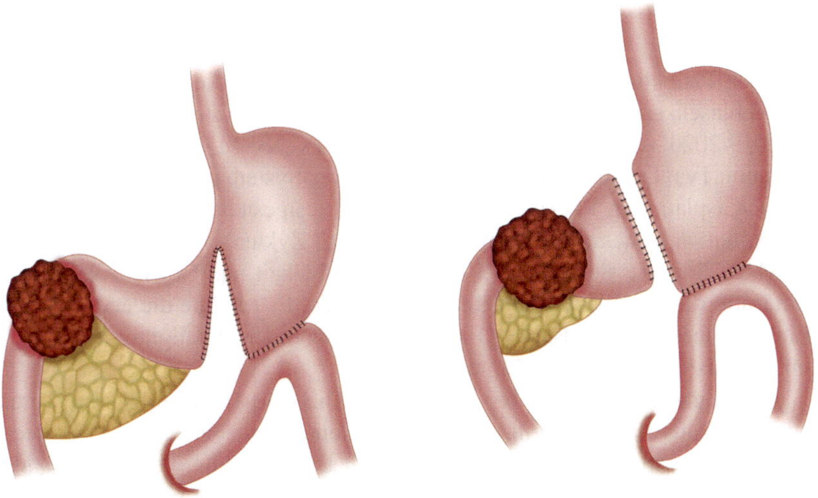

Abb. 10.3 Technische Durchführung der Gastroenterostomie mit partiellem und komplettem Gastric Partitioning

10.2.2.6 Take-home-messages Magenausgangssstenose

- Die MGOO reduziert die Lebensqualität (QoL) erheblich und erfordert eine zügige interdisziplinäre Entscheidungsfindung
- Der bildgebende Ausschluss und die Lokalisation zusätzlicher distaler Stenosierungen des OGI und UGI ist zur Planung der palliativen Passagewiederherstellung obligat
- Eine offene Diskussion und ehrliche Aufklärung über die zu erwartende Symptomlinderung und Risiken im Hinblick auf Prognose und QoL sollte mit dem Patienten erfolgen. Daher ist die frühe Vorstellung in der Gastroenterologie UND Chirurgie wichtig
- Die Chirurgische Gastroenterostomie ist – bei fehlenden Kontraindikationen – eine technisch fast immer erfolgreiche und sichere Maßnahme. Reinterventionen sind extrem selten. Das minimalinvasive Vorgehen ist zu präferieren. Chirurgische Eingriffe können mit weiteren palliativen Maßnahmen (Stoma, weitere enteroenterische Bypasschirurgie etc.) kombiniert werden.
- Bei schlechtem ECOG, singulärer Stenose, fehlendem Aszites oder fehlender operativer Zugänglichkeit des Abdomens bietet die Endoskopische, ultraschallgesteuerte Gastroenterostomie eine gegenüber dem Stenting deutlich verbesserte Alternative zur Operation
- Die Chirurgie bietet eine hinsichtlich der Essenskonsistenz verbesserte und eine zeitlich am längsten mögliche orale Nahrungsaufnahme gegenüber den endoskopischen Verfahren

Beispiel

Bei der Patientin wurde auswärtig (Marokko) 2018 die Erstdiagnose eines Gallenblasenkarzinoms gestellt. Es erfolgte die Cholecystektomie.

2019/2020 zeigte sich ein Lokalrezidiv (Tx Nx M1 [HEP, DUO, PER], Stadium: IV). Daraufhin wurde unter palliativer Systemtherapie mittels Gemcitabine/Cisplatin ein PD *(progressive disease)* festgestellt. Bis 08/2023 erfolgte die palliative Systemtherapie mit FOLFOX (12 Zyklen).

11/2023 zeigte sich dann bei Erbrechen, Übelkeit und Gewichtsverlust eine Infiltration ins Duodenum mit Retentionsmagen. Es erfolgte die endoskopische Einlage eines Duodenalstents (1 selbstexpandierender Metallgitter-Stent/SEMS im Pylorus/Bulbus [6 cm/22 mm]).

Im Januar 2024 erging bei NGS ohne Therapie-Target folgender Tumorboardbeschluss: Empfehlung einer Drittlinientherapie, z. B. mit Irinotecan-basierter Therapie, ggf. unter Ergänzung mit Durvalumab.

Bei erneut zunehmender Passageproblematik erfolgte bereits im Februar 2024 die ergänzende Diagnostik mittels Abdomen-CT: Gegenüber der auswärtigen MRT von 10/2023 progredientes Tumorwachstum bei hepatisch metastasiertem Gallenblasenkarzinom und Z n. Cholezystektomie. Mittlerweile einliegender Stent im Magenantrum bis zur Pars descendens duodeni mit subtotal okkludierendem Weichteilgewebeplus, passend zu einer Tumorinfiltration und vorgeschalteten Retentionsmagen. Kapselüberschreitendes Tumorwachstum nach ventral mit V. a. beginnender Infiltration der Abdominalwand und V. a. Peritonealkarzinose bei freier Liquid im kleinen Becken. Gering progrediente intrahepatische Cholestase sowie Leberfiliae.

In der anschließenden Endoskopie zeigte sich eine gerade noch mit dem Gastroskop passierbare Stenose bei zunehmender Tumorinfiltration.

Die Vorstellung in der chirurgischen Klinik erfolgte erstmals im Februar 2024.

Eine zwischenzeitliche Portinfektion und Portexplantation verzögerte den Operationszeitpunkt kurzfristig. Anfang Februar 2024 erfolgte dann die laparoskopische antecolische isoperistaltische Gastroenterostomie.

Postoperativ kam die Darmpassage etwas verzögert in Gang. Im Verlauf allerdings regelrecht, sodass die Magensonde entfernt wurde und der Kostaufbau vollständig erfolgen konnte. Die Entlassung erfolgte am 5. postoperativen Tag.

Die anschließend geplante individuelle Therapie mit FOLFIRI und Durvalumab wurde aufgrund einer dann auftretenden Cholestase und Cholangitis zunächst nicht begonnen. Der bisherige weitere onkologische Verlauf ist durch rezidivierende Cholangitiden geprägt.

Die Gastroenterostomie ist funktional. Bis aktuell zum November 2024 ist die Patientin am Leben und kann sich oral ernähren. Aufgrund der Tumorkachexie und rezidivierender Entzündungsepisoden und somit nicht möglicher erneuter Portimplantation trat dennoch ein Gewichtsverlust auf. Die Ernährungsberatung erfolgt regelmäßig (Abb. 10.4).

◄

Beispiel

Pat. K., D.

Bei der Patientin wurde 11/2022 extern ein Magenantrumkarzinom diagnostiziert cT1b/2 cN0 pM1 PER G3, Stadium: UICC IV.

Im Rahmen einer explorativen Laparoskopie konnte 11/2022 die 4-Quadranten-Peritonealkarzinose diagnostiziert werden. Bereits 11/2022 lag eine beginnende Magenausgangsstenose vor.

12/2022 erfolgte die Vorstellung in unserem Hause mit Frage nach PIPAC/HIPEC. Daher schlossen wir eine erneute Laparoskopie an und konnten einen PCI *(peritoneal cancer index)* von 15, den V. a. Kruckenberg-Tumor rechts, 50 ml Aszites, aufgrund der Carcinose V. a. beginnende Sigmastenose sowie den Befall des terminalen Ileums erheben. Die palliative Therapieeinleitung mit FLOT (analog Ramiris-Studie) musste bereits mit dem 2. Zyklus auf FLO deeskaliert werden.

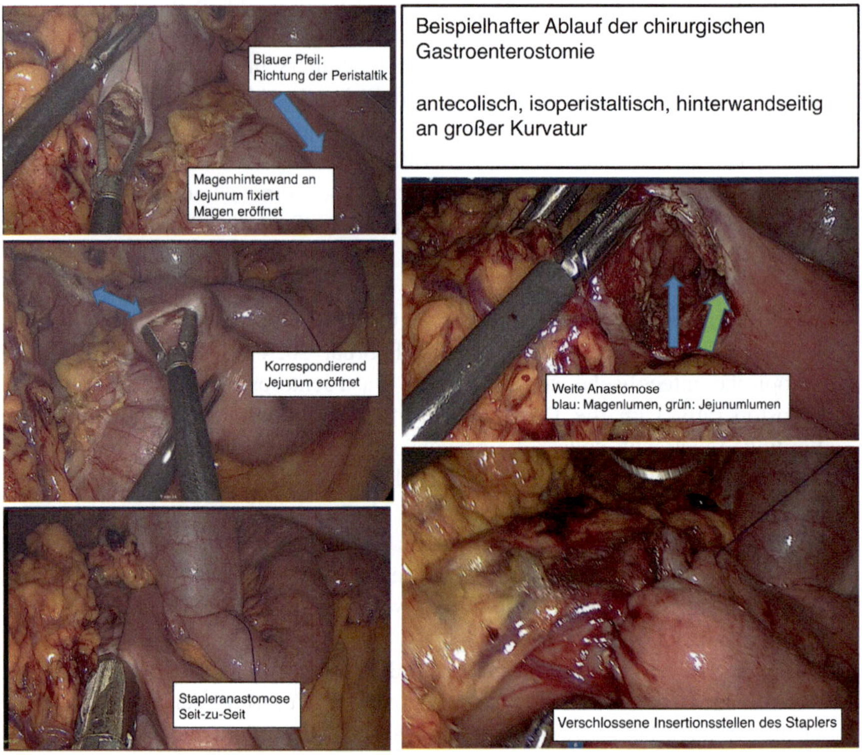

Abb. 10.4 Laparoskopische Durchführung der Gastroenterostomie, technische Durchführung I

Bei PD 2/2023 erfolgte die nochmalige Laparoskopie: PCI 13, 50 ml Aszites, disseminiert feinfleckige PC auf ges. Dünndarmmesenterium, lokal organüberschreitend am Pylorus, V. a. Lebermetastase S. 2/3.

Aufgrund zunehmender Passagestörung führend durch den Primarius erfolgte 2/2023 die laparoskopische Gastroenterostomie der palliativ betreuten Patientin in enger Absprache mit der Patientin und den beteiligten Behandlern.

3/2023 dann Beginn der palliativen Therapie mit FOLFIRI, erste Gabe 23.3.23. Aufgrund deutlich reduzierten Allgemeinzustandes mit Anämie, Schmerzexacerbation (Rücken), Übelkeit konnte die Therapie nicht fortgeführt werden.

Bei ebenfalls progredienter PC, massiver Aszitesbildung und konsekutiver Dünndarmparalyse sowie aufgrund der notwendigen Anxiolyse wurde am 22.04.2023 durch unsere palliativmedizinische Abteilung eine Midazolam-Dauerinfusion zur palliativen Sedierung eingeleitet. Frau K. verstarb leider nach zwei weiteren Tagen.

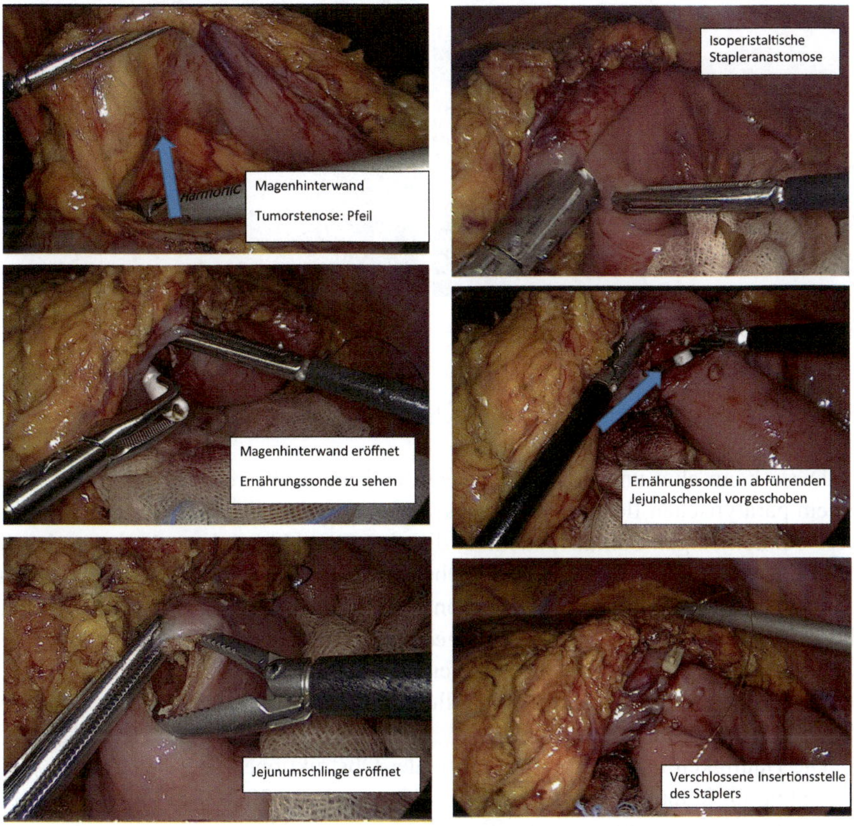

Abb. 10.5 Laparoskopische Durchführung der Gastroenterostomie, technische Durchführung II

In diesem Fall konnte die GE den unerwartet fulminanten Krankheitsverlauf nur kurzfristig symptomatisch beeinflussen. Wäre dies absehbar gewesen, hätte eine PEG alternativ erwogen werden sollen (Abb. 10.5 und 10.6).

◀

10.3 Maligne Darmobstruktion im unteren GI-Trakt

Die maligne gastrointestinale Obstruktion (MIO) bezeichnet den klinisch und bildmorphologisch verifizierten Verschluss der gastrointestinalen Passage aufgrund einer nicht kurativ therapierbaren intestinalen Tumorerkrankung oder einer intraperitonealen Metastasierung (Antonie 2007). Klinisch entspricht dieses Bild einem Ileus oder Subileus. Allerdings ist dieser Begriff nur in Deutschland üblich.

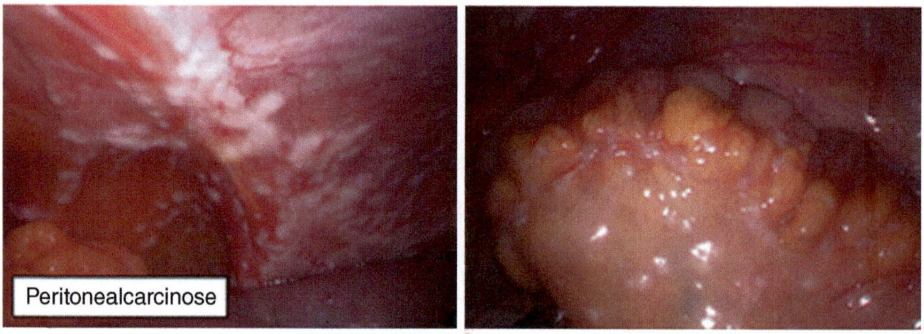

Abb. 10.6 Peritonealkarzinose

Somit finden sich in der primär englischen Literatur der Begriff *malignant bowel obstruction* oder *colon obstruction.*

Diese kann akut und subakut auftreten und muss differenzialdiagnostisch von einem paralytischen Ileus ohne Obstruktion unterschieden werden. Dies insbesondere bei denjenigen Palliativpatienten, die eine Opioidtherapie oral oder auch mit Pflastern erhalten. Eine ausgeprägte Obstipation kann klinisch auch die Zeichen einer malignen intestinalen Obstruktion haben. Dies muss aber hinsichtlich der Therapie unterschieden werden. Die geeignetste Untersuchung zur Differenzialdiagnostik von Obstipation und maligner gastrointestinaler Obstruktion ist das CT von Abdomen/Becken mit rektaler Füllung. Hier wird im späteren Verlauf noch darauf eingegangen.

Die Häufigkeit maligner gastrointestinaler Obstruktionen liegt bei 10–28 % bei Patienten mit kolorektalem Karzinom (Ripamonti et al. 2008) Bei Ovarialkarzinomen liegt das Risiko hier bei 20–50 % (Sartori et al. 2009).

Weiterhin können Patienten mit Blasen-, Prostata- und Zervixkarzinomen eine maligne gastrointestinale Obstruktion erleiden. Hier kommt es bei bis zu 60 % zu einem primären Dünndarmbefall, bei einem Drittel der Patienten zu einem Befall des Kolons und bei mehr als 20 % der Patienten sind sowohl Dünndarm als auch Kolon befallen (Ripamonti et al. 2001).

10.3.1 Klinik, Symptome

Die Klinik um Symptome der malignen gastrointestinalen Obstruktion können variieren und sind zum einen abhängig von der Schwere der Obstruktion und zum anderen vom betroffenen Bereich. Also Magenausgang/Duodenum, Dünndarm oder Kolon/Rektum.

1. Schmerzen, häufig krampf- bzw. kolikartig, diese sind häufig zunehmend bei klinischer Aufnahme und wurden über längere Zeit kompensiert, insbesondere

Tab. 10.2 Symptome bei maligner intestinaler Obstruktion. (Mod.nach Bausewein et al. 2015)

Symptom	Magen/Duodenum	Dünndarm	Kolon
Erbrechen	Frühes Auftreten großer Mengen, im Schwall, unverdaute Nahrung	Größere Mengen, Miserere	Sehr spät, Miserere möglich
Schmerzen	Wenig Schmerzen Druckgefühl im Oberbauch, Völlegefühl	Kolikartige Schmerzen mit Punctum maximum im Epigastrium	Periumbilikal oder im Unterbauch; geblähtes, distendiertes Abdomen
Stuhlgang	**Anfänglich noch normale Stuhlentleerung möglich**	**Anfänglich noch normale Stuhlentleerung möglich**	Stuhlverhalt, kein Stuhl in der Ampulle, kein Ansprechen auf Klistier gegebenenfalls paradoxe Diarrhoe

bei Opioidtherapie. Je nach Lokalisation sind die Schmerzen eher epigastrisch oder paraumbilikal und kolikartig bei Dünndarmobstruktion bzw. im Unterbauch bei Kolonobstruktion.

2. Übelkeit und Erbrechen: Insbesondere bei Magenausgangs- oder Duodenalstenose kommt es hier zum Erbrechen von unverdautem Essen. Bei einer Kolonstenose kommt es eher zu einem Miserere, also Erbrechen von stuhlartigem Darminhalt.
3. Blähungen und abdominelle Distension, dies insbesondere bei Obstruktion im unteren Gastrointestinaltrakt. Hier sammeln sich Gas und Flüssigkeit im Darm. In der Röntgen-Abdomenübersicht bzw. im CT von Abdomen/Becken zeigt sich typischerweise die Spiegelbildung im Sinne eines Ileus.
4. Veränderungen im Stuhlgang: Dies kann von der häufigen Stuhlentleerungsstörung bis zur paradoxen Diarrhoe reichen.
5. Appetitlosigkeit: Die Nahrungsaufnahme wird aufgrund von Übelkeit und Schmerzen vermieden.
6. Dehydrierung: Die Appetitlosigkeit, das rezidivierende Erbrechen und die unzureichende Nahrungsaufnahme führen zu Dehydrierung. Entsprechend haben die Patienten trockene Schleimhäute und eine reduzierte Urinproduktion, welche bis zum Nierenversagen führen kann.
7. Bei ausgeprägter gastrointestinaler Obstruktion und entsprechender Flüssigkeitsverschiebung kann es zu Schocksymptomen kommen wie Tachykardie, Hypotonie und Somnolenz/Verwirrtheit (Tab. 10.2).

10.3.2 Ursachen, Pathophysiologie

Die Ursachen für die maligne gastrointestinale Obstruktion sind vielfältig. Sie werden im Weiteren hier stichpunktartig dargestellt (adaptiert nach Ripamonti et al. 2001; Anthony et al. 2007)

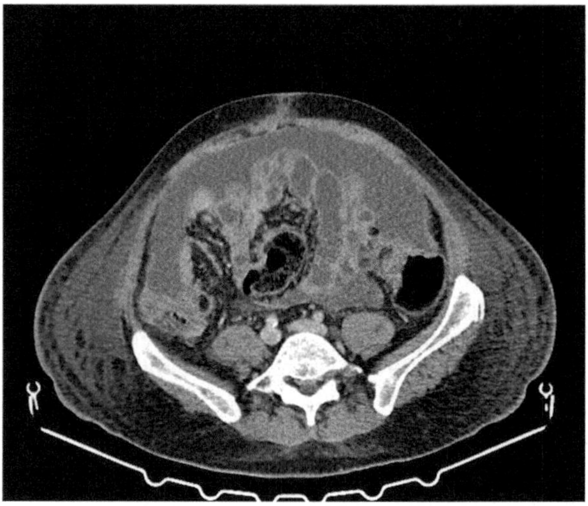

Abb. 10.7 Typisches CT-Bild einer Linitis plastica mit zusammengezogenem Mesenterium und Darmschlingen und ausgeprägten Aszites, Ursache hier peritoneal metastasiertes Pankreaskarzinom

1. Druck auf das Darmlumen von außen durch peritoneale Metastasen, Primärtumor (z. B. Pankreaskarzinom, Gallenblasen Carcinom) und Adhäsionen durch Voroperationen
2. Intraluminaler Darmverschluss durch stenosierendes Kolon/Rektumkarzinom
3. Durch Peritonealkarzinose verursachte Infiltration der intestinalen Muskulatur und Darm bedingte Wandstarre (intestinale Linitis plastica)
4. Motilitätsstörung des Darms durch direkte Tumorinfiltration des Mesenteriums oder der nervalen Strukturen (Plexus coeliacus)
5. Ausgeprägte Obstipation durch palliative Schmerzmedikation (Opioide; Abb. 10.7)

10.3.3 Diagnostik

Für die Diagnostik ist die körperliche abdominelle Untersuchung äußerst wichtig, hier insbesondere die Abklärung der Resistenz, Ausschluss eines Peritonismus als Hinweis für ein akutes Abdomen. Des Weiteren Auskultation der Darmgeräusche hinsichtlich eines Ileus oder Subileus oder einer Motilitätsstörung.

Bei protrahiertem Stuhlverhalt ist hier auch eine rektal-digitale Untersuchung sinnvoll, um zu tasten ob Stuhl in der Ampulla recti vorhanden ist. Dies kann ein Hinweis darauf sein, dass eher eine Obstipation als eine maligne Obstruktion vorliegt.

Darüber hinaus können hier gut Voroperationen abgeklärt werden und bei der körperlichen Untersuchung bereits ein ausführliches Patientengespräch geführt werden bezüglich der Erwartungshaltung hinsichtlich einer palliativen möglichen Operation.

Der Ultraschall des Abdomens kann hier vom erfahrenen Untersucher bezüglich der Darmmotilität, möglicher Stenosen und bezüglich des Aszites sehr gut Auskunft geben.

Für eine mögliche operative Therapie der malignen gastrointestinalen Obstruktion ist jedoch ein CT von Abdomen/Becken mit i.v. KM das Mittel der Wahl. Dies ist der Goldstandard für die Diagnose einer malignen gastrointestinalen Obstruktion und hat eine Spezifität und Sensitivität von über 90 %. (Ripamonti et al. 2008; Silva AC 2009).

Hierbei sollte unbedingt eine rektale Füllung mit Kontrastmittel durchgeführt werden, um die genaue Lokalisation einer Colonobstruktion visualisieren zu können. Bei bestehender Übelkeit oder Erbrechen sollte jedoch bei V. a. einer proximalen des Colons gelegenen Obstruktion keine orale Kontrastierung erfolgen.

10.3.4 Stenosierendes Kolon-/Rektum-Ca mit hepatischer Filialisierung vor palliativer Chemo

Die maligne gastrointestinale Obstruktion durch ein primär stenosierendes Kolon oder hohes Rektumkarzinom stellt einen Sonderfall dar. 10–20 % der Patienten mit primärem kolorektalen Karzinom haben eine hepatische Filialisierung. Oft wird dies erst im Staging aufgrund einer Stenose festgestellt. Im interdisziplinären Tumorboard muss hier entschieden werden, ob aufgrund der Stenose eine primäre Resektion sinnvoll ist. Auch bei primär nicht resektabel erscheinenden Lebermetastasen ist hier aufgrund der neuen Chemo- und Immuntherapeutika bzw. Antikörpertherapien oft ein längerzeitiges Überleben von Patienten mit multiplen Lebermetastasen zu erreichen. Aufgrund dessen ist es im Fall von Abwesenheit von Aszites oder einem klaren Hinweis auf Peritonealkarzinose durchaus sinnvoll, hier eine primäre kolorektale Resektion durchzuführen.

Wenn dies wie im besten Falle für den Patienten minimalinvasiv bzw. robotisch erfolgt, kann hier zuerst eine Staging-Laparoskopie durchgeführt werden und beim Ausschluss einer erheblichen Peritonealkarzinose dann die Resektion durchgeführt werden. Hier kann der Patient durch die Resektion eine deutlich bessere Lebensqualität erhalten, insbesondere wenn hier die Anlage eines Stomas vermieden werden kann.

Gerade bei lokalen Komplikationen im kleinen Becken durch ein primär kolorektales Karzinom, welches z. B. lokal in die Blase einbricht, kann hierdurch eine kontrollierte minimalinvasive Resektion eine deutlich bessere Lebensqualität unter Vermeidung der lokalen Komplikationen wie z. B. Blasen- oder Scheidenfistel erreicht werden.

Diese Fälle müssen jedoch immer primär interdisziplinär und mit dem Patienten entsprechend individuell besprochen worden.

10.3.5 Therapie der malignen Darmobstruktion

Die operative Therapie der malignen gastrointestinalen Obstruktion sollte präferenziell mit minimal-invasiver Technik erfolgen. Vorteile hierbei sind die schnellere Erholung des Patienten und das Ausbleiben von Faszien- und Wundheilungsstörungen insbesondere bei Vorliegen von Aszites.

Aber auch eine notwendige Laparotomie bei entsprechenden Voroperationen oder anderen Kontraindikationen für eine Laparoskopie kann für den Palliativpatienten eine sehr gute Maßnahme darstellen.

Insbesondere in der Notfalloperation, bei Perforation oder Fistelbildungen oder einem massiven Ileus ist eine Laparotomie häufig nicht zu umgehen.

Umso besser ist es für den Patienten, wenn er vor dem Entstehen einer Ileussituation konsiliarisch der Chirurgie vorgestellt wird.

Befunde, die eher **für** operative Therapie sprechen:

- Lokal begrenzte Obstruktion
- Kein Hinweis auf eine duodenale Infiltration
- Geringe Hinweise auf Peritonealkarzinose, wenig Aszites
- Adäquater Performancestatus des Patienten ECOG 0, 1 und 2 ggf. 3

Befunde, die **gegen** eine operative Therapie sprechen

- Linitis plastica mit V. a. breitflächige Infiltration des Mesenteriums
- Keine lokal abgrenzbare Stenose oder Obstruktion
- Ausgeprägter Aszites (operative Therapie gegebenenfalls PIPAC)
- Hoher Peritonealkarzinose-Index (PCI)
- Sehr geringer Performancestatus des Patienten (ECOG 3 und 4)
- Multiple Voroperationen
- Rezidiv Ovarial- oder Endometriumkarzinom

10.3.6 Therapie der malignen Darmobstruktion: Anlage eines Ileostomas vs. Anlage eines Kolostomas vs. Stentanlage

Für Patienten, die nicht geeignet für eine Resektion sind, ist die Implantation eines Colonstents (SEMS = Self Expanding Metallic Stent) eine mögliche Alternative, um ein Stoma zu vermeiden und die gastrointestinale Obstruktion zu überwinden. Allerdings sollte die Eignung für eine Resektion unbedingt von einem in der Kolorektalchirurgie erfahrenen Chirurgen getroffen werden. Durch die minimal invasiven und robotischen Techniken können hier mit geringer Morbidität Resektionen auch bei Patienten schlechterem Performance-Status durchgeführt werden.

In den europäischen Guidelines von 2020 wurde die SEMS-Implantation als präferierte Methodik bei linksseitiger maligner Kolonobstruktion empfohlen. (van Hooft JE 2020).

In einer Metaanalyse von 2013 mit insgesamt 13 Studien zeigte die SEMS-Implantation eine niedrigere Erfolgsrate und keine Unterschiede im Gesamtüberleben im Vergleich zur Kolostoma-Anlage (Zhao X-D 2013). Allerdings zeigte sich in einer anderen Metaanalyse von 2015 kein Unterschied in den Erfolgsraten bezüglich SEMS vs. Kolostomie. Nichtsdestotrotz war die SEMS-Anlage mit einem höheren Perforationsrisiko und späteren Nebenwirkungen und stationären Wiederaufnahmen assoziiert (Takahashi et al. 2015). In einer weiteren Studie von 2016 zeigte sich bei ECOG-0- oder -1-Patienten ein besseres Langzeitüberleben nach Kolostomie vs. Stenteinlage. In der ECOG-2- oder -3-Gruppe zeigt sich kein Unterschied hinsichtlich des Überlebens (Ahn et al. 2016).

Zusammenfassend hat sowohl die Kolostomie als auch die Stent-Einlage in der malignen Obstruktion des Kolons ihren Stellenwert. Insbesondere für das Kolon transversum und das rechte Hemikolon ist in den Studien hier keine Überlegenheit oder Verbesserung durch die Stenteinlage im Vergleich zur Kolostomie gezeigt worden. Insbesondere scheinen Patienten mit einem besseren Performance-Status, die einen höheres Langzeit-Überleben haben, von einer Kolostomie zu profitieren. Für diese Patienten sind Stent-Migrationen oder Dislokationen mit stationären Wiederaufnahmen relevant. Im Einzelnen muss hier das gewählte Verfahren interdisziplinär und mit dem Patienten individuell entschieden werden.

In unseren eigenen Händen ist häufig die minimal-invasive Kolostomie das Mittel der ersten Wahl bei maligner Kolonstenose. Der Eingriff ist mit niedriger Morbidität durchführbar und sorgt für eine sofortige, sehr wirkungsvolle Entlastung der Ileussituation. Insbesondere kann über den zuführenden und auch abführenden Stomaschenkel zusätzlich noch gespült werden, um den gestauten Darm weiter zu entlasten. Unsere Erfahrung mit Stents beinhaltet doch, zum Teil im Gegensatz zur aktuellen Literatur, eine relativ häufige Stentdislokation und auch nicht genügende Entlastung über den Stent.

10.3.7 Kolorektale Obstruktion in der primären Notfallsituation

Häufig wird die Chirurgie auch in der Notfallsituation mit einem hochgradig stenosierenden Tumor im Kolon oder Rektum konfrontiert. Hier ist häufig das langfristige Therapieziel noch unklar, bzw., ob hier eine potenziell kurative oder palliative Situation vorliegt.

Die Bildgebung bzw. Diagnostik in der Notfallsituation umfasst zumeist eine CT von Abdomen/Becken, im besten Fall mit rektaler Füllung. Hier kann bereits die Lokalisation der Stenose im Kolon/Rektum genau diagnostiziert werden und ggf. das Vorliegen von Lebermetastasen. Eine Peritonealkarzinose ist häufig nur bei fortgeschrittenem Befund zu diagnostizieren. Das Vorliegen von Lungenmetastasen bleibt bis zur Durchführung des Thorax-CT unklar.

Somit ist insbesondere in der Notfallsituation nicht sicher zu entscheiden, inwieweit hier eine palliative oder potenziell kurative Situation vorliegt. Hier ist die minimal invasive Anlage eines Kolostomas, bei Ascendenskarzinom eines terminalen Ileostomas sinnvoll. Somit kann nicht nur der Ileus sehr gut entlastet werden. Gleichzeitig kann bei der explorativen Laparoskopie eine Peritonealcarcinose sehr gut evaluiert (Orgad et al. 2024) werden und verdächtige Herde biopsiert werden zur definitiven pathologischen Beurteilung.

Gleichzeitig kann in der vorliegenden Biopsie dann auch die Genese des Karzinoms geklärt werden, im Falle, dass der Tumor nicht ein Kolon- bzw. Rektumkarzinom ist, sondern zum Beispiel ein peritoneal metastasiertes Ovarialkarzinom oder Magenkarzinom. Dies hat für die weiteren Therapiemöglichkeiten erhebliche Konsequenzen.

Zusätzlich kann auch das Vorliegen von oberflächlichen Lebermetastasen laparoskopisch evaluiert werden.

Zusammenfassend führt die explorative Laparoskopie ggf. mit Biopsien simultan mit der Stomaanlage nicht nur zu einer deutlichen Beschleunigung des onkologischen, abdominellen Stagings und damit der Therapiezielfindung, sondern auch zu einer schnellen und guten Entlastung der Ileussituation.

Somit kann dann im Intervall aufgrund der klinischen Performance des Patienten und den dann vorliegenden weiteren histologischen, immunhistochemischen und molekularpathologischen Befunden, Thorax- und ggf. PET-CT die definitive Therapieempfehlung im interdisziplinären Tumorboard besprochen werden.

10.3.8 Sonderfall: Gastrointestinale Obstruktion bei Ovarialkarzinom

Eine besondere Situation stellt das Rezidiv eines Ovarial- oder Endometriumkarzinoms dar. Diese Patienten sind häufig aufgrund des Primarius ausgeprägt abdominell voroperiert mit multiviszeraler Resektion (vergl. Krouse et al. 2019). Aufgrund dessen können diese Patienten seltener minimalinvasiv bzw. laparoskopisch im Falle einer Obstruktion operiert werden. Des Weiteren sind hier typischerweise flächige Karzinoseherde zwischen den Dünndarmschlingen zu finden und eine selektive Resektion oder Umgehung einer Dünndarm- oder Kolonschlinge ist bei diesen Patienten häufig erschwert.

In einer Studie von Pujara et al. 2017 zeigt sich zwar ein besseres Überleben von Patienten, die bei MIO palliativ operiert werden konnten. Diese Ergebnisse sind aber möglicherweise das Ergebnis einer positiven Selektion für die OP von Patienten mit besserem Performance Status (Pujara et al. 2017).

10.4 Perforation bei gastrointestinalen Tumoren

Die Ursachen gastrointestinaler Perforationen bei Palliativpatienten sind häufig iatrogen bedingt. Hierzu zählen die Endoskopie mit Intervention sowie komplizierte Magensonden- oder PEG-Sonden-Anlagen oder Komplikationen durch endoskopische Stentanlagen. Des Weiteren auch postoperative Anastomoseninsuffizienzen nach chirurgischen Resektionen.

Spontan treten Tumorperforation auf bei einer nachgeschalteten gastrointestinalen Obstruktion oder Magenulzera mit Tumoren.

Des Weiteren kommen auch Perforationen unter onkologischer Therapie mit antiangiogenetischen Antikörpern oder Proteinkinase-Inhibitoren vor.

Am häufigsten werden Perforationen im Bereich des mittleren und unteren Ösophagus, im Bereich des Magens, des Duodenums, des Kolons und des Rektums beschrieben (Rogalski et al. 2015). Gallenwegsperforationen sind häufig iatrogen.

Zu Gallenblasenperforationen kommt es bei Hydrops oder Empyem. Dies kann sowohl bei Interventionell behandelter als auch nicht behandelter Cholestase geschehen. Bei einem liegenden Metallstent im Ductus choledochus kann es ebenfalls zu einer Perforation der Gallenblase durch einen Ductus-cysticus-Verschluss kommen. Hier muss bei der Behandlung des Palliativpatienten darauf geachtet werden und gegebenenfalls eine möglichst nicht notfallmäßig, sondern geplante Cholezystektomie durchgeführt werden.

Bei der Diagnostik und Therapie einer Perforation sind die Lokalisation, Größe und Zeitpunkt entscheidend. Unbedingt sollte eine CT-Untersuchung durchgeführt werden, auch wenn endoskopisch die Perforation schon bewiesen wurde. Hierbei kann das Ausmaß der Perforation bzw. die genaue Lokalisation mit Verteilung der retroperitonealen oder intraabdominellen Luft verifiziert werden.

10.4.1 Therapie der gastrointestinalen Perforation

Die gastrointestinale Perforation stellt eine Notfallsituation dar. Auch bei unklarem Therapieziel bzw. Unklarheit, ob eine palliative Situation vorliegt, muss hier dringend und schnell gehandelt werden. Eine Behandlungseinschränkung bzw. Therapieeinschränkung kann immer noch im Verlauf durchgeführt werden in Absprache mit dem Patienten und oder den Angehörigen. Die verlorene Zeit zur Therapie der Perforation kann jedoch nicht wieder eingeholt werden bzw. bestimmt ansonsten mit sehr hoher Wahrscheinlichkeit einen letalen Ausgang der Situation.

Erste therapeutische Maßnahmen sind hier systemisch kalkulierte Antibiose, Nahrungskarenz und Ableitung der intestinalen Flüssigkeiten durch Magensonde sowie Überwachung des Patienten.

Generell sollten in der palliativen Situation minimal invasive Maßnahmen angewendet werden. Wenn dies endoskopisch mit einem guten zu erwartenden Ergebnis möglich ist, sollten diese auch versucht werden. Hierzu zählen Over-the-scope-Clips (OTSC), gecoverte bzw. beschichtete, selbst-expandierende Metallstents oder auch endoskopische Vakuumtherapie. Neue Studien belegen auch die Möglichkeit der Vac-Stentanlage als optimierte Kombination der Verfahren insbesondere für den distalen Oesophagus und für das tiefe Rektum (Heiss et al. 2024).

Kleinere Perforationen im Magen oder Duodenum können häufig gut endoskopisch versorgt werden. Für größere Perforationen ist hier eine laparoskopische Übernähung mit gleichzeitiger Möglichkeit zur Spülung des kontaminierten

Peritoneums sinnvoll. Bei Perforation des Kolons oder des Rektums bestehen zumeist unterschiedliche Therapieoptionen. Bei der Kolonperforation kommt es zu einer häufig massiven und schnell eintretenden Peritonitis, die zügig mittels Laparoskopie, Übernähung und Spülung behandelt werden muss. Bei einer Rektumperforation kann auch gut unter Vorschaltung eines laparoskopisch angelegten Stomas eine Endo-Vac-Therapie oder gegebenenfalls auch ohne Stoma ein Vac-Stent-Anlage erfolgen. Da das Rektum extraperitoneal liegt, reduziert sich hier das Risiko für eine Peritonitis deutlich. Auch radiologisch eingebrachte, retroperitoneale Drainagen sind hier sinnvoll.

10.5 Fistelbildungen

Im Verlauf einer palliativen gastrointestinalen Tumorerkrankung kann es zur Fistelbildung zu Nachbarorganen oder auch zur enterokutanen Fistelbildung kommen. Ursache hierfür ist entweder ein Progress der Tumorerkrankung oder der Progress nach komplizierter stattgehabter chirurgischer Therapie.

Bei enterokutanen Fisteln muss evaluiert werden, inwieweit hierdurch ein überschaubares operatives Verfahren diese Fistel aufgelöst bzw. reduziert werden kann. Alternativ muss mit dem Patienten besprochen werden, ob für seine palliative Situation die Versorgung mit einem Stoma-Beutel angemessen ist, um gegebenenfalls eine Operation zu vermeiden. Dies ist insbesondere vor dem Hintergrund des zu erwartenden Überlebens und des Performance-Status des Patienten zu sehen.

Interenterische Fisteln sind bei Tumorerkrankungen seltener und müssen entsprechend ihres klinischen Ausmaßes gegebenenfalls operativ angegangen werden.

Wichtig ist die Behandlung von Blasenfisteln, sei es vom Rektum oder von der Vagina aus. Diese haben eine hohe klinische Implikation mit rezidivierenden aufsteigenden Harnwegsinfekten und gegebenenfalls Urosepsis. Aufgrund dessen muss hier eine Sanierung versucht werden. Dies geschieht erfolgreich zumeist nur mittels operativer Therapie. Diese sollte in dem palliativen Setting möglichst früh angesetzt werden, um hier eine Sepsis oder allgemein eine akute Verschlechterung des Zustandes des Patienten zu verhindern. Die Therapie der Rektum-Blasenfisteln besteht häufig in der Rektumresektion mit Übernähung der Blase. Dies kann sehr gut laparoskopisch bzw. robotisch durchgeführt werden. Die Anlage eines Descendostomas bzw. einer Hartmann-Situation ist in der palliativen Situation häufig sinnvoll.

Rektovaginale Fisteln haben für die Lebensqualität der Patientinnen eine hohe Bedeutung bzw. Implikation. Auch wenn diese nicht mit einer hohen Morbidität für die Patientinnen einhergehen, sind sie häufig sehr belastend. Somit sollte evaluiert werden, ob diese operativ angegangen werden können. Dies kann gegebenenfalls die Resektion des Primarius notwendig machen. Das heißt, es muss hier gegebenenfalls eine palliative Rektumresektion durchgeführt werden. Dies ist heutzutage auch häufig gut robotisch durchzuführen, mit einer überschaubaren Morbidität für die Patientinnen. Auch hier muss die Anlage eines Descendostomas bzw. einer Hartmann-Situation geprüft werden. Nach Resektion der fistelbildenden

Darmabschnitts bzw. Rektums haben wir in unserer Klinik gute Erfahrungen mit einem primär angelegten, vaginalen Endo-Vac gemacht (unpublizierte Daten).

10.6 Maligne Gallengangsobstruktion

Die maligne Gallengangsobstruktion tritt häufig bei Pankreaskopfkarzinomen, distalen Gallengangskarzinomen oder auch Duodenalkarzinomen auf. Prinzipiell gibt es hier 3 Möglichkeiten der Gallengangableitung

- Chirurgische Anlage einer biliodigestiven Anastomose
- Gallengangsstent-Einlage mittels ERCP retrograd oder endosonographisch
- Dauerhafte perkutane Drainage (PTCD)

Hier hängt das Vorgehen von der zugrunde liegenden Krankheit ab und damit auch von der Prognose.

Wenn sich bei der Exploration eines Pankreaskopfkarzinoms eine definitive Inoperabilität zeigt also auch voraussichtlich nach neoadjuvnater Therapie keine Operabilität erreicht werden kann, und zudem der Patient nicht per Stent abgelietet ist, ist die Anlage einer biliodigestiven Anastomose indiziert.

Grundlage hierfür ist die niedrige Rate einer erneuten Cholestase. Eine Metaanalyse von 2014 (Glatzer et al. 2014) zeigt eine signifikant geringere Rate an Cholestase im Vergleich zum Stent. Durch die Verwendung von Metallstents besteht jedoch inzwischen eine bessere Möglichkeit, eine Stentokklusion zu verhindern. Somit wird man im elektiven – also nicht intraoperativen – Setting eine Metallstent-Anlage zur Behebung der Cholestase bei Gallengangsobstruktion wählen. Wenn dies nicht möglich ist, ist die primäre chirurgische biliodigestive Anastomose indiziert. Wenn eine Operation aufgrund der geringen Lebenserwartung vermieden werden soll, kann auch eine perkutane Drainage (PTCD) angelegt werden. Allerdings ist dies für den Patienten als Palliativmaßnahme mit einer deutlichen Reduktion der Lebensqualität einhergehend. Insbesondere der dauerhafte Gallensäureverlust kann bei ausschließlich enteraler Ernährung kaum ausgeglichen werden.

Um dies zu vermeiden, kann nach PTCD-Anlage versucht werden, im Rendezvous-Verfahren mit der ERCP zuerst eine intern/externe Drainage und dann im Verlauf eine ausschließlich nach intern ablaufende Drainage zu schaffen.

10.7 Stellenwert der Pressurized IntraPeritoneal Aerosol Chemotherapy (PIPAC) in der palliativen Behandlung von Peritonealmetastasen aus gastrointestinalen und gynäkologischen Tumoren

Pressurized Intraperitoneal Aerosol Chemotherapy (PIPAC) ist eine innovative minimal-invasive Therapie, die bei Patienten mit Peritonealmetastasen, insbesondere bei Ausbreitung von Ovarial-, Magen- und Darmkrebs, in der palliativen Chirurgie angewendet wird. Bei der PIPAC werden laparoskopisch Chemotherapeutika als Aerosol unter Druck eingeführt eingebracht, was zu einer höheren lokalen Konzentration bei minimaler systemischer Toxizität führt. Dieser Ansatz ermöglicht eine verbesserte Medikamentenverteilung und eine tiefere Penetration ins Gewebe, was besonders in der Tumorkontrolle von Vorteil ist (Cortés-Guiral et al. 2021). Die PIPAC ist vielmehr ein Medikamentenverabreichungssystem als eine definierte Therapie. Die verfügbare Vernebler-Technologie wurde für die Aerosolisiering Aerosolisierung von DNA (Solass et al. 2012), RNA (Shariati et al. 2019), Chemotherapie (Raoof et al 2023; Tempfer et al. 2018), Nanomoleküle Nanomolekülen (Ukegjini et al. 2021), zytolytische Viren (Tate et al. 2021) und Immuntherapie Immuntherapien (D'Atri et al. 2024) nach MDR (Klasse IIB) zugelassen. Da sich die PIPAC nicht auf extraperitoneale Metastasen auswirkt, soll sie als Teil multimodaler Behandlungskonzepte zur besseren lokalen Kontrolle eingesetzt werden (Solass et al. 2014; Robella et al. 2019; Feldbrügge et al. 2021.

Eine evidenzbasierte Analyse mittels IDEAL-Methode zur Evaluierung neuer chirurgischen chirurgischer Therapieverfahren zeigte, dass die PIPAC sich in den letzten Jahren von einem experimentellen Ansatz zu einer anerkannten Behandlung entwickelt hat (Tate et al. 2021). Die Studienergebnisse zeigen, dass die internationale Akzeptanz von PIPAC, unterstützt durch standardisierte Protokolle (Sgarbura et al. 2022), kontinuierlich zunimmt (Ukegjini et al. 2021). Die langfristige Optimierung der Methode und deren Integration in die klinische Praxis unterstützen die Effizienz und Sicherheit von PIPAC in der Behandlung von isolierten Peritonealmetastasen (Baggaley et al. 2023).

Die Wirksamkeit von PIPAC zeigt sich besonders in hohen Tumorregressionsraten, die je nach Tumorart und Chemotherapiekombination bis zu 68 % erreichen können. Diese Ergebnisse unterstützen die Hypothese, dass PIPAC eine wirksame Methode zur Tumorkontrolle darstellt und als Surrogatmarker für das Ansprechen auf die Behandlung dienen könnte (Roensholdt et al. 2023; Solass et al. 2016; Baake et al. 2023). Eine systematische Analyse zeigt, dass PIPAC in rund 39 % der Fälle dreimal oder häufiger verabreicht werden konnte, was die Tumorkontrolle über einen längeren Zeitraum unterstützt. Insbesondere bei Kolorektal- und Ovarialkarzinomen zeigte PIPAC vielversprechende Ergebnisse und gilt als vorteilhafte Alternative für Patienten, die für Hyperthermic Intraperitoneal Chemotherapy (HIPEC) ungeeignet sind (Leebmann & Piso 2018; Di Giorgio et al. 2023).

Neben der Wirksamkeit ist die Toxizität von PIPAC gering. Häufige Nebenwirkungen sind moderate abdominelle Schmerzen und vorübergehende Übelkeit, was die Lebensqualität (Quality of Life, QoL) der Patienten wenig beeinträchtigt und ihnen eine schnelle Rückkehr in den Alltag ermöglicht. In einer systematischen Übersichtsarbeit zeigte sich, dass Patienten unter PIPAC eine stabile QoL aufrechterhalten konnten, was für palliative Ansätze von zentraler Bedeutung ist. Studien, die den Fragebogen der European Organisation for Research and Treatment of Cancer (EORTC) QLQ-C30 nutzten, dokumentierten eine signifikante Reduktion belastender Symptome, was sich positiv auf das allgemeine Wohlbefinden der Patienten auswirkte (Li et al. 2022). Insbesondere kann die PIPAC das Aszitesvolumen signifikant reduzieren oder in einigen Fällen vorübergehend beseitigen, was den Patienten Linderung von Symptomen wie abdominalem Druck und Atembeschwerden verschafft (Robella et al. 2013).

Ökonomische Bewertungen, wie die von Javanbakht et al. (2022), heben die Kosteneffizienz von PIPAC hervor, da die Therapie sowohl die Kosten als auch die Ressourcen in der palliativen Versorgung reduzieren kann. Als Zweitlinientherapie zeigte PIPAC insbesondere Vorteile durch kürzere Krankenhausaufenthalte und einen geringeren Bedarf an intensivmedizinischer Betreuung (Javanbakht et al. 2022). Diese wirtschaftlichen Vorteile tragen zur Attraktivität der Therapie bei und unterstreichen die Relevanz für den Einsatz in Gesundheitssystemen mit begrenzten Ressourcen.

Zusammenfassend ist PIPAC eine vielversprechende, minimalinvasive Option in der palliativen Onkologie, die durch eine geringere systemische Toxizität und Wiederholbarkeit eine längerfristige Tumorkontrolle ermöglicht. Durch kontinuierliche Innovationen in der PIPAC-Technologie und die Integration von systemischen und gezielten Therapien könnte die Prognose für Patienten mit Peritonealmetastasen weiter verbessert werden. Die positiven Effekte auf die Lebensqualität und die Kosteneffizienz machen PIPAC zu einer wertvollen Ergänzung in der Behandlung von Peritonealmetastasen und bieten Patienten eine wirksame und gut verträgliche palliative Therapie.

Fallbeispiel 1 PIPAC

Ein 68-jähriger Patient stellte sich initial in einem benachbarten Krankenhaus vor. Dort wurde im Januar 2023 eine Peritonealkarzinose mit einem PCI von 16 diagnostiziert. Es handelte sich um ein histologisch gesichertes muzinöses Adenokarzinom kolorektalen Typs. Der Patient erhielt 6 Zyklen FOLFIRI und ergänzend 2 zwei Zyklen Bevacizumab. Ein Primärtumor konnte nicht identifiziert werden (CUP-Syndrom, Differenzialdiagnose Appendix-Ca; Abb. 10.8).

Nach einem Restaging wurde der Fall in unserer interdisziplinären Tumorkonferenz besprochen. Bei fehlendem Hinweis auf eine thorakale Metastasierung wurde eine lokale Therapie mittels HIPEC empfohlen. Der Patient wurde stationär aufgenommen, und am folgenden Tag erfolgte eine explorative Laparotomie. Intraoperativ zeigte sich jedoch ein ausgedehnter Dünndarmbefall durch die Peritonealkarzinose, sodass eine Zytoreduktion nicht möglich

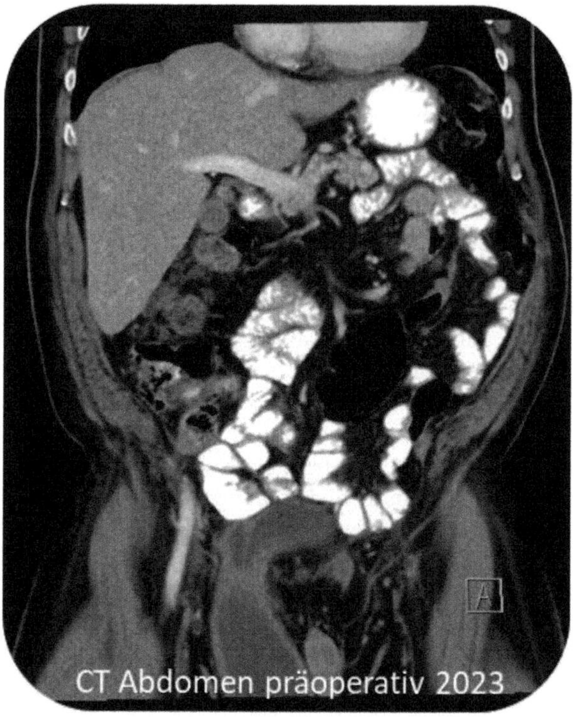

Abb. 10.8 Abdomen-CT präoperativ; Fallbeispiel 1 PIPAC

war Bei drohendem Verschluss des terminalen Ileums wurde eine palliative Ileotransversostomie angelegt.

Der Patient erhielt eine weitere palliative Systemtherapie (Zweitlinientherapie), bei der ein Ansprechen auf die Behandlung beobachtet wurde ohne Hinweise auf einen Progress der Peritonealkarzinose. Für die weitere Tumorkontrolle wurde eine Indikation zur simultanen Lokaltherapie mit PIPAC (Pressurized Intraperitoneal Aerosol Chemotherapy mit Doxorubicin-Lösung 2,1 mg/m^2und Cisplatin-Lösung 10,5 mg/m^2) gestellt. Diese wurde am 14.03.2024 durchgeführt. Der PCI-Wert nach Sugarbaker lag bei 30. Der PRGS lag bei 3 (Abb. 10.9).

Im weiteren Verlauf wurden insgesamt 6 Zyklen PIPAC durchgeführt. Unter dieser Therapie war der Aszites vollständig verschwunden. Der PCI-Wert liegt derzeit bei 33, und der PRGS-Score lag in allen Proben zwischen 1 und 2. Der Patient bleibt auch nach fast 2 Jahren seit der Erstdiagnose der Peritonealkarzinose weiterhin aktiv und weist eine gute Lebensqualität auf, bei regelmäßiger Magen-Darm-Passage ohne Krankheitszeichen (Abb. 10.10).

◀

Fallbeispiel 2 PIPAC

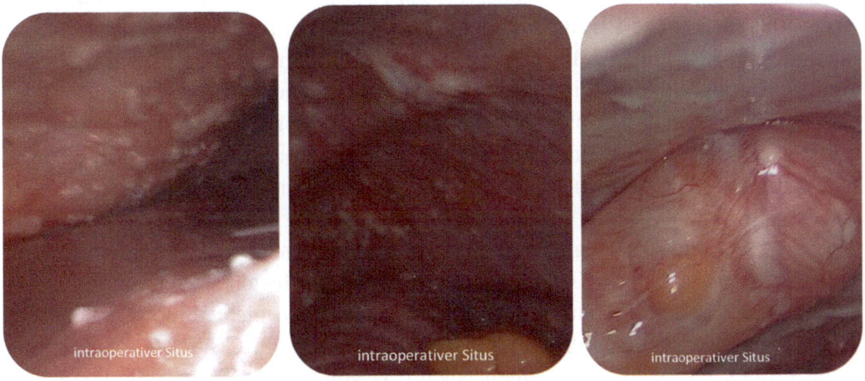

Abb. 10.9 Intraoperativer Situs; Fallbeispiel 1 PIPAC

Abb. 10.10 CT von Thorax/Abdomen nach 6 Zyklen PIPAC; Fallbeispiel 1 PIPAC

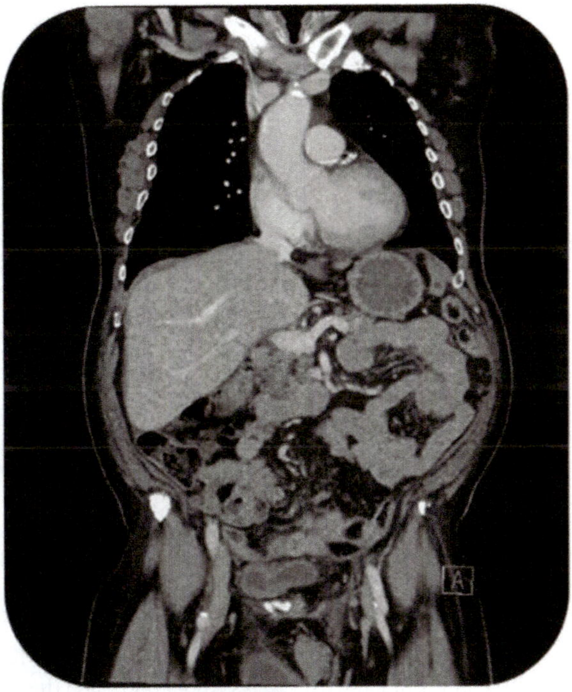

Ein 59-jähriger Patient mit primär epitheloidem peritonealem Mesotheliom (Erstdiagnose 12/2016): Zuvor hatte der Patient eine diagnostische Laparoskopie am 10.11.2016 und eine Portanlage am 19.12.2016 erhalten. Im Anschluss begann die systemische palliative Chemotherapie (Oxaliplatin/Pemetrexed).

Nach der Vorstellung in unserer Tumorkonferenz wurde eine Indikation für eine zusätzliche PIPAC-Therapie (Pressurized Intraperitoneal Aerosol Chemotherapy) gestellt. Es folgten mehrere Wiederholungen der PIPAC-Therapie mit Cisplatin/Doxorubicin (zunächst mit einer Dosierung von 7,5 mg/m^2 und 1,5 mg/m^2, die später auf 10,5 mg/m^2 und 2,1 mg/m^2 gesteigert wurde) in zunehmenden Therapieintervallen bei negativem peritonealen Probe-Befund. Die PIPAC- Therapie wurde im März 2017 begonnen und bis heute fortgeführt (Abb. 10.11).

Das Staging-CT zeigte hinsichtlich des peritonealen Mesothelioms eine Befundkonstanz. Der PCI-Score nach Sugarbaker schwankte zwischen 0 und 6. Der Dünndarm war während der gesamten Therapie nicht tumorbefallen. Die Aszitesmenge im November 2024 betrug 800 ml. Der PRGS-Score in allen letzten Proben lag bei 1, was keinen Nachweis von vitalen Tumorzellen, sondern nur von fibrosiertem Bindegewebe ergab.

Insgesamt erhielt der Patient 19 Zyklen der PIPAC-Therapie (mit oder ohne begleitende Systemtherapie). Der Patient bleibt nach 8 Jahren unter den genannten Therapien weiterhin aktiv und weist eine hervorragende Lebensqualität (ECOG-1) auf. Die Aszitesmenge bleibt moderat. Die Therapieintervalle wurden inzwischen auf 6 Monate verlängert (Abb. 10.12).

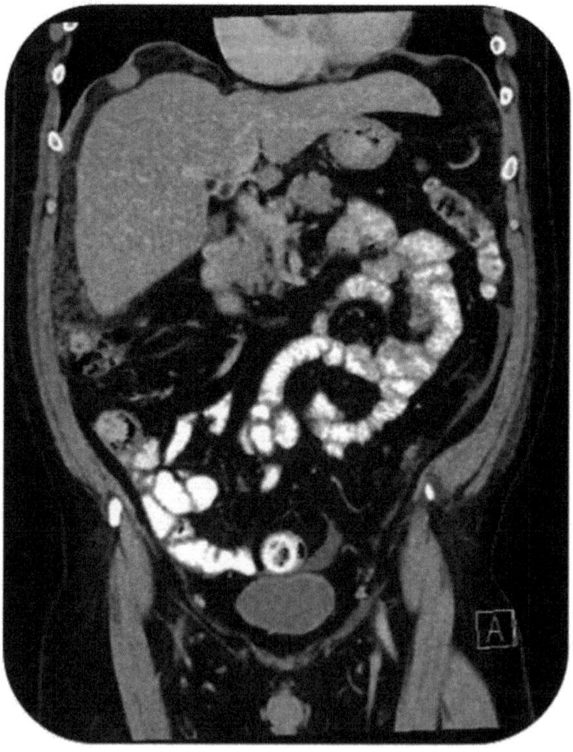

Abb. 10.11 Abdomen-CT bei peritonealen Mesotheliom; Fallbeispiel 2 PIPAC

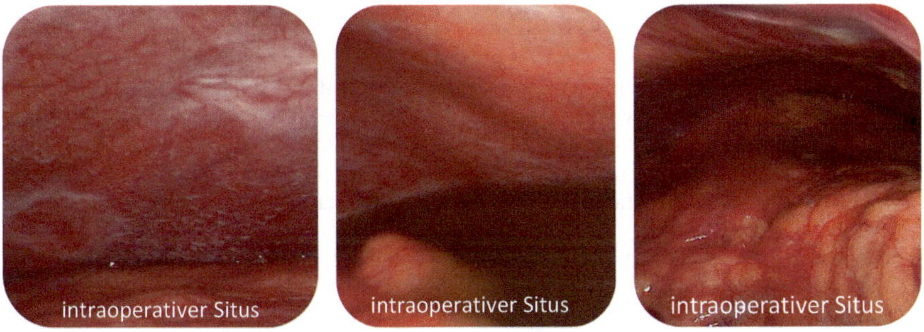

Abb. 10.12 Intraoperativer Situs bei peritonealen Mesotheliom; Fallbeispiel 2 PIPAC

Zusammenfassend lässt sich sagen, dass die PIPAC-Therapie beim peritonealen Mesotheliom eine potenziell vielversprechende Option zur Krankheitskontrolle darstellt, insbesondere wenn der Tumor nicht operabel ist oder die Krankheit bereits fortgeschritten ist.◄

Literatur

AGA Clinical Practice Update on the Optimal Management of the Malignant Alimentary Tract Obstruction: Expert Review Osman Ahmed, Jeffrey H. Lee, Christopher C. Thompson and Ashley Faulx Clinical Gastroenterology and Hepatology 2021;19:1780–1788.

Ahn HJ, Kim SW, Lee SW et al (2016) Long-term outcomes of palliation for unresectable colorectal cancer obstruction in patients with good performance status: endoscopic stent vs. surgery. Surg Endosc 30:4765–4775

American College of Radiology (2013) ACR Appropriateness Criteria – Suspected small-bowel obstruction. https://acsearch.acr.org/docs/69476/Narrative/

Anthony T et al (2007) Report of the clinical protocol committee: development of randomized trials for malignant bowel obstruction. J Pain Symptom Manage 34(1 Suppl):S49–59

Baake J, Nadiradze G, Archid R, Königsrainer A, Bösmüller H, Reymond M, Solass W. Peritoneal regression grading score (PRGS): first evidence for independent predictive and prognostic significance. Pleura Peritoneum. 2023 May 18;8(2):55–63. https://doi.org/10.1515/pp-2023-0014. PMID: 37304164; PMCID: PMC10249756.

Baggaley AE, et al. PIPAC: updated systematic review using the IDEAL framework. Br J Surg 2023;110(1):10–18. doi:10.1093/bjs/znac284.

Bausewein C, Roller S, Voltz R (2015) Leitfaden Palliative Care (5. Aufl). Urban&Fischer. A. Sorge/er. Frau Ja Leiden, München

Cortés-Guiral D, et al. Primary and metastatic peritoneal surface malignancies. Nat Rev Dis Primers. 2021;7(1):91. doi:10.1038/s41572-021-00326-6.

D'Atri V, Galy G, Buff M, Imiołek M, et al. Assessment of chemical stability of monoclonal antibody and antibody drug conjugate administered by pressurized intraperitoneal aerosol chemotherapy. J Pharm Biomed Anal. 2024 Dec 15;251:116410. https://doi.org/10.1016/j.jpba.2024.116410.

Di Giorgio A, et al. 10 Years of Pressurized Intraperitoneal Aerosol Chemotherapy (PIPAC): A Systematic Review and Meta-Analysis. Cancers. 2023;15(4):1125. doi:10.3390/cancers15041125.

Feldbrügge L, Gronau F, Brandl A, Auer TA, Oeff A, Thuss-Patience P, Pratschke J, Rau B. Systemic Chemotherapy Including Ramucirumab in Combination With Pressurized Intra-Peritoneal Aerosol Chemotherapy Is a Safe Treatment Option for Peritoneal Metastasis of Gastric Cancer. Front Oncol. 2021 Apr 12;10:610572. https://doi.org/10.3389/fonc.2020.610572. PMID: 33912438; PMCID: PMC8074678.

Heiss Langenbecks Arch Surg. 2024 Jul 31;409(1):234. https://doi.org/10.1007/s00423-024-03.426-5

Heuer T, Kasim E, Hornstein M, Morkramer R, Banysch M, Kaiser G. Endosonographisch gesteuerte Anlage einer Gastroenterostomie (GE) bei maligner Magenausgangsstenose mittels „lumen-apposing metal stent" (LAMS). Gastroenterologie https://doi.org/10.1007/s11377-022-00.649-0: 7. September 2022.

van Hooft JE, Veld JV, Arnold D et al (2020) Self-expandable metal stents for obstructing colonic and extracolonic cancer: European Society of Gastrointestinal Endoscopy (ESGE) guideline – update 2020. Endoscopy 52:389–407

Javanbakht M, et al. Cost-effectiveness analysis of PIPAC in gastric cancer. 1002 *Eur J Surg Oncol*. 2022;48(1):188–196. doi:https://doi.org/10.1016/j.ejso.2021.08.024.

Leebmann H, Piso P. PIPAC und HIPEC – konkurrierende oder ergänzende Therapieverfahren bei peritonealen Metastasen [PIPAC and HIPEC-competing or supplementary therapeutic procedures for peritoneal metastases]. Chirurg. 2018 Sep;89(9):693–698. German. https://doi.org/10.1007/s00104-018-0666-6. PMID: 29931380.

Li Z, et al. A systematic review on QoL of patients with peritoneal metastasis undergoing PIPAC. Pleura and Peritoneum. 2022;7(2):39–49. doi:10.1515/pp-2021-0154.

Lorusso D, Giliberti A, Bianco M, Lantone G, Leandro G. Stomach-partitioning gastrojejunostomy is better than conventional gastrojejunostomy in palliative care of gastric outlet obstruction for gastric or pancreatic cancer: a meta-analysis. J Gastrointest Oncol 2019;10(2):283–291. https://doi.org/10.21037/jgo.2018.10.10.

Martins RK, Brunaldi VO, Fernandes AL, Otoch JP and Artifon ELA. Palliative therapy for malignant gastric outlet obstruction: how does the endoscopic ultrasound-guided gastroenterostomy compare with surgery and endoscopic stenting? A systematic review and meta-analysis. Ther Adv Gastrointest Endosc 2023; 16: 1–14.

Mooney SJ, Winner M, Hershman DL et al (2013) Bowel obstruction in elderly ovarian cancer patients: a population-based study. Gynecol Oncol 129:107–112

Paul Olson TJ, Pinkerton C, Brasel KJ, Schwarze ML (2014) Palliative sur-gery for malignant bowel obstruction from carcinomatosis: a sys-tematic review. JAMA Surg 149:383–392

Orgad R, Bakrin N, Bonnefoy I, Villeneuve L, Alyami M, Alhadeedi O, Glehen O, Kepenekian V. Ann Surg. 2024 Jul 23. Online ahead of print. PMID: 39041212)

Ramos MFKP, Barchi LC, de Oliveira RJ, Pereira MA, Mucerino DR, Ribeiro Jr U, Zilberstein B, Cecconello I. Gastric partitioning for the treatment of malignant gastric outlet obstruction. World J Gastrointest Oncol 2019; 11(12): 1161–1171.

Raoof M, Whelan RL, Sullivan KM, et al. Safety and Efficacy of Oxaliplatin Pressurized Intraperitoneal Aerosolized Chemotherapy (PIPAC) in Colorectal and Appendiceal Cancer with Peritoneal Metastases: Results of a Multicenter Phase I Trial in the USA. Ann Surg Oncol. 2023 Nov;30(12):7814–7824. https://doi.org/10.1245/s10434-023-13941-2. Epub 2023 Jul 27. PMID: 37501051; PMCID: PMC10562297.

Ripamonti C et al (2001) Clinical-practice recommendations for the management of bowel obstruction in patients with end-stage cancer. Support Care Cancer 9(4):223–233

Ripamonti CI, Easson AM, Gerdes H (2008) Management of malignant bowel obstruction. Eur J Cancer 44(8):1105–1115

Robella M, Vaira M, De Simone M. Safety and feasibility of pressurized intraperitoneal aerosol chemotherapy (PIPAC) associated with systemic chemotherapy in the treatment of peritoneal metastases from gastric cancer. J Gastrointest Surg. 2019;23(10):2007–2013. doi:10.1007/s11605-019-04201-3.

Roensholdt S, Detlefsen S, Mortensen MB, Graversen M. Response Evaluation in Patients with Peritoneal Metastasis Treated with Pressurized IntraPeritoneal Aerosol Chemotherapy (PIPAC). J Clin Med. 2023 Feb 6;12(4):1289. https://doi.org/10.3390/jcm12041289. PMID: 36835824; PMCID: PMC9963217.

Sartori E, Chiudinelli F, Pasinetti B, Maggino T (2009) Bowel obstruction and survival in patients with advanced ovarian cancer: analysis of prognostic variables. Int J Gynecol Cancer 19:54–57

Sgarbura O, Eveno C, Alyami M, et al. Consensus statement for treatment protocols in pressurized intraperitoneal aerosol chemotherapy (PIPAC). Pleura Peritoneum. 2022 Mar 1;7(1):1–7. https://doi.org/10.1515/pp-2022-0102. PMID: 35602919; PMCID: PMC9069497.

Silva AC, Pimenta M, Guimaraes LS (2009) Small bowel obstruction: what to look for. Radiographics 29(2):423–439

Solass W, Herbette A, Schwarz T, Hetzel A, Sun JS, Dutreix M, Reymond MA. Therapeutic approach of human peritoneal carcinomatosis with Dbait in combination with capnoperitoneum: proof of concept. Surg Endosc. 2012 Mar;26(3):847–52. https://doi.org/10.1007/s00464-011-1964-y. Epub 2011 Nov 1. PMID: 22042585; PMCID: PMC3271218.

Solass W, et al. Intraperitoneal chemotherapy with pressurized aerosol as an adjunct in systemic chemotherapy for peritoneal carcinomatosis. Pharmaceutics. 2014;6(1):67–77. doi:10.3390/pharmaceutics6010067.

Solass W, Sempoux C, Detlefsen S, Carr NJ, Bibeau F. Peritoneal sampling and histological assessment of therapeutic response in peritoneal metastasis: proposal of the Peritoneal Regression Grading Score (PRGS). Pleura Peritoneum. 2016 Jun 1;1(2):99–107. https://doi.org/10.1515/pp-2016-0011. Epub 2016 Jun 7. PMID: 30911613; PMCID: PMC6328069.

Shariati M, Zhang H, Van de Sande L, Descamps B, Vanhove C, Willaert W, Ceelen W, De Smedt SC, Remaut K. High Pressure Nebulization (PIPAC) vs. Injection for the Intraperitoneal Administration of mRNA Complexes. Pharm Res. 2019 Jun 24;36(9):126. https://doi.org/10.1007/s11095-019-2646-z. PMID: 31236829.

Takahashi H, Okabayashi K, Tsuruta M et al (2015) Self-expanding metallic stents vs. surgical intervention as palliative therapy for obstructive colorectal cancer: a meta-analysis. World J Surg 39:2037–2044. 57

Tate SJ, Van de Sande L, Ceelen WP, Torkington J, Parker AL. The Feasibility of Pressurised Intraperitoneal Aerosolised Virotherapy (PIPAV) to Administer Oncolytic Adenoviruses. Pharmaceutics. 2021 Nov 30;13(12):2043. https://doi.org/10.3390/pharmaceutics13122043. PMID: 34959325; PMCID: PMC8708803.

Tempfer CB, Giger-Pabst U, Seebacher V, Petersen M, Dogan A, Rezniczek GA. A phase I, single-arm, open-label, dose escalation study of intraperitoneal cisplatin and doxorubicin in patients with recurrent ovarian cancer and peritoneal carcinomatosis. Gynecol Oncol. 2018 Jul;150(1):23–30. https://doi.org/10.1016/j.ygyno.2018.05.001. Epub 2018 May 6. PMID: 29743140.

Tran E, Spiceland C, Sandhu NP, Jatoi A (2016) Malignant bowel obstruc-tion in patients with recurrent ovarian cancer. Am J Hosp Palliat Care 33:272–275

Ukegjini K, Putora PM, Guidi M, Süveg K, Cihoric N, Widmann B, Steffen T. Pressurized Intraperitoneal Aerosol Chemotherapy-Related Clinical Trials in the Treatment of Peritoneal Metastases. Oncology. 2021;99(9):601–610. https://doi.org/10.1159/000516959. Epub 2021 Jul 15. PMID: 34265774.

Zhao X-D, Cai B-B, Cao R-S et al (2013) Palliative treatment for incurable malignant colorectal obstructions: a meta-analysis. World J Gastroenterol 19:5565–5574

Teil III

Ethik und Organisation

Therapiebegrenzung und Therapiezieländerung

11

Bernd Oliver Maier

Für Menschen mit palliativmedizinischem Behandlungsbedarf kommt der Entscheidungsfindung bezüglich im Krankheitsverlauf denkbarer Interventionen und Maßnahmen eine besonders große Bedeutung zu. In Anbetracht einer vorhersehbar begrenzten Lebenszeit und der spürbaren Unmittelbarkeit der Auswirkungen gilt es hier mit Sorgfalt und Methodenkompetenz zu nachvollziehbaren, transparenten und gerechten Empfehlungen zu kommen, die sowohl dem Patienten, als auch den Nahestehenden und den involvierten medizinischen Behandlern plausibel erklärbar sein müssen (Deutsche Gesellschaft für Palliativmedizin 2019). Annäherung an eine Entscheidung wird in der Literatur mit verschiedenen Schlagwörtern belegt.

So hat sich gerade im Kontext von technischen Interventionen und intensivmedizinischer Behandlung der deskriptive Begriff der Therapiebegrenzung etabliert. Er beschreibt den Verzicht auf oder die Beendigung von Maßnahmen, die primär auf Lebenszeitverlängerung ausgerichtet sind. Eng gekoppelt daran ist das Konzept an den Begriff der Futility – also der Vergeblichkeit und/oder Aussichtslosigkeit mit den zur Diskussion stehenden Maßnahmen, relevanten Einfluss auf den Krankheitsverlauf nehmen zu können (Bonelli 2018). Die etwaige Aussichtslosigkeit einer Maßnahme ist somit ein gewichtiger Faktor in der Abwägung der Sinnhaftigkeit aufseiten der Indikation, also seitens krankheitsbezogenen Determinanten in der Entscheidungsfindung (Zenz 2017). Aber Therapiebegrenzung kann auch patientenseitig begründet sein: Durch persönliche Bewertung im Sinne der

B. O. Maier (✉)
Klinik für Palliativmedizin und interdisziplinäre Onkologie, St. Josefs-Hospital Wiesbaden GmbH, Wiesbaden, Deutschland
E-Mail: bomaier@joho.de

© Der/die Autor(en), exklusiv lizenziert an Springer-Verlag GmbH, DE, ein Teil von Springer Nature 2026

C. G. Dietrich et al. (Hrsg.), *Gastroenterologische Palliativmedizin*,
https://doi.org/10.1007/978-3-662-70326-7_11

autonomen Entscheidungsfreiheit oder bei Vorliegen einer verbindlichen Vorausverfügung werden auch krankheitsbezogen klar indizierte Maßnahmen obsolet und somit eine Therapiebegrenzung wirksam.

Das Konzept und die Formulierung Therapiebegrenzung selbst ist kritisch zu bewerten, da es inhaltlich nur eine „Therapieabwehr" aufgreift, was letztlich zu kurz greift. Denn: nicht Therapie selbst steht zur Disposition. Es geht um die Angemessenheit und Sinnhaftigkeit einzelner medizinischer Interventionen und Maßnahmen im Kontext eines übergeordneten Therapieziels. Und der Prozess einer Therapiezielklärung ist zwingende Voraussetzung zur angemessenen Erörterung und Bewertung einzelner Interventionen (Alt-Epping 2023). Im Kontext palliativmedizinsicher Behandlung ist diese Therapiezielklärung oft der erste Schritt und Schlüssel zu einer guten Therapieplanung. Und wenn sich eine zunächst akutmedizinische Behandlungskonstellation als schicksalhaft palliativ herausstellt, ist nicht primär Therapiebegrenzung gefragt, sondern vielmehr eine Therapiezieländerung (DIVI – Sektion Ethik 2013). Neben der Festlegung, welche Maßnahmen unter der Ausrichtung auf ein jetzt geändertes Therapieziel nicht (mehr) erfolgen sollen, müssen selbstverständlich auch die Maßnahmen benannt werden, die jetzt, unter dem neuen Therapieziel absolut geboten sind: Wenn ich anerkennen muss, dass ein Mensch in die Sterbephase übergegangen ist und damit das Therapieziel von „Leben erhalten" auf „Sterben zulassen", von kurativ auf palliativ umdefiniert werden muss, ist es also nicht nur geboten z. B. keine kreislaufunterstützende Therapie (mehr) durchzuführen und dies ggf. zu beenden, sondern gleichzeitig das palliativmedizinische Konzept zur Symptomkontrolle und zur Schaffung würdeerhaltender Rahmenbedingungen zu implementieren (Riessen et al. 2013). Es wird nicht Therapie per se begrenzt, sondern mit derselben Intensität und medizinischen Sorgfalt eine jetzt angemessene andere Therapie durchgeführt. Das heißt, das vermeintlich auf Abwehr begrenzte Konzept der Therapiebegrenzung wird adäquat ergänzt um den aktiven vorausschauenden Ansatz der jetzt angemessenen Therapieform: Therapiezieländerung beschreibt terminologisch diesen Prozess treffender. Nicht Therapie an sich wird begrenzt. Nur nicht (mehr) indizierte oder erwünschte Maßnahmen werden durch jetzt indizierte oder erwünschte Maßnahmen ersetzt (Bonelli 2018).

Vor dem Hintergrund, dass Palliativversorgung immer noch oftmals als passives Begleiten und nicht als aktive Therapie wahrgenommen wird, kommt dieser sprachlichen Konnotation große Bedeutung zu. Palliativversorgung beginnt nicht, wenn es nichts mehr zu tun gibt – Palliativversorgung fußt auf denselben allgemeingültigen medizinischen und medizinethischen Regeln wie alle anderen Fachdisziplinen, braucht rechtfertigende Indikationen und Patienteneinverständnis für die einzelnen Behandlungsangebote (Deutsche Gesellschaft für Palliativmedizin 2019).

11.1 Anwendung der Schritte zur Therapie(ziel)findung

Um die Angemessenheit einer Therapie abschätzen zu können, müssen Sorgfaltskriterien im Prozess der Strategieentwicklung berücksichtigt werden. Dazu gehören sowohl biologische Determinanten als auch personengebundene Determinanten, die in logischer Reihenfolge miteinander verknüpft ein Gerüst für eine systematische Entscheidungsfindung darstellen (Alt-Epping 2023). Meistens findet diese Verknüpfung automatisiert im Hintergrund der Entscheidungsfindungsprozesse statt. Da im Kontext von Entscheidungen am Lebensende häufig eine höhere Komplexität besteht, kann es aber sinnvoll sein – gerade in Konfliktsituation – diese Schritte bewusst und aufeinander abfolgend zu betrachten.

Die Definition eines Therapieziels ist dabei ausnahmslos zu allen Zeitpunkten des Behandlungsverlaufs relevant, setzt umfassende Kenntnis über die Wahrscheinlichkeit einer Beeinflussbarkeit des Krankheitsverlaufs voraus. Sie setzt ebenso das Einverständnis des Patienten zur Therapiedurchführung – auch in palliativmedizinscher Behandlungsintention – voraus (Zenz 2017).

Die Indikationsstellung selbst – als erster Teilschritt einer Therapiezielfindung – beruht auf der Wahrscheinlichkeit, durch Anwendung einer Handlungsoption eine positive Beeinflussung in Richtung eines angestrebten Behandlungsergebnisses/Therapieziels zu erzielen. Sie ist in der Regel zunächst unabhängig vom Patientenwillen und beruht auf biologischen Parametern. Wenn keine Indikation für eine medizinische Maßnahme besteht, ist diese nicht durch Patientenwunsch zu ersetzen. Das heißt, kein Therapieangebot ohne begründeten Indikation. Und erst im zweiten Schritt, bei Therapieangebot, gilt es, das informierte Einverständnis des Patienten zu entsprechenden Maßnahme einzuholen (Bonelli 2018).

Besonderheiten der Therapiezielfindung bei lebenslimitierender Erkrankung sind, dass sie im Gesamtkontext menschlichen Lebens und Erlebens getroffen werden und oft von großer Emotionalität geleitet und begleitet werden. Im Unterschied zu anderen nicht palliativmedizinisch motivierten Entscheidungssituationen sind sie geprägt von der Tatsache, dass häufig die Krankheitsbiologie an Gewicht verliert und gegenüber den krankheitsunabhängigen menschlichen Faktoren in den Hintergrund tritt (weniger Biologie, mehr Biographie!). Gerahmt wird das oft von einer ebenso auch auf Behandlerseite anzutreffenden Emotionalisierung, die zu einer Voreingenommenheit im gesamten Spektrum von wunscherfüllender Medizin bis hin zu therapeutischem Nihilismus führen kann (Riessen et al. 2013). Dieser subjektiv angefärbten emotionalen Einflussnahme kann durch eine systematische Annäherung und transparente Kriterien zur Entwicklung einer Empfehlung auf dem Weg zur Therapiezielklärung begegnet werden. Ergänzend ist die Diskussion im Mehr-Augenprinzip und eine standardisierte Dokumentation hilfreich (Alt-Epping 2023; DIVI – Sektion Ethik 2013).

Relevante theoretische Bausteine der Therapiezielfindung und Therapieplanung sind dabei:

1. **Determinante: der betroffene Mensch**
   Um eine angemessene Bewertung von Handlungsoptionen vornehmen zu können, braucht es Kenntnis zur Lebensrealität des betroffenen Menschen. Krankheitsunabhängige Faktoren wie persönliche Wertvorstellungen und Haltungen, sozioökonomische Verortung, das individuelle Verständnis von Sinn und insbesondere Lebenssinn bestimmen letztlich den Handlungsspielraum, in denen die medizinische Entscheidungsfindung eingebettet ist (Bonelli 2018).
2. **Determinante: das mitbetroffene Umfeld**
   Eine wichtige Rolle kommt dabei auch dem sozialen Umfeld und der sozialen Eingebundenheit zu. Zwar sind bei entscheidungsfähigen Menschen keine Stellvertreterentscheidungen notwendig, dennoch empfinden viele Patienten, gerade in Anbetracht lebenslimitierender Erkrankungen, das Bedürfnis, eine mit ihrem Umfeld abgestimmte Lebens- und somit auch Therapieplanung vorzunehmen. Dabei können die nahestehenden Menschen sowohl großer Rückhalt sein und stabilisierenden Einfluss ausüben, als auch zu großer Verunsicherung führen. Letztlich heißt das, dass für wegweisende Entscheidung im Lebenskontext zwar keine juristisch relevante Zustimmungspflichtigkeit besteht, aber im Sinne der Nachhaltigkeit einer Konsentierung zumindest das Werben um Akzeptanz für die Entscheidung im sozialen Umfeld eine wichtige Bedeutung hat (Bonelli 2018).
3. **Determinante: die zugrunde liegende medizinische Diagnose**
   Selbstverständlich ist die zugrunde liegende Diagnose mit ihren biologischen Eigenschaften ein relevanter Taktgeber in jedem medizinischen Entscheidungsfindungsprozess, insbesondere in Situationen mit palliativmedizinischen Unterstützungsbedarf. Aufgrund des vorhersehbaren Krankheitsverlaufs, der Progressionswahrscheinlichkeit zum Lebensende hin, der Wahrscheinlichkeit, den „natürlichen" Krankheitsverlauf beeinflussen zu können, und der daraus resultierenden Prognoseabschätzung ergibt sich ein Korridor, der biologischerseits den bestehenden Handlungsspielraum definiert (Deutsche Gesellschaft für Palliativmedizin 2019).
4. **Determinante: die aktuell zu entscheidende Frage**
   Neben der grundsätzlichen biologischen Determiniertheit gilt es aber genauso den situativen aktuellen Kontext zu beurteilen: So ist in Anbetracht der Indikationsprüfung einer denkbaren Handlungsoption nicht alleine der generell anzunehmende Krankheitsverlauf zu berücksichtigen, sondern auch die Unmittelbarkeit der konkret zu betrachtenden Maßnahme in der Behandlungsfolge bzw. deren Unterlassen in die Entscheidungsfindung mit einzubeziehen. Hierzu hilft es, auf eine ganz konkrete Frage aus dem oftmals bestehenden Katalog an Fragen zu fokussieren und die relevanten Fragen eher sequenziell und nicht simultan mit ihren Auswirkungen zu beantworten. Der Versuchung der Rückführung auf die eine große allgemeingültige Frage, deren Beantwortung alle anderen Fragen in Folge überflüssig erscheinen lässt (wie z.B. „macht das noch

alles Sinn?“), sollte man widerstehen, da oft die Präzision in der Analyse der einzelnen Aspekte verloren geht, durch unzulässige Verallgemeinerung. Auch ist festzuhalten, dass bei derartigen Verallgemeinerungen nicht selten Konditionalzusammenhänge zwischen Sachverhalten vorausgesetzt werden, die bei näherer Betrachtung nicht gegeben sind. Beispielsweise ist die Frage nach der Sinnhaftigkeit einer antiinfektiven Therapie unabhängig von der Frage nach einer parenteralen Ernährungstherapie zu beantworten – da keine Kondition nach Voraussetzung zwischen beiden Schritten gegeben ist, in der allgemeinen Frage nach dem Sinn würde dies aber gleichgesetzt (Alt-Epping 2023).

5. **Determinante: die alternativen Handlungsoptionen**
   Wenn die Gesamtsituation sorgfältig beschrieben und erfasst, die Lebensrealität des Betroffenen abschätzbar und sprachfähig geworden ist, das konkrete jetzt zu entscheidende Kriterium identifiziert ist, sollten bestehende alternative Behandlungsoptionen benannt und nebeneinandergestellt werden. Diese Behandlungsoptionen sollten dann bezüglich ihrer Indikation geprüft werden. Die Indikationsprüfung beruht auf der biologisch determinierten Wahrscheinlichkeit, für die Lebenswirklichkeit des betroffenen Patienten ein positives Ergebnis durch eine konkrete medizinische Maßnahme zu erreichen. So gilt es beispielsweise abzuschätzen, welchen Effekt auf den Krankheitsverlauf und darüber auf die Perspektive der Lebenswirklichkeit des betroffenen Patienten eine antiinfektive Therapie hätte - sowohl, wenn sie begonnen wird, als auch wenn sie nicht begonnen wird (Riessen et al. 2013).

   Das Therapieziel selbst als Ergebnis beruht auf der Konsentierung eines Therapieplans unter Berücksichtigung der als indiziert identifizierten Optionen – Therapieempfehlungen - und der dann eingeholten Zustimmung des Betroffenen und/oder seiner Stellvertreter.
6. **Determinante: die Gültigkeit des Therapieplans**
   Wenn entsprechend das Therapieziel auf Grundlage einer gegebenen Indikation konsentiert ist, sollte dieses in einen prospektiven Therapieplan überführt werden. Dazu ist es notwendig, die Maßnahme selbst konkret zu beschreiben, festzulegen, bis wann einer Wirkeintritt erwartet wird und wie die Wirksamkeitsüberprüfung erfolgen wird. Diese Therapieplan soll dann allen Beteiligten zugänglich dokumentiert sein. Bereits im Therapieplan soll der Zeitpunkt zur Überprüfung seiner Wirksamkeit festgelegt sein (DIVI – Sektion Ethik 2013).
7. **Determinante: die Erfahrung der Therapiedurchführung**
   Neben der Wirksamkeitsüberprüfung als ein Ergebnis ist es von großer Relevanz, während der Therapie selbst die Angemessenheit der Bedingungen zur Durchführung aktiv zu erfassen. Wenn diese Bedingungen in relevanten Nebenwirkungen münden, muss die Sinnhaftigkeit der Therapiefortführung auch ohne abschließende Möglichkeit einer Erfolgsbeurteilung hinterfragt werden (Zenz 2017).
8. **Determinante: das Ergebnis**
   Wenn die Therapiedurchführung angemessen gelingt, sollte zum vorgegebenen und vereinbarten Zeitpunkt eine Überprüfung der Therapiezielerreichung durchgeführt werden. Wenn ein positives Ergebnis festgehalten werden kann, ist die

Therapie entweder fortzuführen bei fortwährender Indikation (z.B. erfolgreiche Schmerztherapie bei Tumorschmerz), oder falls der Erfolg als dauerhaft stabilisiert angesehen werden kann, positiv bewertet zu beenden (intermittierende Transfusionstherapie bei symptomatischer Blutungsanämie, wenn Blutung stillbar). Wenn keine Therapiezielerreichung dokumentiert werden kann, ist es notwendig, zurückzugehen zu Punkt 5 und neuerlich die Handlungsoptionen zu erfassen und zu bewerten (Riessen et al. 2013).

11.2 Fallbeispiel: Michael Müller

Ein **Fallbeispiel** soll helfen die einzelnen Aspekte im „wirklichen" Leben wiederzufinden.

Fallbeispiel

Michael Müller, 59 Jahre, erhält die Erstdiagnose eines Pankreaskarzinoms im März 2024. Es ist zum Zeitpunkt der Diagnosestellung bereits peritoneal metastasiert, gesichert durch eindeutigen histologischen Nachweis in der aufgrund bildgebenden Verdachts durchgeführten Staging-Laparoskopie. Der Peritonealkarzinose-Index beträgt 24. Die molekulare Aufarbeitung der Tumorzellen ergibt keinen Ansatzpunkt für ergänzende zielgerichtete molekularstratifizierte Therapieoptionen.

Der Patient hat einen uneingeschränkten Allgemeinzustand, arbeitet als Sportlehrer, ist leidenschaftlicher Hobbytänzer, lebt alleine, hat einen Sohn aus vorausgegangener Ehe und eine Lebenspartnerin – die Entscheidung für das Behalten getrennter Wohnungen ist laut Patient aus Überzeugung getroffen worden.

Die Diagnose trifft ihn aus heiterem Himmel, als Konsequenz einer Ultraschalluntersuchung durch den Hausarzt, die bei beschwerdefreiem Patienten als Checkup durchgeführt wurde.

Der Patient ist nach einem orientierenden Aufklärungsgespräch selbst auf Informationssuche im Internet gegangen. Als Primärtherapie wünscht Herr Müller entsprechend seiner eigenen Internetrecherche eine Operation mit zytoreduktiver Therapie und HIPEC mit dem Ziel der Heilung der Erkrankung.◄

Kommentar zur Entscheidungsfindung: Indikation als zwingende Voraussetzung eines Therapieangebots

Der von Herrn Müller selbst ermittelte Therapievorschlag entspricht nicht dem Vorgehen entsprechend den Anforderungen evidenzbasierter Medizin, da keine Daten vorliegen, die die Wirksamkeit der angedachten Therapiemaßnahme zu Heilung bei einem metastasierten Pankreaskarzinom bestätigen. Somit ist in der formalen Bewertung der Idee festzuhalten, dass keine Indikation zur Durchführung der Therapie besteht. Indikation beschreibt den Sachverhalt, dass ein zu erwartender Nutzen für den Patienten zu erwartende Beeinträchtigungen oder Nebenwirkungen durch die therapeutische Maßnahme mindestens aufwiegt. Da keine realistische Erwartung auf Heilung an die Therapie formuliert werden kann, kann es auch keine Bestätigung der Indikation geben. Die Durchführung der Maßnahme käme also wunscherfüllender Medizin gleich. Die hohe Motivation zur Therapie durch den Patienten, der Patientenwunsch selbst, ersetzt nicht die Indikation. Das Vorliegen einer Indikation bleibt unabhängig von Patientenpräferenz grundsätzliche Voraussetzung, ohne die eine Therapie nicht durchgeführt werden soll. Also wird es kein Angebot zur kurativ intendierten HIPEC geben.

Dieselbe grundsätzliche Klärung der Therapieangebotsvoraussetzung „Indikation" führt im klinischen Alltag insbesondere bei der prospektiven Klärung der Fragen um die Durchführung und den Stellenwert von Wiederbelebungsmaßnahmen zu Missverständnissen: Oft werden Patienten fälschlicherweise primär oder gar ausschließlich nach ihrem Wunsch bzgl. Reanimationsmaßnahmen gefragt – ohne vorab die eigene Klärung der Indikation abgeschlossen zu haben. Aus der Bewertung der Indikation ergibt sich aber erst, ob dem Patienten eine ergebnisoffene Frage nach Präferenzen für den Umgang mit dieser Situation gestellt werden sollte, oder ob vielmehr die Erläuterung des medizinischen Sachverhaltes anstelle der offenen Frage die Kommunikationsstrategie mit dem Patienten bestimmt.

Fallbeispiel

In den folgenden weiteren Gesprächen wird mit Herrn Müller ein Krankheitsverständnis erarbeitet, dass die palliative Behandlungsintention aufgrund der metastasierten Situation und die Notwendigkeit der zytotoxischen Systemtherapie als den relevantesten Behandlungsstrang etabliert. Ergänzend wird vereinbart, dass entsprechend des exzellenten Allgemeinzustands und der hohen Therapiemotivation weitere Optionen, namentlich PIPAC (Pressurized IntraPeritoneal Aerosol Chemotherapy) als peritoneale Lokaltherapie, die eine rationale Grundlage bei palliativer Behandlungsintention hat, im Blick behalten werden und deren Sinnhaftigkeit im Therapieverlauf regelmäßig reevaluiert wird.

Bis September 2024 erhält Herrn Müller nun insgesamt 12 Zyklen Chemotherapie nach dem mFOLFIRINOX-Protokoll, in den letzten zwei Zyklen dosisreduziert, da er auf Nachfrage über eine progrediente Polyneuropathie berichtet. Im Zwischenstaging im Juni zeigt sich in der CT morphologisch bereits ein deutliches Ansprechen des Primarius, auch zum Abschluss der Therapie bestätigt sich die sehr gute partielle Remission. Neuerlich werden wie vereinbart ergänzende Therapieoptionen diskutiert. In einer jetzt neuerlich durchgeführten Laparoskopie kommt ein gebesserter PCI von 5 zur Darstellung und dem Patienten wird optional eine PIPAC als „individueller Heilversuch" angeboten.◀

Kommentar zur Entscheidungsfindung: Gestaltungsspielraum durch alternative mit Indikation begründbare Therapieangebote
Im Gegensatz zur vorausgegangenen Situation vor Einleitung der Systemtherapie, in der aufseiten der Indikation ein klares Nein für eine kurativ intendierte HIPEC bestand, ist die Situation jetzt anders: bei guter partieller Remission ohne Anhalt für extraperitoneale Metastasen, existiert Evidenz, die einen Zusatznutzen einer lokalen peritonealen Therapie stützt. Diese Evidenz ist nicht stark genug, um Empfehlungscharakter auf Leitlinienniveau zu erreichen, viele Fragen methodischer und inhaltlicher Natur sind offen oder teilweise sogar widersprüchlich eingeschätzt: aber auch diese Evidenz ist Evidenz. Das heißt, die Indikation ist hier nicht dogmatisch als gegeben oder nicht gegeben einzuschätzen. Statt schwarz oder weiß eröffnet sich ein Graubereich – oder positiv formuliert: es eröffnet sich ein Indikationskorridor, ein Gestaltungsspielraum, der nicht in einer Eindeutigkeit eine Maßnahme ablehnt oder bestätigt, sondern eher deren Zulässigkeit als prinzipielle Option bestätigt. Damit verschiebt sich jetzt das Gewicht des ausschlaggebenden Gewichts auf die Patientenpräferenz: Im Spannungsfeld von „es wird nichts versäumt und ist das leitlinienkonforme Vorgehen, wenn sich jetzt an die vorausgegangene Therapie eine Phase der aktiven Überwachung anschließt" bis „Patienten, die nach ergänzenden individuellen Wegen suchen, haben mit einer ergänzenden peritonealen Lokaltherapie eine Möglichkeit, dem auf Grundlage nachvollziehbarer wissenschaftlicher Erkenntnisse und Expertise zu entsprechen – auch wenn die Wertigkeit allgemein nicht abschließend beurteilt ist" gilt es dem Betroffenen in der Entscheidungsfindung so zu unterstützen, dass am Ende des Prozesses eine klare und überzeugte Identifikation mit der getroffenen Entscheidung besteht und deren Rahmenbedingungen präzise formuliert sind. In diesem Fall bedeutet das: konkrete Formulierung der Maßnahmen und des zeitlichen Ablaufs der aktiven Überwachung. Dem gegenüber steht die klare Formulierung der Überprüfung der Wirksamkeit der PIPAC – der PCI muss innerhalb der nächsten 18 Wochen (6 wtl. Therapieintervall) zumindest stabil sein, sonst besteht keine Wirkung und dann wiederum auch keine Indikation für die Fortführung. Die präzise Formulierung der prozeduralen Rahmenbedingungen insbesondere auch der zeitlichen Abfolge und der automatischen Wiedervorlage sind vielen Patienten eine wichtige Entscheidungshilfe: Durch zeitliche Begrenzung einer Entscheidung wächst die Selbstwirksamkeit der Entscheidenden. Die vorausgeplante Korrekturmöglichkeit nimmt die Angst, unwiderruflich einen „falschen" Weg eingeschlagen zu haben, und stärkt somit das Vertrauen in die eigene Entscheidungskompetenz. Das Entscheiden wird als „leichter" empfunden. Einer die indikationsbezogene Ausgangsempfehlung korrigierenden oder überprüfenden eigenen Wahrheitssuche nach der „besten biologischen Vorgehensweise" tritt dann das „Sowohl-als-auch-Prinzip" gegenüber. Die vermeintliche Macht der aktuellen Entscheidung wird durch die Prozessorientierung auf überschaubare Dimension portioniert und diese Qualität der Entscheidungsfindung ist eigenständig relevanter Wirkfaktor für das Wohlbefinden der Patienten.

In der Fallschilderung wurde bewusst der technische Terminus „individueller Heilversuch" verwendet. Er beschreibt eine ärztliche Heilbehandlung, die vom medizinischen Standard abweicht, etwa mit einem neuen Medikament oder einer neuen

Methode. Neben den formaljuristischen und leistungsrechtlichen Implikationen ist hier besonders wichtig: Heilversuch bedeutet hier nicht die Umwandlung einer palliativen Therapieintention in eine kurative – vielmehr umfasst es, wie auch in dem hier geschilderten Fall, ebenso palliativ-intendierte Interventionen. In der Kommunikation ist diesem sensiblen Thema große Bedeutung beizumessen: die semantische Verwirrung um onkologische Palliativbehandlung, Palliativbetreuung und kurativ intendiert im Sinne von „krankheitsbeeinflussend" oder „auf Heilung ausgerichtet" muss mangels eines allgemeingültigen Verständnisses im Sprachgebrauch im Zweifel im Gespräch mit Betroffenen aktiv abgefragt, geklärt und ggf. klargestellt werden.

Fallbeispiel

Herr Müller entscheidet sich für die PIPAC. Diese wird komplikationslos durchgeführt. Eine zweite Anwendung wird im Abstand von 6 Wochen durchgeführt (jetzt bei PCI von 15) und mit Zweifeln an der Sinnhaftigkeit. In der dritten Sitzung nach wiederum 6 Wochen wird der PCI mit 20 bestimmt, die Therapie ist im Verlauf also unwirksam. Die Therapie wird jetzt auf die leitlinienkonforme 2nd-line-Systemtherapie mit Gemcitabine/Abraxane umgestellt.

Neben der Befundverschlechterung erlebt Hr. Müller jetzt aber auch eine Verschlechterung seines Befindens. Der Start der umgestellten Therapie wird begleitet von jetzt deutlich belastender klinischer Symptomatik: abdominelle Schmerzen und Übelkeit. Diese führen dann auch zu einer notfälligen Hospitalisation. Bildgebend wird bei jetzt diffuser Peritonealkarzinose ein mechanischer Ileus diagnostiziert. Der Patient ist demoralisiert und äußert einen aktiven Sterbewunsch. Die Konsiliarärztin der Allgemein- und Viszeralchirurgie stellt die Indikation zur explorativen Laparoskopie.◀

Entscheidungsfindung: Umgang mit Ambivalenz aufseiten des Einverständnisses

Die Entscheidungssituation verdichtet sich in dieser akuten Krise, da jetzt eine gefühlt zeitkritische Weichenstellung erfolgen muss: Zur Beseitigung der Symptomatik der mechanischen Obstruktion stehen unterschiedlichste Optionen zu Verfügung, von operativer Beseitigung oder Umgehung der Obstruktion, über die dauerhafte mechanische Entlastung des Darmes durch apikal der Obstruktion anzulegende Ablaufsonde oder medikamentöse Reduktion der Darmdistension und Erhöhung der Flüssigkeitsrückresorption mittels Somatostatinanaloga etc.

Unter dem Aspekt der reinen Symptomkontrolle ist die Priorität der Chirurgie dabei nicht automatisch gesetzt. Ergänzt um den Aspekt der mit den Maßnahmen erreichbaren Normalisierung der Lebensverhältnisse und Verlängerung der Lebenszeit hat sie unbestritten Vorteile.

Indiktionsklärung ist hier Aufgabe einer bestenfalls interdisziplinären Einschätzung, mindestens aber eines Prozesses, der die unterschiedlichen fachlichen Perspektiven kompetent mitberücksichtigt. In Kenntnis der kurzfristigen Verschlechterung des Befindens des Patienten und der prinzipiell guten körperlichen Reserven sowie die damit verbundene zumindest temporäre Anschlussfähigkeit an die persönliche alltäglich als wertvoll empfundene Lebenswelt Herrn Müllers spricht für die Priorisierung des chirurgischen Therapieangebotes. Wobei in der Graduierung der unterschiedlichen Optionen keine der Möglichkeiten in die Kategorie „nicht zulässig“ fallen. Genauso wenig, wie sich eine der Optionen von der Härte des Empfehlungsgrads aufgrund biologischen Determinanten als eindeutig überlegen und damit „gebotene 1. Wahl“ präsentiert.

Mit dieser Vorabklärung des zulässigen „Gestaltungsspielraums“ gilt es nun diesen in Resonanz mit der Patientenpräferenz zu bringen, auf dem Weg zu einem letztlich als gültig vereinbarten Therapieplan und – Konzept.

Aus der Fallschilderung geht hervor, dass Herr Müller einen aktiven Sterbewunsch angibt. Wenn dieser als Ausdruck eines „Einverständnisses“ bzw. als Ablehnung weiterer Maßnahmen, die auf Lebenszeitverlängerung abzielen, interpretiert wird, scheint die Therapierichtung vermeintlich klar vorgegeben. Aber es ist medizinisch offensichtlich, dass in der akuten Situation bei aller Akzeptanz der juristisch klar beschriebenen Zulässigkeit der Inanspruchnahme von Assistenz zur Selbsttötung als Ausdruck des grundgesetzlich verankerten Rechts auf selbstbestimmtes Leben (und Sterben) dies nicht die ärztliche Sorgfaltspflicht in der Therapieplanerstellung überflüssig macht. Vielmehr gilt es, die Motive für den Sterbewunsch und die Ergebnisse der sorgfältigen Exploration transparent mit in die Planungen einzubeziehen. Das heißt ggf. auch, die zur Wahl stehenden, durch medizinische Indikation gestützten Optionen werden als Handlungsoption durch das selbstgewählte Lebensende patientenseitig um eine weitere Handlungsoption ergänzt. Dies entzieht sich dann aber den Kategorien der ärztlichen Indikationsstellung, da es keine akzeptierten medizinischen Indikationen für die Assistenz bei einer geplanten Selbsttötung gibt. Wenn dieses Motiv einer angestrebten Selbsttötung jetzt das bestimmende Handlungsziel Herrn Müllers wäre, hätte das zwar unmittelbare Auswirkungen auf einen zu erstellenden Therapieplan, die Selbsttötung wäre aber nicht Teil des Plans. Inhaltlicher Einfluss wäre gegeben in Form von notwendigen Antworten auf Fragen wie, welche Form von Therapie ist bis zu einer Selbsttötung angemessen, welche flankierenden Maßnahmen sind geboten, um Herrn Müllers Weg nicht zu verkomplizieren. Auf Suizidassistenz besteht kein medizinisch begründeter Leistungsanspruch, eine Beteiligung kann unter Verweis auf den juristisch gewährten Mitwirkungsvorbehalt von jeder medizinischen Fachperson geltend gemacht werden.

Neben diesem denkbaren 4. Handlungsstrang ist es aber wesentlich wahrscheinlicher, dass als Ergebnis der Exploration bei Herrn Müller der Sterbewunsch nicht als unmittelbarer Handlungsauftrag zu verstehen ist, sondern dass sich dahinter eine große Verunsicherung und Sorge offenbart. Häufige Motive sind Zukunftsangst (Angst vor Kontrollverlust, Angst vor Würdeverlust, Angst vor Sinnverlust) und Angst vor körperlichen Beschwerden und Angewiesenheit. Dabei führt die menschliche Fähigkeit, Auswirkungen von Entscheidungen auf die Zukunft abzuschätzen, zu dieser menschlichen Grundbedingung der Ambivalenz-Fähigkeit. Diese ist nicht alleine in medizinischen Entscheidungsprozessen spürbar, sondern in vielen alltäglichen Situationen, wie z. B. der Wahl des Berufs, des Lebensmittelpunkts, des Lebenspartners – aber eben selbstverständlich auch in den Entscheidungen in Annäherung an das eigene Lebensende. Selbst wenn die formal-juristischen Schutzkonzepte zum Umgang mit Sterbewünschen diese Art der Würdigung eines Sterbewunsches nicht fordern, sollte es unbedingt dem ärztlichen Selbstverständnis entsprechen, hier Raum für das emotionale Beziehungsgeschehen zu öffnen, auf Grundlage einer Bitte, den Wunsch „verstehbar" zu machen. „Es berührt mich, dass tot zu sein die bessere Alternative zum Leben zu sein scheint – darf ich erfahren, was an diesen Punkt führt?"

Regelhaft ergeben sich aus den Gesprächen wichtige Hinweise, die eine Priorisierung der Probleme erlauben und auch medizinische Anknüpfungspunkte für Therapieangebote bieten.

Herr Müller lebt ein sehr selbstständiges Leben und fürchtet den Verlust der Möglichkeit, alleine wohnen zu bleiben, er will nicht, dass seine Beziehung sich durch die Erkrankung verändert. Der passionierte Tänzer und Sportler sagt: „Verdammt noch mal, Doc, so ein Stoma sieht doch Scheiße aus!"

Fallbeispiel

In mehreren längeren Gesprächen wird mit Herrn Müller erarbeitet, dass er trotz aller Ängste „nicht fertig hat" und mit dem Wissen um die Möglichkeit, auch später Einfluss zu nehmen, die Operation will, da er mehr der „All-in-Typ" sei. Er findet wichtig, dass die Operation am meisten Perspektive bietet, bzgl. normaler Nahrungsaufnahme. Nach Anlage eines Transversostomas und prolongierter Rekonvaleszenz mit unterstützender parenteraler Ernährung kann Herr Müller nach Hause entlassen werden. Ein SAPV-Team ist eingeschaltet, um die häusliche Situation abzusichern. Herr Müller erlebt sich wertlos und Zeit als zunehmend sinnlos. Er möchte zu Hause sterben.◄

Entscheidungsfindung: Recht auf Selbstbestimmung im Sterben

Herr Müller kommt in einem länger begleiteten Prozess zu der Einschätzung, sein Einverständnis zur weiterhin denkbar indizierten parenteralen Therapie als lebenserhaltende Maßnahme zurückzunehmen. Damit ist es geboten, diese zu beenden und mit ihm die vorhersehbar zeitnahe Sterbephase und ihre medizinische Begleitung zu besprechen. Er hört vom SAPV-Team, dass es durchaus Sorge macht, wenn ein alleinstehend lebender Mensch das eigene Zuhause als den bevorzugten Sterbeort bestimmt, zumal Lebensgefährtin und Sohn nur stundenweise Präsenz gewährleisten können. Dennoch bleibt er bei seiner Entscheidung, und diese wird vom SAPV-Team mitgetragen. Neben den medikamentösen Vorausvereinbarungen wird vereinbart, dass Herr Müller jeden Morgen gegen 8.00 Uhr angerufen wird, wenn er nicht ans Telefon geht über eine Zeit von 30 min, öffnet das Team die Wohnung, um nachzusehen, was der Stand ist.

Zwar gebietet das Fürsorgeprinzip, Herrn Müller ehrlich darüber in Kenntnis zu setzen, dass es mehr Sicherheit bietende Rahmenbedingungen geben könnte, aber es gibt keine Kontraindikation, die den Respekt seines Willens infrage stellen würde. Im Gegenteil: wenn das Therapieziel der Verbleib in der Privatsphäre ist, müssen die Maßnahmen darauf abgestimmt geplant werden. So ist die würdeerhaltende Therapie hier über den Erhalt und die Absicherung des Lebensmittelpunktes in der Sterbephase besser stabilisiert als durch den Übergang in eine institutionelle Begleitungsform.

Fallbeispiel

Herr Müller stirbt 14 Tage später in seiner Wohnung◂

Die wesentlichen Aspekte der Entscheidungsfindung – wie oben theoretisch vorgestellt – haben in der Chronologie des Krankheitsverlaufs Herrn Müllers an jeder Entscheidungsfindung mitgegolten. Sie gelten dabei aber natürlich nicht exklusiv nur bei onkologischen Erkrankungen, sondern sind auf jede medizinische Entscheidungssituation verallgemeinerungsfähig.

11.3 Fallbeispiel: Herr Sillig

Im nächsten **Beispiel** deshalb bewusst nicht die neuerliche chronologische Darstellung, sondern die Schilderung entlang der Kategorien selbst.

Das klinische Szenario ist ein sehr häufiges, die Frage nach der Angemessenheit einer PEG-Anlage zur Ernährungstherapie.

Fallbeispiel

Herr Sillig ist 68 Jahre alt, bei ihm ist seit 2017 klinisch eine progrediente demenzielle Entwicklung bekannt, klinisch wird eine Levy-Körperchen-Demenz vermutet, eine weitere Abklärung zur Einordnung wurde 2020 abgelehnt. Der aktuelle Vorstellungsgrund im Krankenhaus ist eine Aspirationspneumonie bei Schluckstörung◂

1. Der betroffene Mensch
   Herr Sillig ist wie auch in den beschriebenen Voreinschätzungen nicht in der Lage, gerichtet zu kommunizieren. Es gelingt auch im Verlauf nicht, einen Kommunikationskanal zu etablieren, der eine Willensäußerung reproduzierbar plausibel erscheinen lässt. Er reagiert ungerichtet auf sensorische Reize.

   Anamnestisch ist bekannt, dass er mit der Lebensgefährtin, die als gelernte Pflegefachperson die häusliche Pflege übernimmt, in einer Wohnung lebt. Sie ist im Rahmen von einer 2020 verfassten Vorausverfügung als Bevollmächtigte eingesetzt, ergänzend liegt eine Patientenverfügung ebenso von 2020 vor, in der der Patient für den Fall der von 2 unabhängigen Ärzten festgestellten Irreversibilität einer tödlich verlaufenden Erkrankung, auch für den Fall, dass der unmittelbare Todeszeitpunkt noch nicht absehbar ist, eine Therapiezieländerung mit Beschränkung auf palliativmedizinische Symptomkontrolle und unter Verzicht auf lebensverlängernde Therapie vorgibt.

Herr Sillig war beruflich als Facharbeiter in der chemischen Industrie tätig. Er hörte gerne Rockmusik, lebte aber auch schon zu Zeiten uneingeschränkter Alltagskompetenz eher zurückgezogen mit der Lebensgefährtin, seit mehr als 10 Jahren teilen sie die Wohnung. In seinen jüngeren Jahren wird er von den Kindern als wild und rebellisch beschrieben. („Eher der Startbahnwest-Typ“)

2. Das mitbetroffene Umfeld
   Die Lebensgefährtin ist gelernte Krankenpflegerin und widmet ihr Leben seit mehreren Jahren der Pflege Herrn Silligs. Sie gibt an, im Unterschied zu anderen, die er nicht kennt, könne sie mit ihm kommunizieren. Regelhaft reagiert er gerichtet auf Fragen mit Handdrücken und bestimmten Augenbewegungen, die den Rang von Willensäußerungen für sie darstellen. Auf diese Weise habe er auch die Patientenverfügung widerrufen und sie legitimiert, im Rahmen der Bevollmächtigung jetzt den Willen entgegen der niedergelegten Form zu vertreten.

   Die 7 Kinder Herrn Silligs leben über den Erdball verstreut. Es gab für die meisten nie ein enges Verhältnis, spätestens mit Beginn der neuen anhaltenden Beziehung sind auch die sporadischen Kontakte weniger geworden. Eine Aussage zu einem mutmaßlichen Willen können und wollen sie nicht treffen.
3. Determinante: die zugrunde liegende medizinische Diagnose
   Die schwere Demenz, a.e. Levy-Körperchen-Demenz, ist unheilbar und fortschreitend. Die Erkrankung wird zum Tode des Patienten führen. Die bestehende schwere Dysphagie ist unmittelbare Folge der Erkrankung. Eine ausreichend eukalorische Ernährung ist über orale Nahrungsaufnahme nicht sicherzustellen. Die Aspirationsgefahr ist eigenständig und ernährungsunabhängig ein prognoselimitierender Faktor.
4. Determinante: die aktuell zu entscheidende Frage
   Die Lebensgefährtin wünscht die Anlage einer PEG-Sonde zur Sicherstellung der Ernährung des Patienten und zur Reduktion der Aspirationswahrscheinlichkeit. Die Indikation dazu kann als im Gestaltungsspielraum zulässig angesehen werden. Der Empfehlungsgrad ist moderat bis gering, da die Aspirationsgefahr dadurch nicht nachhaltig reduziert werden wird. Die Ernährungssituation kann dadurch länger stabil gehalten werden als ohne enterale Ernährungstherapie. Ob damit relevante Therapieziele erreicht werden, hängt von der Einordnung in die Lebenswirklichkeit des Betroffenen ab.
5. Determinante: die alternativen Handlungsoptionen
   Es bestehen 2 Handlungsoptionen: Die Anlage der PEG durchzuführen entsprechend der gegebenen Zulässigkeit im Indikationsbezug oder die Anlage der PEG zu verweigern, da dies im Widerspruch zur vorliegenden Patientenverfügung steht und sich keine Hinweise für einen wirksamen Widerruf der Patientenverfügung ergeben. (Es sei hier noch formal angemerkt, dass ein widersprüchlicher Wille des bevollmächtigten Menschen nicht ausreicht, die in der Patientenverfügung festgelegten Regelungen aufzuheben. Eine Vollmacht unterstützt die Durchsetzung der vorgegebenen Inhalte der Patientenverfügung, darf diese aber nicht aufheben).

6. Determinante: die Gültigkeit des Therapieplans
   Die PEG-Anlage selbst ist eine einmalige Intervention, die zur Therapie in der Folge genutzt werden kann. Die im Anschluss seitens der Lebensgefährtin angedachte Ernährungstherapie gehört mit eigener Frage nach fortbestehender Indikation regelmäßig und engmaschig reevaluiert in den Gesamtkontext eines Palliativversorgungskonzeptes, das bei sicher fortschreitender Erkrankung mit erwartbarer Todesfolge nicht nur zulässig, sondern im Sinne der Indikation geboten ist.
7. Determinante: die Erfahrung der Therapiedurchführung
   Der Patient kann keine Rückmeldung zum Befinden unter Therapie geben. Die Wahrnehmung der Lebensgefährtin ist nicht objektiv nachvollziehbar. Im Sinne einer ergänzenden professionellen Krankenbeobachtung wird deshalb das Angebot zur SAPV-Mitbetreuung im häuslichen Umfeld ausgesprochen und als indiziert bestätigt, wegen der besonders komplexen und aufwendigen Versorgung.
8. Das Ergebnis
   Herr Sillig wird mit der Empfehlung der SAPV-Mitbetreuung unter Fortführung der während der Entscheidungsfindung begonnen parenteralen Ernährung über PICC-Line ins häusliche Umfeld entlassen. Die PEG-Anlage wird nicht vollzogen, da bei bestehender Indikation im schwach zulässigen Bereich die bindende Patientenverfügung diesen Handlungsspielraum eindeutig begrenzt und die Einleitung einer potenziell lebensverlängernden Therapie klar ausschließt. Als Kompromiss entsprechend der Lebenswirklichkeit des Patienten wird die Fortführung der parenteralen Therapie zur Sicherstellung einer Rückkehr ins häusliche Umfeld und zur ruhigen Vorbereitung auf die unmittelbare Sterbephase als zulässig eingestuft.

Dieses Beispiel illustriert 2 wichtige Aspekte: der scheinbar einfachen und alltäglichen medizinischen Maßnahme einer PEG-Anlage kann eine höchst komplizierte medizinethische Entscheidungsnotwendigkeit an der Seite stehen, die massiv Ressourcen bindet, wenn der Anspruch eingelöst werden soll, der Komplexität gerecht werden zu wollen. Hier kann es hilfreich sein, ein einfaches Instrument – wie die vorgeschlagenen Reflexionspunkte – als Stichpunktgeber für eine zielgerichtete Analyse zu implementieren. Dies erhöht die Sprachfähigkeit zur Qualität der Entscheidungsfindung allgemein und erlaubt schnelle und einfache Differenzierung potenziell konfliktbeladener Fälle ohne Konfliktpotenzial. Dort wo Konfliktpotenzial besteht, ist es ratsam, ein 4-Augen-Prinzip im Sinne kollegialer Beratung zu nutzen, um die Verantwortung auf mehrere Schultern zu verteilen und sich gegen im Kontext dieser oft hoch emotionalen Diskussionen mögliche persönliche Anfeindungen zu schützen.

Der zweite Aspekt ist der methodische: bei systematischer Anwendung eines Betrachtungsmodells zur Entscheidungsfindung wird auch eine vorab herausfordernd unübersichtliche Situation klar analysierbar und für nachvollziehbare und transparente Schlussfolgerungen zugänglich. Damit lässt sich nicht jede Dilemmasituation auflösen, aber es hilft, die echten Dilemmata von denen zu unterscheiden, die eigentlich gar keine sind – wie in diesem Fall.

11.4 Zusammenfassung

Therapie endet nicht und wird deshalb nicht begrenzt. Nicht indizierte Therapie muss beendet oder darf nicht begonnen werden. Deshalb ist die Therapiezieländerung der angemessenere Begriff, um den Übergang von kurativen zu palliativen Therapiemaßnahmen zu beschreiben. Einverständnis ist grundlegende Voraussetzung für jede Form von Therapie, auch für palliativmedizinische Interventionen. In den oft komplexen Prozessen der Entscheidungsfindung ist es hilfreich, systematisch vorzugehen, um sicherzustellen, dass keine wesentlichen Aspekte unberücksichtigt bleiben, und um die Transparenz und Sprachfähigkeit bzgl. des Ergebnisses möglichst optimal zu gestalten.

Literatur

Alt-Epping B (2023) Therapiebegrenzung versus Behandlungswunsch. Im Fokus Onkologie 26:38. https://doi.org/10.1007/s15015-023-3337-5

Bonelli J (2018) Behandlungsabbruch und Therapiezieländerung: eine medizin-ethische Analyse. Imago Hominis 25(3):163–171. https://www.imabe.org/imagohominis/imago-hominis-3/2018/behandlungsabbruch-und-therapiezielaenderung-eine-medizin-ethische-analyse

Deutsche Gesellschaft für Palliativmedizin (2019) Palliativmedizin für Patienten mit einer nicht heilbaren Krebserkrankung. AWMF-Leitlinie Nr. 128-001OL. https://www.awmf.org

DIVI – Sektion Ethik (2013) Therapiezieländerung und Therapiebegrenzung in der Intensivmedizin. Positionspapier. https://www.divi.de

Riessen R, Bantlin C, Wiesing U, Haap M (2013) Therapiezieländerungen auf einer internistischen Intensivstation. Medizinische Klinik – Intensivmedizin und Notfallmedizin 108:412–418. https://doi.org/10.1007/s00063-013-0233-3

Zenz M (2017) Therapiebegrenzung – interdisziplinäre Verantwortung. Medizinische Klinik – Intensivmedizin und Notfallmedizin 112:639. https://doi.org/10.1007/s00063-017-0352-3

Ärztlich assistierter Suizid – Recht und Ethik in der Medizin

12

Stephan Sahm

Nicht erst in unserer Zeit, vermutlich seit ihren Anfängen, wird die medizinische Praxis mit der Frage konfrontiert, ob Ärztinnen und Ärzte den Tod von Personen mit medizinischen Mitteln herbeiführen oder diesen Personen bei der Selbsttötung Hilfe leisten dürfen (Benzenhöfer 2009). Der außerordentliche Fortschritt der technischen Medizin, der auch am Lebensende eine Fülle von Handlungsoptionen eröffnet, hat diese Frage noch einmal verschärft. Der Zeitpunkt des Todes wird zumeist „technisch" (= mit medizinischen Mitteln) beeinflusst. Da liegt die Überlegung nahe, warum der Zeitpunkt des Todes nicht nach Wunsch von Personen bestimmt werden soll, mithin mit medizinischen Mitteln herbeigeführt werden soll. In nahezu allen entwickelten Ländern wird daher die Frage nach der Erlaubtheit der Herbeiführung des Todes durch medizinische Mittel mit zunehmender Intensität geführt (Bausewein 2024; Jones et al. 2017; Kotalik und Shannon 2023; Sahm 2024a; Rubenfeld Sulmasy 2020).[1]

Zur Begleitung von Patienten am Lebensende und Behandlung ihrer Symptome zählt der Umgang mit Sterbe- und Todeswünschen. Die die Praxis betreffenden Aspekte im Blick auf diesen Sachverhalt werden an anderer Stelle eingehend behandelt (Deutsche Gesellschaft für Palliativmedizin 2021b; Universitätsmedizin Bonn 2023).[2] Hier soll es um grundlegende Überlegungen zu Ethik und Recht von Handlungen zur Herbeiführung des Todes gehen. Angesichts der öffentlichen Diskussion und auch der Bedeutung des Umgangs mit dieser Frage für das ärztliche Selbstverständnis ist es notwendig, dass Ärztinnen und Ärzte sich mit diesen Grundfragen befassen. Sie sollten in der Lage sein, gegenüber Patienten

S. Sahm (✉)
Ketteler Krankenhaus; Institut für Geschichte und Ethik in der Medizin; Goethe Universität, Frankfurt, Deutschland
E-Mail: Stephan.Sahm@t-online.de

© Der/die Autor(en), exklusiv lizenziert an Springer-Verlag GmbH, DE, ein Teil von Springer Nature 2026

C. G. Dietrich et al. (Hrsg.), *Gastroenterologische Palliativmedizin*,
https://doi.org/10.1007/978-3-662-70326-7_12

und Angehörigen ihre ethische Position zu rechtfertigen und sie auch in der Öffentlichkeit nachvollziehbar zu machen. Die Begleitung von Patienten am Lebensende mit fortgeschrittener Erkrankung und auch der empathische Umgang mit Todes- und Sterbewünscht setzt eine Bereitschaft zur Assistenz beim Suizid nicht voraus. (Siehe unten und an anderer Stelle in diesem Band.)

Zur ersten Annäherung an das Thema ist es wichtig darauf hinzuweisen, dass schon die Wahl der Begriffe eine moralische Dimension beinhaltet, wenn nicht bereits eine moralische Vorentscheidung. Unter Voraussetzung der Annahme eines absoluten Tötungsverbotes sind Handlungen mit der Intention, den Tod herbeizuführen, unzulässig und verwerflich. Sie werden dann als Tötungshandlungen qualifiziert. Wohingegen Befürworter einer Liberalisierung meist Bezeichnungen wie „assistiertes Sterben" oder „Suizidhilfe" oder international das Kunstwort „MAID" (Medical Assistance in Dying) – letzteres insbesondere in Kanada – bevorzugen (Kotalik und Shannon 2023).

Weltweit Vorreiter im Blick auf die Liberalisierung ärztlicher Handlungen, die den Tod der Patienten herbeiführen, waren die Niederlande und die Beneluxstaaten. In den Niederlanden wurde bereits im Jahre 2001 ein Sterbehilfegesetz verabschiedet, das (in deutscher Übertragung) folgenden Titel führt: „Gesetz zur Kontrolle der Lebensbeendigung auf Verlangen und Hilfe bei der Selbsttötung". In Belgien wurde 2002 ein ähnliches Gesetz verabschiedet. In den USA wurde in einer Reihe von Bundesstaaten Assistenz beim Suizid liberalisiert.[3] In Großbritannien und der Mehrzahl der Staaten der Europäischen Union und des Europarats sind Assistenz beim Suizid und aktive Sterbehilfe, also die Tötung auf Verlangen, strafbewährt. Derzeit wurde vom Nuffield Council in Großbritannien eine Studie veröffentlicht, die die Einstellung der Bevölkerung zu diesen Handlungen untersucht hat. Dabei wurden in einem komplizierten Verfahren intensive Diskussionen mit „Bürgervertretern" geführt, im Anschluss hat eine repräsentative Gruppe von Personen dann Vorschläge an den Gesetzgeber erarbeitet. Eine Mehrzahl der Teilnehmer spricht sich für eine Liberalisierung aus, jedoch nur für Patienten am Lebensende bei fortgeschrittener Erkrankung (The Nuffield council 2024).

Dies unterscheidet sich von der rechtlichen Lage in Kanada und mittlerweile auch in Deutschland. Denn dort haben höchste Gerichte (zur Situation in Deutschland siehe unten) ein Recht auf Assistenz beim Suizid und in Kanada auch auf Tötung auf Verlangen als Teil des Persönlichkeitsrechtes konstatiert, mithin ist die Zulässigkeit dieser Handlungen in Kanada und Deutschland nicht an das Vorliegen einer Erkrankung gebunden (Bausewein 2024; Jones et al. 2017; Sahm 2024a; McGuinty 2023).

Begriffsbestimmung und Einordnung:

Unter medizinischen Handlungen, die intendiert den Tod herbeiführen sollen, werden in der Literatur zu Recht und Ethik in der Medizin folgende Sachverhalte geführt (Sahm 2020a):

1) Euthanasie – Aktive Sterbehilfe –Tötung auf Verlangen
2) Assistenz beim Suizid – *physician assisted suicide*

Im deutschsprachigen Raum wird der Begriff Euthanasie nicht verwendet. Grund ist der Missbrauch des Begriffs in Zeiten des Nationalsozialismus in Deutschland. Analogien der hier zu führenden Debatte zur Praxis mörderischer Medizin im Nationalsozialismus sind unangebracht.[4] Als aktive Sterbehilfe wird die intendierte Herbeiführung des Todes von Patienten oder Personen auf deren Wunsch hin durch medizinische Maßnahmen bezeichnet, die andernfalls nicht indiziert wären. In der Sprache des Rechts handelt es sich um Tötung auf Verlangen.

In Deutschland wird auch häufig von „Sterbehilfe“ gesprochen, wobei unklar ist, welche Handlungen darunter gerechnet werden sollen. Manche Autoren verstehen das Wort als einen Oberbegriff für Handlungen, die den Tod herbeiführen sollen. andere Autoren bevorzugen es, unter Sterbehilfe die Begleitung von Patienten nahe dem Lebensende zu verstehen, worunter die symptomatische Behandlung einschließlich humaner empathischer und spiritueller Begleitung gerechnet wird. Dies schließt die Begrenzung medizinischer Handlungen am Lebensende ein. Daher ist der Begriff nicht eindeutig. In den einschlägigen Dokumenten der deutschen Ärzteschaft zu den ethischen Herausforderungen der Medizin am Lebensende kommt der Begriff auch nicht mehr vor. Es wird viel mehr von „Sterbebegleitung“ gesprochen. Auch am Begriff der passiven Sterbehilfe, der Ende der 1980er-Jahre noch gebräuchlich war, wurde eingehend – national und international – Kritik geübt. Wegen der Uneindeutigkeit des Konzeptes und der seiner häufigen Fehldeutung wird der Begriff nicht mehr verwendet (Sahm 2020a, 2006; Bundesärztekammer 2011; Materstvedt et al. 2003).

Behandlungsbegrenzung ist eine Routine der Medizin am Lebensende, was sich zwanglos aus der Tatsache ergibt, dass der medizinische Fortschritt immer eine Handlungsoption eröffnet, der Einsatz lebensverlängernder Maßnahmen aber offensichtlich nicht sinnvoll sein kann, wenn damit der Sterbevorgang nur verlängert wird. Inwieweit lebensverlängernde Behandlungen im Einzelfall indiziert und gewünscht sind, ist gelegentlich schwer zu entscheiden. Hier hat sich die Einrichtung und die Institutionalisierung von Ethikkonsilen und -beratung bewährt. Es gilt festzuhalten: Behandlungsbegrenzung unterscheidet sich grundlegend von Intentionen den Tod von Personen herbeizuführen. Sie strebt nicht den Tod an, sie akzeptiert die Aussichtslosigkeit weiterer Lebensverlängerung durch medizinische Maßnahmen. Alternativ akzeptiert die Entscheidung zur Behandlungsbegrenzung den letztlich entscheidenden und unabdingbar beachtlichen Wunsch eines Betroffenen, der weitere Behandlungen ablehnt (Sahm 2020a; Bundesärztekammer 2011).

Doch gilt es festzuhalten, dass moralisch ein kategorischer Unterschied besteht zwischen „Sterben lassen“ und Handlungen mit Tötungsabsicht.[5]

An dieser Stelle ist – wie zuvor schon erwähnt – noch einmal darauf hinzuweisen, dass gelegentlich – wenn auch sehr selten – in Deutschland noch von sog. passiver Sterbehilfe gesprochen wird, wenn gemeint ist, dass lebensverlängernde Therapien in aussichtloser Situation am Lebensende nicht mehr fortgeführt werden. Der Begriff hat vielfach zur Verwirrung geführt, weil er sich handlungstheoretisch schlecht abgrenzen lässt von aktivem Tun (Bundesärztekammer 2011; Materstvedt et al. 2003; Sahm 2006). Eine Behandlungsbegrenzung bedeutet ja nicht, dass Pflegende, Ärztinnen und Ärzte, wie auch Angehörige, passiv bleiben, vielmehr sind sie aktiv. Die Palliativmedizin sieht darin gerade ihre große Herausforderung. Internationale Fachgesellschaften haben gefordert, den Begriff nicht mehr zu verwenden, da er zu erheblichen Verunsicherung bei der Beschreibung und ethischen Bewertung von Handlungen am Lebensende führt (Materstvedt et al. 2003). Wie schon erwähnt wird in einschlägigen Dokumenten der deutschen Ärzteschaft dieser Begriff nicht mehr verwendet. Sachlich angemessener wird gesprochen von „Änderung des Therapieziels", weg vom Ziel der Lebensverlängerung hin zur reinen symptomatischen Behandlung (der Palliativmedizin im engeren Sinne; Bundesärztekammer 2011; Sahm 2006).

Die nun schon seit einigen Jahren bewährte alternative Begrifflichkeit betont, dass Behandlungsteams aktiv bleiben. Maßnahmen, die vormals mit der Wortverbindung „passive Sterbehilfe" bezeichnet wurden, mit dem Ziel der Begrenzung (Absetzen von Medikamenten, Ausschalten von Geräten), können selbstredend im aktiven Handlungsmodus erfolgen. Sie erfolgen nicht mit der Intention der Herbeiführung des Todes. Sterben lassen ist kategorisch von einer Tötungsintention zu unterscheiden. Fehldeutungen und nur vermeintliche Widersprüchebei der begrifflichen Zuordnung von Handlungen (Beispiel: passive Sterbehilfe, doch aktiver Handlungsmodus etwa beim Ausschalten eines Gerätes), wie sie beim Gebrauch der alten Nomenklatur häufig waren, werden so ausgeschlossen.

Gesetzeslage in Deutschland im Blick auf den assistierten Suizid
Suizid ist keine verbotene Handlung. Im Vergleich zu anderen Ländern wurde in Deutschland der Suizid schon sehr früh entkriminalisiert. Seit der Mitte des 19. Jhd. ist Suizid nicht strafbar. Dies ist bedeutsam, weil ca. 90 % der Suizidhandlungen nicht zum Tode der Betroffenen führen. Die Mehrzahl der Personen überlebt eine Suizidhandlung. Diese Personen aber verdienen Zuwendung, Betreuung und Sorge, und nicht etwa Bestrafung.

Nachdem im Nachbarland Schweiz die Praxis der Suizidassistenz durch Vereinigungen wie Exit und Dignitas weite Verbreitung gefunden hatte, gab es politische Anstrengungen, in Deutschland diese Form des geschäftsmäßigen Angebotes der Suizidassistenz zu untersagen. Ausweislich der Statistiken stieg die Rate der Suizide dort drastisch (Schweizerische Eidgenossenschaft 2023a, 2023b). Ziel einer Gesetzesinitiative war es daher, diese Praxis (d. h. die Geschäftsmäßigkeit der Assistenz beim Suizid) in Deutschland zu unterbinden. Dabei ergab sich rechtlich die Schwierigkeit, den hohen Rang des Persönlichkeitsrechtes mit der Intention des Schutzes von Personen und vulnerablen Gruppen in Einklang zu bringen. Das Gesetz hatte nicht zum Ziel, den Suizid zu kriminalisieren.

Schließlich wurde im Jahre 2015 der § 217 in das Strafgesetzbuch eingeführt. Das Gesetz untersagte die geschäftsmäßige Suizidassistenz. Hilfe beim Suizid im Einzelfall, etwa durch Angehörige, war nicht strafbewährt.[6]

Der Begriff der Geschäftsmäßigkeit bedarf hier der Erläuterung. Er bezeichnet nicht eine auf Gewinnerzielung ausgerichtete Handlung. Vielmehr bezeichnet der Begriff die Institutionalisierung und auf Wiederholung ausgerichtete Absicht zu handeln.[7] Der Charakter der Geschäftsmäßigkeit hängt nicht davon ab, ob die

Suizidhelfer anstreben, Gewinne zu erzielen.[8] Der erwähnte Paragraph 217 im Strafgesetzbuch trat 2015 in Kraft und hatte 5 Jahre Geltung bis zum Februar 2020 (Bundesärztekammer 2021). In der Zeit seiner Geltung gab es keine signifikanten öffentlichen Debatten oder Kontroversen oder Vorfälle, aus denen zu folgern wäre, die Gesetzgebung sei unangemessen.

Auch Befürchtungen, aufgrund der Geltung des § 217 seien die Handlungsoptionen im Bereich der Palliativtherapie eingeschränkt (etwa bei der Verschreibung von Schmerzmitteln), haben sich nicht bestätigt (Sahm 2016).

Doch haben eine Gruppe von Einzelpersonen und Sterbehilfevereine Beschwerde beim Verfassungsgericht eingelegt, weil sie sich zum einen in ihrer Berufsfreiheit, zum anderen in ihren Persönlichkeitsrechten eingeschränkt sahen.[9]

Im Urteil des Bundesverfassungsgerichts vom 26 Februar 2020 wurde § 217 als nicht mit dem Grundgesetz vereinbar verworfen (Bundesverfassungsgericht 2020). Die Richter des entscheidenden Senates sahen in den Paragraphen eine erhebliche Einschränkung der Persönlichkeitsrechte. Es sei Bestandteil des Persönlichkeitsrechtes, von Dritten sich Hilfe zu suchen bei der Selbsttötung. Allerdings hat der entscheidende Senat dem Gesetzgeber auch ausdrücklich bescheinigt, dass er gesetzliche Schutzkonzepte etablieren könne, auch im Bereich des Strafgesetzbuches. Hervorzuheben ist, dass nach dem Urteil des Verfassungsgerichts die Freiheit, sich das Leben zu nehmen und dabei Hilfe von anderen in Anspruch zu nehmen, nicht gebunden ist an spezifische, extern einer Prüfung zugänglichen Voraussetzungen, wie etwa das Vorliegen einer Krankheit, vielmehr sei es Kernbestand des Persönlichkeitsrechtes, sich aus welchen Gründen auch immer, Hilfe zu suchen bei der Selbsttötung. Das Gericht hat damit einen extremen Begriff und Vorstellung von Autonomie konstatiert, die sind so weit gefasst, dass das Gericht in der Urteilsbegründung die Konzeption einer „autonomen Selbstbestimmung" konstruierte. Dies impliziert, es könne auch eine *nichtautonome Selbstbestimmung* geben. Diese extreme Konstruktion wurde vielfach, auch innerhalb der Rechtswissenschaft kritisiert (Höfling 2020). Eine gleichgelagerte Kritik wurde etwa auch in Kanada vorgetragen, wo die rechtliche Situation der deutschen sehr ähnlich ist (McGuinty 2023). Die implizite Behauptung einer nichtautonomen Selbstbestimmung kommt einer Contradictio in adjecto gleich.

Im Gefolge der Aufhebung der Geltung des § 217 StGB haben Sterbehilfe-Organisationen begonnen, ihre Dienste anzubieten. Seitdem steigt auch in Deutschland die Zahl assistierter Suizide kontinuierlich an (Frankfurter Allgemeine Zeitung 2024).

Initiativen des Gesetzgebers, in anderer Weise Schutzkonzepte zu etablieren, sind wegen fehlender Mehrheiten im Deutschen Bundestag und der Schwierigkeiten, unter Beachtung der Vorgaben des Bundesverfassungsgerichtes Regelungen zu treffen, die einer potenziellen erneuten verfassungsrechtlichen Prüfung standzuhalten vermögen, bisher gescheitert.[10]

Bis zur Aufhebung des § 217 StGB untersagte die Berufsordnung für Ärzte die Mitwirkung bei assistiertem Suizid und aktiver Sterbehilfe. Dabei gilt es festzuhalten, dass nicht die Berufsordnung der Bundesärztekammer, sondern die Umsetzung in die jeweiligen Regelungen der Ärztekammern der Länder für Ärzte verbindlich ist.

In dieser Hinsicht waren die Regelungen in den 17 deutschen Ärztekammern nicht gleichlautend.

Bei der Mehrzahl der Ärztekammern war Ärzten die Mitwirkung bei assistiertem Suizid untersagt. Doch verliert dieses Verbot nach dem Urteil des Bundesverfassungsgerichtes seine Verbindlichkeit. Der Deutsche Ärztetag hat in der Folge im Jahr 2021 das Verbot der Mitwirkung bei der Suizidassistenz aus der Musterberufsordnung gestrichen. Dies war aus rechtlichen Gründen notwendig, weil die Setzungen und Vorgaben des Verfassungsgerichtes die Regelungen der einzelnen Berufsordnungen aufheben. Der Ärztetag hat jedoch zeitgleich einen Vorbehalt in einer Entschließung formuliert, dass Assistenz beim Suizid kein Bestandteil ärztlicher Handlungen und Leistungen sein soll (Bundesärztekammer 2021; Deutscher Ärztetag 2021).

Ärztliche Assistenz beim Suizid im Licht medizinischer Ethik

Bei der Begleitung von Patienten am Lebensende und bei weit fortgeschrittener lebensbedrohlicher Erkrankung stellt sich nicht selten die Herausforderung, wie mit von den Betroffenen geäußerten Todes- und Sterbewünschen umzugehen ist. Der Umgang mit Sterbewünschen gehört schon immer zur Aufgabe palliativer Betreuung. In dieser Hinsicht hat sich für die Medizin durch das Urteil des Bundesverfassungsgerichtes keine Änderung ergeben (Deutsche Gesellschaft für Palliativmedizin 2021b; Bundesärztekammer 2021; Sahm 2016). Einschlägige Organisationen und Fachleute haben für den Umgang mit Sterbe- und Todeswünschen Empfehlungen gegeben (Deutsche Gesellschaft für Palliativmedizin 2021b; Universitätsmedizin Bonn 2023; Bundesärztekammer 2021). Suizidales Begehren verdient zunächst eine intensive und sensible Exploration. Denn hinter diesen Äußerungen können sich unterschiedliche existenzielle Botschaften verbergen. So kann sich zum Beispiel auch der Wunsch nach Unterstützung und Hilfe zum Weiterleben in Form von Sterbewünschen äußern.[11] Medizinische Praxis und Ethik haben einschlägige Hinweise und Hilfestellungen gegeben. Im Umgang mit Todes- und Sterbewünschen geht es gegenüber den Betroffenen darum vor allem, „Zeuge zu sein", „zuzuhören", es geht um das „Dasein" beim Patienten, darum, „Leiden zu erkennen", „Betroffenheit und Erschütterung" zu zeigen. Weiterhin muss Hilfe erfahrbar gemacht werden, „Fenster und Türen" sind zu öffnen für andere Wege (Deutsche Gesellschaft für Palliativmedizin 2021b; Universitätsmedizin Bonn 2023; Kutscheid 2023). So werden die Begleiter Fürsprecher der Menschheit für diesen einen Menschen. Weiterhin gilt es, den Betroffenen Zeit zu geben. Die Formulierungen belegen im empathischen Sinn die Herausforderungen, denen beim Umgang mit Sterbewünschen zu begegnen ist. Ein offener und transparenter Umgang mit Todes- und Sterbewünschen schafft Vertrauen und ermöglicht, Zugang zu den Patienten in ihren existenziellen Nöten zu finden. Dies ist keine neue Erkenntnis. Vielmehr findet sich dies in der palliativmedizinischen Erfahrung bestätigt (Deutsche Gesellschaft für Palliativmedizin 2021b; Universitätsmedizin Bonn 2023; Stercks und Raus 2017).

Nach Auffassung von Fachleuten der Palliativmedizin gibt es keinen medizinischen Grund, die Herbeiführung des Todes mit medizinischen Mitteln anzustreben. Denn eine Linderung ist immer möglich und sei es durch palliative Sedierung (Sahm

2024a; Deutsche Gesellschaft für Palliativmedizin 2021b; Universitätsmedizin Bonn 2023). Diese Überzeugung unterscheidet sich fundamental von den Regelungen in den Niederlanden und Belgien, die insbesondere das Bestehen eines Leidens, das nicht zu lindern sei, als Voraussetzung und Begründung für Sterbehilfe (aktive Sterbehilfe) und Assistenz beim Suizid anführen.

Ziele der Medizin
Aufgabe ärztlichen Handelns ist es, „das Leben zu erhalten, die Gesundheit zu schützen und wiederherzustellen, Leiden zu lindern, Sterbenden Beistand zu leisten und an der Erhaltung der natürlichen Lebensgrundlagen im Hinblick auf ihre Bedeutung für die Gesundheit der Menschen mitzuwirken", so formuliert die Musterberufsordnung für Ärztinnen und Ärzte aus dem Jahre 2024 (Bundesärztekammer 2024, S. A2). Die Medizin ist also kein Menü, aus dem sich Kunden beliebige Maßnahmen herauswählen, vielmehr ist medizinische Praxis ein zielgerichtetes auf das Wohlergehen der Patienten gerichtetes Handeln (Sahm 2008). Handlungen, die auf den Tod von Personen ausgerichtet sind, widersprechen mithin ärztlicher Ethik und dem allen Menschenrechten zugrundeliegenden Axiom (s. unten). Die Statements des Weltärztebundes sind ebenso eindeutig. Die Mitwirkung an Handlungen wie aktive Sterbehilfe und Assistenz beim Suizid werden als nicht vereinbar mit dem ärztlichen Selbstverständnis zurückgewiesen (World Medical Association 2019). Der Weltärztebund hat diese Haltung beibehalten und wiederholt bekräftigt, obgleich einige Ländervertreter, wie zum Beispiel aus den Niederlanden, auf eine Änderung dieser Position hinwirkten und schließlich den Weltärztebund verließen.[12]

Haltung zum Suizid in einer liberalen Gesellschaft
Doch gilt es festzuhalten, die Möglichkeit des Suizids ist eine grundsätzliche Option des Menschen. Eine liberale Gesellschaft muss, will sie Respekt vor den ureigenen und existenziellen Entscheidungen von Personen zeigen, einen angemessenen Umgang mit dem Phänomen Suizid suchen. Eine Sanktionierung von Suizidhandlungen oder ethische Rückweisung, wie sie vielfach in der religiösen Sphäre bestanden, verbietet sich für eine liberale Gesellschaft. Doch auch in der Sphäre konfessionell gebundene Religion findet die Einsicht immer weitere Verbreitung, dass Personen mit Suizidgedanken und nach Suizidhandlungen Zuwendung und Betreuung verdienen, oder bei tödlichem Ausgang der Suizidhandlung Barmherzigkeit.

Für eine liberale Gesellschaft kann es nur eine angemessene Haltung zum Suizid geben und dies ist die *Enthaltung* eines ethischen Urteils. Die Gründe, die Menschen veranlassen, einen Suizid zu begehen, können unter liberalen Voraussetzungen nicht evaluiert werden.[13] Daraus darf aber nicht geschlossen werden, dass die Suizidhandlung gutgeheißen würde. Enthaltung des Urteils bedeutet, dass die Handlung weder positiv noch negativ bewertet wird (Sahm 2020b).

Diese ethische Überzeugung muss vor dem Hintergrund und der Folie eines grundlegenden Axioms gesehen werden, das Grundlage der Menschenrechte ist.

Dieses Axiom lautet: Die Existenz eines jeden Mitglieds der menschlichen Gemeinschaft ist seiner Nichtexistenz vorzuziehen (Sahm 2020b). Daraus folgt, dass alle Handlungen, die auf die Auslösung einer Existenz gerichtet sind, prima facie verwerflich sind. Soll die Verwerflichkeit nicht vorliegen, bedarf dies einer besonderen Begründung (zum Beispiel im Falle der Notwehr).

Handlungen, die auf den Tod von Personen ausgerichtet sind, sind daher verwerflich, das gilt grundsätzlich auch für die Unterstützung beim Suizid.

Die Frage stellt sich nun, ob es Tatbestände gibt, die eine Ausnahme von der Regel begründen.

Einschub I: Medizin am Lebensende

Für das Verständnis der weiteren Argumentation ist es wichtig, an einige Grundlagen zu erinnern. Wie schon erwähnt, gehört Begrenzung der Therapie zur medizinischen Routine. D. h. aber nicht, dass die Behandlung abgebrochen wird (Sahm 2000). Vielmehr ändert sich das Ziel der Therapie (wie oben dargestellt), hin zur ausschließlichen Symptomlinderung. Angesichts der vielfältigen Möglichkeiten der Medizin gibt es in der entwickelten Welt kein Sterben, ohne dass eine Entscheidung vorangegangen wäre, irgendwelche Maßnahmen nicht einzuleiten.[14]

Darüber hinaus ist die Möglichkeit der palliativen Sedierung in Erinnerung zu rufen. Sie ist dann indiziert, wenn mit anderen Mitteln der Palliativmedizin eine hinreichende Linderung der Beschwerden nicht gelingt. Es ist eine Erfahrung der Palliativmedizin, dass solche Sedierung oft nur über einen begrenzten Zeitraum durchgeführt werden muss. Die Tiefe der Sedierung wird kontinuierlich überwacht.[15] Wird sie über eine Reihe von Stunden, gegebenenfalls wenige Tage durchgeführt und erlangen die Betroffenen das Bewusstsein wieder, ist das Symptom, das Anlass war, die palliative Sedierung zu beginnen, meist erleichtert oder nicht mehr vorhanden. Mithin unterscheidet sich die palliative Sedierung ethisch grundlegend von aktiver Sterbehilfe. Sie strebt nicht den Tod der Person an (Deutsche Gesellschaft für Palliativmedizin 2021a), sie ist vielmehr ein effektives Mittel, Leiden zu lindern.[16]

Als letztes ist auf den freiwilligen Verzicht auf Nahrung und Flüssigkeit (FVNF) aufmerksam zu machen. Wie häufig FVNF am Lebensende von Patienten gewählt wird, ist in Deutschland und weltweit nicht bekannt. Jedoch berichten erfahrene Palliativärztinnen und Palliativärzte, dass ihnen gegenüber Patienten - nicht häufig, doch wiederholt - den Wunsch nach Begleitung beim FVNF vorgetragen haben. Die Begleitung von Patienten bei einem FVNF kann hier nicht Gegenstand der Darstellung sein (s. Kap. 7). Es gilt festzuhalten, dass FVNF sich grundlegend in der Intention von einer eigentlichen suizidalen Motivation unterscheidet, nicht zuletzt wegen der stets möglichen Reversibilität im Gegensatz von Suizidhandlungen. (Tolmein 2019). Die Begleitung von Personen beim FVNF ist daher auch nicht einer Assistenz beim Suizid gleichzusetzen. Dies haben auch einschlägige Fachgesellschaften klargestellt.

Einschub II: Empirie der Liberalisierung des assistierten Suizids

In allen Regionen und Juristikdirektionen (Staaten, Bundesstaaten) der Welt, in denen medizinische Handlungen mit dem Ziel, den Tod herbeizuführen, liberalisiert wurden, steigt deren Häufigkeit stetig mit jedem Jahr an, weit über das Maß hinaus, das erwartet worden war (Stercks und Raus 2017).

Die Annahme (oder Hoffnung?), es handele sich um Handlungen, die jeweils nur in Ausnahmesituation zur Anwendung kommen, hat sich als falsch erwiesen. Dies gilt für alle unterschiedlichen Formen medizinisch assistierten Sterbens, für die aktive Sterbehilfe, dort wo sie zugelassen ist, wie auch für Fälle assistierten Suizids.

Für die weitere Betrachtung und Herleitung medizinethischer Positionen ist es sinnvoll, paradigmatisch die Entwicklung der Häufigkeit des Assistierten Suizids in der Schweiz zu betrachten, zum einen wegen der regionalen Nähe zur Bundesrepublik Deutschland, zum anderen auch wegen der Gleichartigkeit der Rechtsverhältnisse (in beiden Ländern gibt es keine Sterbehilfegesetze, die rechtliche Praxis ist allein durch Rechtsprechung geprägt; Schweizerische Eidgenossenschaft 2023a, 2023b).

Bei der Analyse muss man die basale Rate von Suiziden, die in jeder Gesellschaft weitgehend unverändert auftritt und nur schwankt in Abhängigkeit von einigen äußeren Faktoren, wie etwa der wirtschaftlichen Entwicklung etc., diese basale Rate muss unterschieden werden von der Rate assistierter Suizide. Zudem muss differenziert werden zwischen Suizidhandlungen (landläufig „Suizidversuche") und kompletten Suiziden (Suizidhandlung mit Todesfolge). Die Zahl kompletter Suizide macht ca. 10 % der Anzahl von Suizidhandlungen aus. 89 % der Betroffenen überleben die Suizidhandlung.

In der Schweiz, die ein Zehntel der Einwohnerschaft Deutschlands hat, beträgt die basale Rate an kompletten Suiziden ca. 1000 Fälle pro Jahr (im Jahr 2022 waren es 958). Das gleicht der Bundesrepublik Deutschland. Die Einwohnerzahl ist zehnfach höher, entsprechend gibt es jährlich ca. 10 000 komplette Suizide.

Nachdem im Jahr 2000 die Schweiz begann, geschäftsmäßige Suizidangebote zu tolerieren, war die Zahl der assistierten Suizide zunächst sehr gering. Das Thema schien nicht so bedeutungsvoll zu sein. im weiteren Verlauf stieg die Zahl der assistierten Suizide jedoch kontinuierlich an bis zuletzt im Jahr 2022 auf 1594 Fälle (Schweizerische Eidgenossenschaft 2023a, 2023b). Die Zahl der assistierten Suizide übersteigt nun bei weitem die Anzahl der „basalen" Suizide, die meist impulsgetrieben begangen werden (Intoxikationen, Strangulieren, Selbsttötung mit Schusswaffen). Die gleiche Entwicklung lässt sich beobachten in den Beneluxländern und in Kanada und Staaten der USA, in denen die Praxis liberalisiert ist.

Das geschäftsmäßige Angebot der Suizidassistenz ist mithin selbst ein Faktor, der zum Anstieg der Rate der Suizide führt. Berechnet man die Zahlen hoch auf die Bundesrepublik Deutschland mit der zehnfachen Einwohnerzahl der Schweiz und einer basalen Rate an kompletten Suizid von 10.000 Fällen pro Jahr, ist mit einer Vermehrung der Suizide um 10.000–15.000 Fälle in einigen Jahren zu rechnen. Das Angebot geschäftsmäßiger Suizidassistenz ist Ursache einer signifikanten Übersterblichkeit.

Ethische Analyse der Argumente, die für eine Liberalisierung ärztlich assistierten Suizids vorgetragen werden

Vor diesem Hintergrund dieser Tatsachen (Einschub I + II) sind die Gründe, die für eine Liberalisierung der Assistenz beim Suizid angeführt werden, im Lichte medizinischer Ethik zu bedenken und zu betrachten.

Im Folgenden sollen diese Gründe diskutiert werden und jeweils einschlägige Gründe aufgeführt werden (Gegenüberstellung; Pros und Cons). Es gilt die Position, ärztlicher Ethik herauszuarbeiten und zu fragen, ob die Gründe für eine Liberalisierung tragend sind.

Die hier aufgeführten Gegenüberstellungen von Argumenten beziehen sich auf ärztliche Assistenz beim Suizid als Teil medizinischer Praxis. Für andere Konstellationen, wie etwa Suizidhilfe in Fällen existenzieller Beteiligung durch Angehörige, gelten andere Überlegungen. Die Ausführungen hier beziehen sich auf den ärztlich assistierten Suizid.[17]

A: Achtung der Selbstbestimmung

Pro:

Zuvörderst wird auf das persönliche Recht entscheidungsfähiger Personen verwiesen, die Lebensführung zu bestimmen, das auch das Recht zum Suizid einschließt, welches wiederum auch ein Recht umfasst, sich dabei Hilfe zu suchen.

Con:

- Selbstbestimmung ist ein hoher Wert. Doch sie stößt an vielfältige Grenzen Es gibt keine wissenschaftlichen Kriterien, die die Authentizität eines Suizidwunsches sicher eruieren lassen. Die Methoden sind wissenschaftlich nicht empirisch abgesichert, Tests nicht valide und reliabel. Dies bestätigen Experten der deutschen Gesellschaft für Suizidprävention.
- Selbstbestimmung ist immer relational. Sie vollzieht sich in einem Netz und Geflecht von Beziehungen. Gerade in dieser Hinsicht steht aber Selbstbestimmung in der Gefahr, prekär zu sein, dann etwa, wenn Personen sich genötigt sehen könnten, einen Suizid zu wählen, z. B. um Angehörige vor Belastungen zu schützen (Pflege!), Kosten zu sparen oder weil andere Auswege der Betreuung – im Falle fortgeschrittener Erkrankung – nicht angeboten oder finanziert werden.

  Bislang ist das Phänomen des Suizidhilfebegehrens ein Phänomen der gehobenen Mittelschicht. Es besteht die Gefahr, wenn assistierter Suizid zur gesellschaftlichen „Gewohnheit" (Norm?) werden sollte, dass viele Menschen, mit reduzierten materiellen und menschlichen Ressourcen sich genötigt fühlen, den Ausweg eines Suizids zu wählen (Smart Exit; Jones et al. 2017).
- Nicht zuletzt lehrt die Psychiatrie, dass Personen in den Tagen und Wochen vor einer Suizidhandlung eine ausgeprägte Ambivalenz erleben, Ein Angebot der Suizidassistenz in einer solchen Situation ist eine Gefahr (das Angebot ist der letzte fehlende Kick). Nach Erfahrungen aus der Psychiatrie, wiederholt die überwältigende Mehrzahl von Personen, die eine Suizidhandlung überleben (dies sind 90 %), diese in der Zukunft nicht. Ein Angebot der Suizidassistenz in der beschriebenen ambivalenten Phase ist ein letaler Faktor.
- Erfahrungen aus der Psychiatrie belegen auch, dass Personen insbesondere die Zustimmung von Ärztinnen und Ärzten suchen, wenn es um eine Suizidentscheidung geht. Suizidales Begehren sucht die Bestätigung und Bestärkung durch das Umfeld. Personen/Patienten wollen, dass Ärztinnen und Ärzte die Entscheidung

gutheißen und als nachvollziehbar bezeichnen. Mithin ist die Zustimmung nicht selten der entscheidende Faktor (Sahm 2024a; Sulmasy 2017). Dies aber schränkt die Freiheit der Entscheidung ein.[18]

- Zusammenfassend ist festzuhalten, dass das Angebot der Suizidassistenz in geschäftsmäßiger Weise selbst ein Faktor ist, der wesentlich zur Entscheidung zum Suizid beiträgt. Die oben beschriebene ethische Position der Enthaltung eines Urteils ist aber nur gerechtfertigt im Falle uneingeschränkter, existenzieller Freiheit der Entscheidung des Suizidenten. Es muss sich um eine ureigene existenzielle Entscheidung der Personen handeln, soll diese Entscheidung angesichts der irreversiblen Konsequenzen absoluten Respekt verdienen. Die hier beschriebenen Zusammenhänge schränken die Freiheit ein, weshalb das Angebot einer ärztlichen Assistenz beim Suizid als Teil ärztlicher und institutioneller Praxis (Geschäftsmäßigkeit) aus ethischen Gründen zurückzuweisen ist.
- In diesem Zusammenhang ist an den Sachverhalt des logischen Dammbruchs zu erinnern. Dammbruchargumente sind eigentlich immer zweitrangig. Wenn eine Handlung an sich als verwerflich gilt und nur bei besonderer Rechtfertigung toleriert werden soll, sind dann aber Dammbruchargumente relevant. Genau dies betrifft den Fall geschäftsmäßiger Suizidassistenz durch Ärzte (Sahm 2000). Es gibt kein Motiv, dass sich nicht mit Verweis auf Selbstbestimmung rechtfertigen ließe. Es besteht aber stets der Verdacht, dass etwa verborgene, verdeckte Pressionen, die sich naturgemäß nicht mit Klarheit immer ausschließen lassen, für die Entscheidung, einen Suizid zu wählen, relevant werden, wie etwa finanzieller Druck, die Sorge, Angehören zu Last zu fallen und anderes mehr. Dies gilt auch auf gesellschaftlicher Ebene nicht nur individuell auf Einzelfälle bezogen, wie das Beispiel Kanada (s. im Folgenden) zeigt.
- Der Gesellschaft dienliche Interessen können eine Atmosphäre der Suizidakzeptanz erzeugen, etwa weil es ökonomisch für die Gesellschaft sinnvoll ist. Dieser Aspekt darf insbesondere angesichts zunehmend zu erwartender Engpässe in der Gesundheitsversorgung aufgrund finanzieller Restriktionen nicht vernachlässigt werden. In Kanada wurde die Reduktion der Kosten als Folge des sog. *assisted dying* errechnet. Nach Aufnahme der Praxis konnte kalkuliert werden, wie viel Geld eingespart wurde, weil Patienten am Lebensende nicht mehr gepflegt werden mussten, sondern den Ausweg des assistierten Sterbens wählten. In der Folge wurden prozedurale Hindernisse im Jahr 2021 weiter gesenkt. Das Argument des ökonomischen Druckes ist daher, wie man daraus lernen kann, nicht nur auf den individuellen Fall beschränkt, sondern auch auf gesellschaftlicher Ebene wirksam (Bill C-7 2021; Bill C7 Canada 2020; Bill C-14 2016).
- An dieser Stelle ist weiterhin auf den bisher wenig diskutierten Zusammenhang zwischen assistiertem Sterben und Organtransplantation aufmerksam zu machen. Viele mögen dies für absurd halten. Denn es wird hier eine moralisch zweifelhafte Handlung mit einem altruistischen Motiv verknüpft. Aus Belgien und Kanada wurde jedoch darüber berichtet (Sahm 2020c). Doch kann Leben bzw. Lebensverlängerung und Lebensqualität nicht ethisch gegen Leben aufgerechnet werden. Dies wäre ein Verstoß gegen die Menschenwürde, da jede Person eine unaufrechenbare Trägerin von Würde und den daraus folgenden Rechten ist.

Die hier vorgetragenen Verweise auf Grenzen der Selbstbestimmung achten Selbstbestimmung nicht gering. Sie sind vielmehr Korrektur eines allein individualistischen Verständnisses von Selbstbestimmung.[19]

B: Konstellationen und Argumente aus der medizinischen Praxis
1) Pro:

- Immer wieder wurde behauptet, die Liberalisierung des assistierten Suizids sei sinnvoll, weil sich so „Gewaltsuizide“ (Strangulieren, Intoxikationen etc.) verhindern ließen.

Con:

- Diese Vermutung hat sich nicht bestätig (Jones 2023). Vielmehr bleibt die basale Rate der Suizide unverändert, unter denen die Gewaltsuizide die häufigsten sind. Vielmehr kommt zu dieser basalen Suizidrate noch die Zahl der assistierten Suizide hinzu. Das Angebot der Suizidassistenz verhindert keine Suizide. Die psychiatrisch-psychologische Verfasstheit der Suizidenten unterscheidet sich. Im Fall der Gewaltsuizide handelt es sich um impulsgetriebene, akute Handlungen, denen oft eine ambivalente Phase vorangegangen ist.

2) Pro:

- Es wurde vorgetragen, dass das Verbot geschäftsmäßiger Suizidassistenz die Palliativmedizin in ihrem notwendigen Handlungsspielraum einschränke. Dies betrifft nach Ansicht der Befürworter die Verschreibung von Schmerzmitteln und Sedativa (Morphinen, Barbituraten), weil diese Stoffe zum Suizid Verwendung finden könnten. Eine Abgrenzung palliativmedizinischen Handelns von Suizidassistenz wäre nicht möglich.

Con:

- Dieser Sachverhalt trifft nicht zu. Während der Gültigkeit des § 217 wurden keine Einschränkungen berichtet im palliativmedizinischen Handeln, auch kam es nicht etwa zu Untersuchungen durch Strafverfolgungsbehörden bei Ärzten, die entsprechende Verschreibung getätigt haben (Sahm 2016). Seit diese Medikamente entwickelt wurden, wurden Sie in der Palliativmedizin eingesetzt, ohne dass es zu nennenswertem tödlichem Missbrauch gekommen ist. Zudem gilt, dass die Medikamente, die palliativmedinische Anwendung finden, meist völlig ungeeignet sind zur Herbeiführung des Todes. Und bei empathischer Begleitung kommt es offensichtlich nicht zu Missbrauch dieser Medikamente zum Suizid. Sonst wäre die Suizidrate bei diesen Patienten unabhängig von gesetzlichen Regelungen viel höher.

3) Pro

- Gelegentlich wird vorgetragen, die ärztliche Assistenz beim Suizid sei eine Art Freundschaftsdienst, der von Ärztinnen und Ärzten gegenüber Suizidwilligen nach langejähriger vorausgegangener Betreuung zu leisten sei.

Con

- Diese Anschauung widerspricht anderen Regeln ärztlicher Ethik. Einsichtig wird dies an dem, was als palliatives Paradox bezeichnet wurde (Barilan 2003). Es ist ein Grundsatz ärztlicher Ethik, dass Ärztinnen und Ärzte mit den von ihnen betreuten Patienten keinen sexuellen Kontakt haben dürfen. Hintergrund ist die nicht zu umgehende Asymmetrie der Beziehung, die Missbrauch begünstigt. Das palliative Paradox besteht nun darin, dass sexuelle Handlungen mit Patientinnen und Patienten verboten sein sollen, die Gabe tödlicher Medikamente aber erlaubt sein soll. Dabei wird hier die Grenze der Intimität bei der Suizidassistenz viel eingreifender überschritten. Es gehört zum Kennzeichen professioneller ärztlicher Haltung, zu den Betroffenen, die sich Hilfe suchend an Ärztinnen und Ärzte wenden, eine Distanz zu bewahren. Deswegen ist die Analogie der Arzt-Patienten-Beziehung nicht die Freundschaft. Die Arzt-Patenten-Beziehung ist einzigartig ihrem Wesen nach, unterscheidet sich von (intimer) Freundschaft.

4) Pro

- In diesem Zusammenhang steht auch die Behauptung, die Begleitung von Personen, die ein suizidales Begehren äußern, setze die Bereitschaft zur Assistenz beim Suizid voraus.

Con

A) Dem widerspricht die Erfahrung in der palliativen Praxis und der Psychiatrie (Deutsche Gesellschaft and für Palliativmedizin 2021a). Denn schon immer gab und gibt es in diesen Teilgebieten die Auseinandersetzung mit Suizidalität und es gelingt Beziehung aufzubauen und Vertrauen zu schaffen, obgleich es übereinstimmende Überzeugung war, dass Ärzte nicht in toddringender Handlungen involviert sein dürfen und sollen.

Die hier vorgestellte Konfrontation von Gründen für und gegen ärztlich assistierten Suizid erklären die Haltung ärztlicher Ethik, dass diese Handlung nicht geschäftsmäßiger Bestandteil ärztlicher Tätigkeit sein darf. Das geschäftsmäßige Angebot der Suizidassistent führt zur Steigerung der Letalität, zur Übersterblichkeit. Medizinische Handlungen, die die Letalität steigern, widersprechen ärztlicher Ethik. Daher ist die Haltung des Weltärztebundes und anderer Organisationen, wie auch der Bundesärztekammer in den entsprechenden Resolutionen gut begründet und gerechtfertigt (Bundesärztekammer 2021; World Medical Association 2019). Dabei geht es nicht um eine weltanschaulich hergeleitete Verurteilung von Menschen, die eine Suizidhandlung begehen, schon gar nicht eine moralische Abwertung, es geht auch nicht um eine etwa nur religiös begründbare Verurteilung von Personen, die beim Suizid assistieren. Viel mehr ist, wie gezeigt, Suizidassistenz in der Weise der Geschäftsmäßigkeit ein Verstoß gegen das Grundaxiom, auf dem die Menschenrechte beruhen (s. oben). Und es wäre fatal, die Geltung dieses Axioms aufzuheben.[20]

Schlussfolgerungen und Hinweise für die Praxis der Medizin
Die bisherigen Ausführungen zeigen, dass die Rückweisung der Beteiligung bei der Assistenz beim Suizid durch Ärztinnen und Ärzte ethisch einleuchtend begründet ist. Es besteht für die verfasste Ärzteschaft daher keinen Grund, ihre ethische Position zu ändern (Bundesärztekammer 2021). Mit der schon erwähnten Stellungnahme, dass Assistenz beim Suizid kein Bestandteil ärztliche Tätigkeit sein soll, bekräftigt die deutsche Ärzteschaft ihre Übereinstimmung mit den schon erwähnten Statements des Weltärztebundes (Deutscher Ärztetag 2021; World Medical Association 2019).

Es besteht mithin eine Situation, die von manchen als Zeichen einer moralischen Diversität empfunden wird.[21] Das Recht untersagt die Assistenz beim Suizid auch in der Weise der Geschäftsmäßigkeit nicht. Einschlägige Organisationen haben daher bereits wieder mit steigender Intensität ihre Angebote ausgeweitet und die Zahl assistierter Suizid in Deutschland hat auch in der kurzen Zeit deutlich zugenommen, seit der § 217 verworfen wurde (Frankfurter Allgemeine Zeitung 2024). Dies war ja vorausgesagt (s. oben).

Im Folgenden sollen daher Hinweise gegeben werden, wie mit dem Phänomen in der ärztlichen Praxis im Einklang mit ärztlicher Ethik umgegangen werden kann.

Dabei ist als Voraussetzung festzuhalten, dass auch das Bundesverfassungsgericht festgestellt hat: niemand ist verpflichtet bei der Assistenz zum Suizid mitzuwirken. Das gilt auch für Ärztinnen und Ärzte.

Doch nun ist zu prüfen, wie der nun einsetzenden gesellschaftlichen Bewegung im Gefolge der Entscheidung des Bundesverfassungsgerichtes, die als verantwortungslos bezeichnet wurde (Eder 2024b), in Institutionen und Einzelpraxen (im gesamten Bereich medizinischer Praxis) zu begegnen ist.[22]

Die folgenden Hinweise sollen eine Hilfestellung sein, unter dem Blickwinkel ärztlicher Ethik für Institutionen und Praxen Standards zu erarbeiten, wie mit dem Themenkomplex ärztlich assistierter Suizid umzugehen ist.[23] Hier werden grundlegende Aspekte aufgeführt, weitere Empfehlungen für die Praxis im Umgang mit Personen und Patienten mit Todes- und Sterbewünschen, wie sie von einschlägigen Fachgesellschaften etabliert wurden, werden an anderer Stelle in diesem Band erläutert.

I) Zuerst gilt es sicherzustellen, dass assistierter Suizid kein Bestandteil des Angebots der jeweiligen medizinischen Einrichtung ist. Dies soll in Leitbildern und Richtlinien grundgelegt sein.
II) In Einrichtungen des Gesundheitswesens soll Vertretern von Sterbehilfevereinen der Zutritt zum Zwecke der Verbreitung ihres Angebotes verboten werden. Dies ist selbst in Pflegeheimen auch unter Beachtung der jeweiligen Heimgesetze der

Länder möglich. Die in den Bundesländern sich unterscheidenden gesetzlichen Regelungen müssen selbstverständlich beachtet werden.

III) In medizinischen Einrichtungen, in denen Personen mit schweren Krankheiten oder in weit fortgeschrittenem Lebensalter betreut werden, ist eine palliative Kultur zu etablieren, die Symptomlinderung und empathische Betreuung verbindet. Dazu zählt auch eine Betreuung, die Selbstbestimmung ermöglicht. Dazu ist große Aufmerksamkeit auf eine angemessene Kommunikation und Beziehungsgestaltung zu richten. In diesem Zusammenhang ist das Angebot einer vorausschauenden Vorsorgeplanung zur Therapielimitierung zu etablieren (Advance care planning; ACP Deutschland 2024). Sofern Anfragen zur Unterstützung beim Suizid trotz aller empathischen Bemühungen persistieren, soll und kann dieses Ansinnen mit gutem Grund verweigert werden. Dies ist notwendig um der Integrität der Institution und der Behandlungsteams willen. Ggf. müssen Personen/Patientinnen und Patienten weiter verwiesen werden.

IV) Stationäre und ambulante Strukturen palliativer Versorgung gilt es auf lokaler Ebene einzurichten und mit Leben zu füllen. Dabei müssen auch Bedürfnisse der Angehörigen Berücksichtigung finden.

V) Zur Verwirklichung dieser Ziele ist es notwendig, Mitarbeiter aus- und fortzubilden. Die Ausbildung muss auch den Umgang mit Personen, die ein suizidales Begehren, Todes- und Sterbewünsche äußern, einschließen.

VI) Auf der Ebene der gesellschaftlichen Teilhabe ist es wichtig, dass Ärztinnen und Ärzte die Position ärztlicher Ethik offensiv und sachgerecht vertreten. Sie können so darauf hinwirken, dass Suizidassistenz kein Bestandteil ärztlicher Tätigkeit wird.

Neben diesen eher abstrakten Empfehlungen haben Fachgesellschaften einschlägige Hinweise gegeben zum Umgang mit Todes- und Sterbewünschen. Insbesondere ist hier auf die Empfehlungen der Deutschen Gesellschaft für Palliativmedizin hinzuweisen. Große medizinische Institutionen wie Universitätskliniken haben Standardprozeduren (SOP) für Mitarbeiterinnen und Mitarbeiter formuliert, wie mit dem Phänomen und dem Komplex ärztlich assistierter Suizid umzugehen ist (Deutsche Gesellschaft für Palliativmedizin 2021a, 2021b; Universitätsmedizin Bonn 2023). Wie schon erwähnt, werden Erfahrungen und Handlungsempfehlungen für die Praxis an anderer Stelle in diesem Band dargestellt.

Anmerkungen/Ergänzungen

1. Es ist nicht möglich, die Fülle der Literatur zum Thema hier aufzuführen, deswegen werden nur exemplarisch Veröffentlichungen genannt, die einer umfassenden Orientierung dienen mögen.
2. S. dazu auch (Deutsche Gesellschaft für Palliativmedizin 2021b; Universitätsmedizin Bonn 2023).
3. Eine aktuelle Zusammenstellung findet sich in einem Bericht des britischen Nuffield Council (2024).

4. Gelegentlich wird behauptet, in Deutschland könne die Diskussion über diese Fragen nicht unbelastet geführt werden, wegen der Vorgeschichte der Euthanasie während der Nazizeit (Sahm 2024a). Die Erfahrung belegt das Gegenteil. Eher steht zu fürchten, dass der Einwand einen Effekt nach Art einer „cancel culture" nach sich zieht. Denn wenn unterstellt wird, in Deutschland könne die Debatte nicht frei geführt werden, schwingt ja mit, dass die Kritik, die gegen eine Liberalisierung vorgetragen wird, nicht beachtenswert sei. Argumente – so die implizite Vermutung (Unterstellung?) – könnten ja nicht frei und autonom vorgetragen werden wegen der historisch bedingten Überlagerung. Die Beobachtung der Debatte in den vergangenen Jahren belegt das Gegenteil. Sie wird mit begrifflicher Schärfe und analytisch begründeten Unterscheidungen geführt. Daher ist der Vermutung einer gleichsam „unfreien" akademischen und öffentlichen Diskussion entgegenzutreten. Das Gegenteil ist der Fall. Denn der Befund, dass die Debatte unter Vermeidung des Begriffes „Euthanasie" wegen dessen Missbrauchs in der Zeit des Nationalsozialismus geführt wird, widerlegt die Erfahrung nicht, bestätigt sie vielmehr. Selbst vor dem Hintergrund des verbrecherischen Missbrauchs des Wortes „Euthanasie" werden die Argumente vorgetragen und weder ernstzunehmende Befürworter noch Kritiker von Handlungen mit dem Ziel, den Tod herbeizuführen, haben bislang die „Nazikarte" gespielt. Damit ist der Sachverhalt bezeichnet, dass die Kritiker der Liberalisierung von den Tod herbeiführenden Handlungen den Befürwortern unterstellten, solche Handlungen seien moralisch den Verbrechen in der Zeit des Nationalsozialismus gleichzustellen. Diese Unterstellung wurde in ernst zu nehmenden Diskussionen nicht geäußert. Das gilt ohne Ausnahme für die Debatte, wie sie in akademischen Kreisen und einer qualifizierten Öffentlichkeit (etwa in Qualitätszeitungen, Politikberatung, öffentlich-rechtlichem Rundfunk) geführt wurde und wird (Sahm 2024a). Es gibt auch die „konträre Nazikarte". Wie schon erwähnt ist dies der Fall, wenn Kritikern von Suizidassistenz und medizinisch assistierter Tötungshandlung unterstellt wird, sie könnten nicht „frei" argumentieren, denn ihre Haltung sei vorgegeben aufgrund der Argumentationskultur in Deutschland nach Ende der Zeit des Nationalsozialismus, mithin sei eine freie Erörterung nicht möglich. Es gilt festzuhalten, dass auch diese Variante des Nazi-Argumentes in der seriösen Debatte Deutschlands keine Rolle spielt(e).
5. Dieser Sachverhalt ist bedeutsam, er ist philosophisch gut begründet. An dieser Stelle kann diese Begründung nicht im Detail ausgeführt werden, es ist auf die entsprechende Literatur der Ethik in der Medizin zu verweisen (Sahm 2006).
6. Vorausgesetzt, die den Suizid wünschende Person ist frei von Einschränkungen und Pressionen durch Dritte oder etwa durch Krankheit, zum Beispiel Depression.
7. Der Begriff „Geschäftsmäßigkeit" in Abgrenzung zu etwa gewerblichen, auf Gewinnerzielung angelegten Handlungen wurde expliziert im Rahmen der Entwicklung des Rechtes im Bereich der digitalen Welt. Nicht wenige Anhänger von Popmusik begannen, sich Musikdateien elektronisch zu teilen, wobei der Musikindustrie dadurch relevanter Schaden zugefügt wurde. Die oftmals jungen Menschen hatten keine Absicht, Gewinne zu erzählen. Sie wollten nur

ihre Musik teilen (file sharing). Aber die auf Wiederholung ausgerichtete Handlungen begründeten wie auch die Schaffung der entsprechenden digitalen Voraussetzungen, die Geschäftsmäßigkeit der Handlung.

8. Organisationen, die Assistenz beim Suizid anbieten, wie Exit und Dignitas, behaupten, sie verfolgen keine Absicht, Gewinne zu erzielen. Dem scheinen die hohen Beiträge zu widersprechen, die von den Personen verlangt werden, die Unterstützung beim Suizid wünschen.
9. Es gilt jedoch zu ergänzen, dass im Jahr 2017 Das Bundesverwaltungsgericht einen Fall zu beurteilen hatte, in dem eine Person die Zurverfügungstellung von Natrium-Pentobarbital verlangte, was offensichtlich den Intentionen des Betäubungsmittelgesetzes widerspricht. Das Gericht urteilte, dass bei Vorliegen schwerster Erkrankung das Bundesinstitut für Arzneimittel und Medizinprodukte es Personen ermöglichen müsste, an entsprechende Dosen Natrium-Pentobarbital zu gelangen zum Zwecke der Selbsttötung. Zur rechtlichen Einordnung s. Bundesärztekammer 2021. Auf Anordnung des damaligen Ministers für Gesundheit wurden jedoch keine Anträge dahingehend bearbeitet. Dem folgte nur eine zeitlich begrenze öffentliche Kontroverse.
10. Im Jahr 2023 wurden Gruppenanträge im Bundestag eingebracht, die jedoch keine Mehrheiten erzielten (Sahm 2024a). Zeitgleich wurde ein Antrag angenommen, der die Bundesregierung beauftragt, ein Konzept zu entwickeln zur Prävention von Suiziden. Dies sollte bis zum Juli 2024 vorliegen. Dies kann aber nicht hier Gegenstand der Ausführungen sein.
11. Ein Todes- und Sterbewunsch bedeutet häufig nicht die Rückweisung des eigenen Lebens, vielmehr muss er meist als Wunsch, *nicht so* leben zu wollen, interpretiert werden. Die Authentizität dieser Äußerungen ist stets mit Empathie und Zugewandtheit zu prüfen. S. an anderer Stelle in diesem Band
12. In 5 regionalen Konferenzen auf allen Erdteilen hat der Weltärztebund eingehend diese Fragen diskutiert mit Vertretern aus allen Ländern, gleichsam eine globale Versammlung. Im Ergebnis sah der Weltärztebund keine Gründe, von seiner bisherigen ethischen Position abzuweichen. Zuletzt wurde diese ethische Position 2019 erneut bekräftigt (World Medical Association 2019)
13. Manche Gründe sind zweifelsohne ethisch verwerflich. Doch kann eine liberale Gesellschaft dafür keine Kriteriologie vorgeben.
14. Das gilt auch für die ambulante hausärztliche Medizin. Die erfahrene Ärztin, der erfahrene Arzt, die/der einen fortgeschritten kranken Patientin nicht mehr in eine Klinik einweist, sondern Sorge trägt, dass die Person sorgfältig betreut wird und lindernde Behandlung erhält, begeht eine Behandlungsbegrenzung, die Medizin könnte das Leben immer noch ein wenig verlängern.
15. Es ist darauf hinzuweisen, dass palliative Sedierung in manchen Regionen oft ohne Monitoring der Symptome schlicht mit steigenden Dosen der Sedierung durchgeführt wird. Sie steht dann im Verdacht, Fälle aktiver Sterbehilfe zu maskieren (Have und Welie 2014; Stercks und Raus 2017).
16. Auf die davon differierende Einschätzung, wie sie etwa in den Niederlanden verbreitet ist, wurde schon aufmerksam gemacht (Jones et al. 2017; Have und Welie 2014; Stercks und Raus 2017). Es ist bemerkenswert, dass dort wie in

allen Beneluxländern palliative Sedierung viel häufiger durchgeführt wird als etwa in Deutschland oder Großbritannien. Da es sich vernünftigerweise nicht um biomedizinische Gründe handeln kann, die diesen Unterschied erklären, sind soziale und gesellschaftliche Ursachen anzunehmen, mithin differierende ethische Überzeugungen (Have und Welie 2014; Stercks und Raus 2017)..

17. Im § 217 StGB, der schließlich vom Verfassungsgericht verworfen wurde, wurde diese Unterscheidung gleichermaßen getroffen. Suizidassistenz bei existenzieller Beteiligung, etwa durch Angehörige, war ausdrücklich von der Strafbewährung ausgenommen. Die Gründe hierfür können hier nicht im Einzelnen expliziert werden, betreffen auch nicht die Fragestellung dieses Kapitels, das die ethischen Aspekte des ärztlich assistierten, mithin der geschäftsmäßigen Assistenz beim Suizid verhandelt.
18. Dieser Zusammenhang wird auch durch eine Beobachtung bestätigt. Zu der Zeit der Geltung des § 217 StGB war die Zahl der Personen aus Deutschland, die um Suizidassistenz in der Schweiz nachsuchten, sehr gering. Nach den Angaben der einschlägigen Organisationen handelt es sich um nicht mehr als 60 Fälle pro Jahr. Wenn ein Wunsch, Suizidassistenz zu erhalten, ein relevantes gesellschaftliches Phänomen wäre, hätten viel mehr Menschen die Reise in die Schweiz antreten müssen. Denn die Mehrzahl der Suizidwilligen ist reisefähig, selbst im Falle von Krankheit. Die Deutung liegt nahe, dass der äußere Anstoß fehlte (durch entsprechende Angebote).
19. Vgl. hierzu die Kritik an einer überzogenen Konzeption von Autonomie (Radical Autonomy), wie sie in Canada vorgetragen wird (McGuinty 2023).
20. Wollte man dieses Axiom aufheben, wäre auch die für alle im Europarat vertretenen Staaten geltende Verurteilung der Todesstrafe nicht mehr aufrechtzuerhalten. Denn natürlich gibt es viele pragmatische Gründe, warum eine Todesstrafe aus gesellschaftlicher Perspektive von Vorteil sein könnte.

    Aber das grundlegende Axiom gilt auch für als Verbrecher verurteilte Personen. Es ist besser sie existieren, als sie existieren nicht. Andere Beispiele liegen auf der Hand.
21. In einer liberalen Gesellschaft wird es immer häufiger vorkommen, dass signifikante Anteile der Bevölkerung in ethischen Fragen nicht in übereinstimmen mit der Mehrheitsmeinung. An diesen Zustand moralischer Diversität werden sich offene Gesellschaften anpassen müssen und Regelungen des Ausgleichs finden müssen, wie etwa Dieter Sturma im Rahmen des Jubiläumssymposiums des Deutschen Referenzzentrums für Ethik in den Biowissenschaften erläuterte. Doch wird der Dissens nicht grundsätzlich aufzuheben sein (Sahm 2024b).
22. Die Entwicklung in den Ländern, in denen ärztliche Handlungen mit dem Ziel, den Tod herbeizuführen, liberalisiert wurde, zeigen eine ständige Ausweitung der Praxis. Es steht die Gefahr, dass dies unter Umständen von „skrupellosen Helfern" (Eder 2024a, 2024b) mit zweifelhaften Motiven missbraucht wird. Auf juristischem Wege lassen sich deren Aktivitäten oftmals nur schwer eingrenzen.
23. Die hier aufgeführten Empfehlungen wurden von einer trägerübergreifenden Ethikkommission für Ketten kirchlicher Krankenhäuser erarbeitet (Ethikrat katholischer Träger von Gesundheits- und Sozialeinrichtungen im Bistum Trier

2020). Sie basieren alle auf den Prinzipien und Grundlagen ärztlicher Ethik, wie sie oben ausgeführt wurden. Sind mithin durch sie gedeckt und enthalten keine Annahmen einer „Sonderethik".

Literatur

ACP Deutschland (2024) https://www.advancecareplanning.de/. Zugegriffen: 10 Okt 2024

Benzenhöfer U (2009) Der gute Tod? Geschichte der Euthanasie und Sterbehilfe. Göttingen

Barilan YM (2003) Of doctor-patient sex and assisted suicide. Isr Med Assoc J 5:460–463

Bausewein C (2024) Die aktuelle Gesetzeslage zum assistierten Suizid. Onkologie 30:38–42

Bill C-14 (2016) An Act to amend the Criminal Code and to make related amendments to other Acts (medical assistance in dying). Juni 17, 2016 (Canada). https://www.parl.ca/DocumentViewer/en/42-1/bill/C-14/royal-assent. Zugegriffen: 10 Okt 2024

Bill C-7 (2021) An Act to amend the Criminal Code (medical assistance in dying; März 17, 2021). (Canada). https://www.justice.gc.ca/eng/csj-sjc/pl/ad-am/c7/toc-tdm.html. Zugegriffen: 10 Okt 2024

Bill C-7 Canada (2020) Analyse der Kosten. https://qsarchive-archiveqs.pbo-dpb.ca/web/default/files/Documents/Reports/RP-2021-025-M/RP-2021-025-M_en.pdf. Zugegriffen: 10 Okt 2024

Bundesärztekammer (2011) Grundsätze ärztlicher Sterbebegleitung. https://www.bundesaerztekammer.de/fileadmin/user_upload/_old-files/downloads/Sterbebegleitung_17022011.pdf. Zugegriffen: 10 Okt 2024.

Bundesärztekammer, Ausschuss für ethische und medizinisch-juristische Grundsatzfragen (2021) Hinweise der Bundesärztekammer zum ärztlichen Umgang mit Suizidalität und Todeswünschen nach dem Urteil des Bundesverfassungsgerichts zu § 217 StGB, Deutsches Ärzteblatt; 118(29–30): A-1428/B-1184

(Muster)Berufsordnung für die in Deutschland tätigen Ärztinnen und Ärzte. (2024) Deutsches Ärzteblatt. https://www.bundesaerztekammer.de/fileadmin/user_upload/BAEK/Themen/Recht/_Bek_BAEK_Musterberufsordnung-AE.pdf. S. A2.

Bundesverfassungsgericht: Entscheidung vom 20.02.2020. https://www.bundesverfassungsgericht.de/SharedDocs/Entscheidungen/DE/2020/02/rs20200226_2bvr234715.html. Zugegriffen: 10 Okt 2024

Deutsche Gesellschaft für Palliativmedizin (2021a) Leitlinie Palliativmedizin für Patienten mit lebensbedrohlicher Tumorerkrankung. https://register.awmf.org/assets/guidelines/128-001OLk_S3_Palliativmedizin_2021-03.pdf

Deutsche Gesellschaft für Palliativmedizin (2021b) Empfehlungen der Deutschen Gesellschaft für Palliativmedizin (DGP) zum Umgang mit dem Wunsch nach Suizidassistenz in der Hospizarbeit und Palliativversorgung.https://www.dgpalliativmedizin.de/images/DGP_Empfehlungen_zum_Umgang_mit_Wu%CC%88nschen_nach_Suizidassistenz_20210916.pdf. Zugegriffen: 10 Juli 2024

Deutscher Ärztetag (2021) 124. Deutscher Ärztetag 2021, Beschluss IVa-03; s. zuvor 114. Deutscher Ärztetag 2011 in Kiel, Beschluss zur Vorstandsüberweisung VI-18, VI-60 und VI-78;

Eder S (2024) Werbung für den Tod. Frankfurter Allgemeine Zeitung (Oktober 21)

Eder S (2024) Suizidhilfe als Provokation. Frankfurter Allgemeine Zeitung (Oktober 14)

Ethikrat katholischer Träger von Gesundheits- und Sozialeinrichtungen im Bistum Trier (2020) Suizidhilfe. Eine ethische Orientierung nach dem Urteil des Bundesverfassungsgerichts vom 26.2.2020. https://vp-uni.de/wp-content/uploads/2021/11/vp-uniethikrat_stellungnahme_suizidhilfe_final.pdf

Frankfurter Allgemeine Zeitung Redaktion, Deutlich mehr assistierte Suizide, (2024) Frankfurter Allgemeine Zeitung, https://www.faz.net/aktuell/gesellschaft/menschen/anstieg-der-assistierten-suizide-im-jahr-2023-19549754.html. Zugegriffen: 10 Okt 2024

Höfling W (2020) „Autonome Selbstbestimmung" – und was nun? Kritische Anmerkungen und rechtspolitische Fragen zum Urteil des Bundesverfassungsgerichts zu § 217 StGB. Zeitschrift für medizinische Ethik 66:245–257

Jones DA (2023) Did the voluntary assisted dying act 2017 prevent „at least one suicide every week"? Journal of ethics in mental health (2023):1–20 (freier Zugang: https://jemh.ca/issues/open/documents/Did%20the%20Voluntary%20Assisted%20Dying%20Act%202017.pdf)

Jones DA, Gastmans C, Mackellar C (2017) Euthanasia and assisted suicide. Cambridge

Kutscheid P (2023) Tod auf Verlangen. Entscheidungen am Lebensende. Contra, Vortrag bei der Jahrestagung der Deutschen Gesellschaft für Innere Medizin 2023. https://dgim.meta-dcr.com/kongress2023/library/congressresources?q=Kutscheid

Kotalik J, Shannon DW (Hrsg; 2023) Medical Assistance in Dying (MAID) in Canada. Springer, Cham (Schweiz)

Materstvedt LJ, Clark D, Ellershaw J et al (2003) Euthanasia and physician-assisted suicide: a view from an EAPC Ethics Task Force. Palliat Med 17:97–101

McGuinty Jr D (2023) Radical Autonomy in Supreme Court of Canada Jurisprudence. In: Kotalik J, Shannon DW (Hrsg) Medical Assistance in Dying (MAID) in Canada, Springer, Cham (Schweiz), S 3–23

Rubenfeld S, Sulmasy DP (Hrsg; 2020) Physician assisted suicide and Euthanasia. Before, during and after the holocaust. New York, London

Sahm S (2000) Palliative care versus euthanasia. The German position: the German General Medical Council's principles for medical care of the terminally Ill. J Med Philos 25:195–219

Sahm S (2006) Sterbebegleitung und Patientenverfügung. Ärztliches Handeln an den Grenzen von Ethik und Recht. Campus, Frankfurt a. M

Sahm S (2008) Autonomie, ärztliche Indikation und Entscheidungsfindung. In: Charbonnier R, Dörner K, Simon S (Hrsg) Medizinische Indikation und Patientenwille. Schattauer, Stuttgart, S 121–131

Sahm S (2016) Keine Kriminalisierung der Palliativmedizin – ein Nachtrag zur Entscheidung des Bundestages, geschäftsmäßige Suizidassistenz zu verbieten. Zeitschrift für medizinische Ethik 62:219–233

Sahm S (2020a) Sterbehilfe. In: Wittwer H, Schäfer D, Frewer A (Hrsg) Handbuch Sterben und Tod. Geschichte – theorie – Ethik, 2. Aufl. Berlin, J.B. Metzler, S 282–289

Sahm S (2020b) The case against physician-assisted suicide and euthanasia. In: Rubenfeld S, Sulmasy DP (Hrsg) Physician assisted suicide and Euthanasia. Before, during and after the holocaust. New York, London, Lexington Books, S 113–128

Sahm, S. (2020c) Suizidbeihilfe als Innovationsfaktor. Frankfurter Allgemeine Zeitung (Februar 24)

Sahm S (2024a) Assistierter Suizid: Ethik in der Medizin und politische Neuregelung in Deutschland. Arnold-Krüger D, Schäfer D, Frewer A: Herausforderung Sterbekultur. Steiner, Stuttgart, S 133–156

Sahm S (2024b) Ethischer Kompass für die Lebenswissenschaften 25 Jahre Deutsches Referenzzentrum Ethik in den Biowissenschaften. Hessisches Ärzteblatt 11:627

Schweizerische Eidgenossenschaft (2023a) Todesursachenstatistik. www.bfs.admin.ch/bfs/de/home/statistiken/gesundheit/gesundheitszustand/sterblichkeit-todesursachen.html. Zugegriffen: 10 Okt 2024

Schweizerische Eidgenossenschaft (2023b) Assistierter Suizid nach Geschlecht und Alter. https://www.bfs.admin.ch/bfs/de/home/statistiken/gesundheit/gesundheitszustand/sterblichkeit-todesursachen/spezifische.assetdetail.29125048.html. Zugegriffen: 10 Okt 2024

Stercks S, Raus K (2017) The Practice of Continuous Sedation at the End of Life in Belgium. In: Jones DA, Gastmans C, Mackellar C (Hrsg) Euthanasia and Assisted suicide. Cambridge University Press, S 86–100

Sulmasy D (2017) Ethics and the Psychiatric Dimensions of Physician assisted Suicide. In: Jones A, Gastmans C, Mackellar C (2017) Euthanasia and Assisted suicide. Lessons from Belgium. Cambridge, S 49–64

Ten Have H, Welie JV (2014) Palliative Sedation versus euthanasia: an ethical assessment. J Pain Symptom Manage 47:123–126

Tolmein O (2019) Warum der freiwillige Verzicht auf Nahrung und Flüssigkeit nicht als Selbsttötung im Sinne des § 217 StGB zu sehen ist – und welche rechtlichen Konsequenzen sich daraus ergeben. In: Coors M, Simon A, Alt-Epping B (Hrsg) Freiwilliger Verzicht auf Nahrung und Flüssigkeit. Stuttgart, S 133–147

The Nuffield council (2024) https://www.nuffieldbioethics.org/publications/assisted-dying-project

Universitätsmedizin Bonn, Umgang mit Patientenwünschen oder -forderungen nach Suizidhilfe am Universitätsklinikum Bonn (2023) https://www.ukbonn.de/site/assets/files/43404/sop_umgang_mit_suizidwunschen.pdf. Zugegriffen: 10 Okt 2024.

World Medical Association (2019) WMA Declaration on Euthanasia and Physician-Assisted Suicide. https://www.wma.net/policies-post/declaration-on-euthanasia-and-physician-assisted-suicide/. Zugegriffen: 10 Okt 2024

Entwicklung von Palliativstrukturen 13

Philipp Lenz und Burkhard Dasch

13.1 Cicely Saunders – die Ursprünge der modernen Hospizbewegung

Die Hospiz- und Palliativversorgung in Deutschland fußt maßgeblich auf den Visionen und Errungenschaften von Dame Cicely Saunders (*22.06.1918, †14.07.2005), einer englischen Ärztin, Sozialarbeiterin und Krankenschwester, die sich der Behandlung und Betreuung schwerstkranker und sterbender Patienten verschrieben hat. Sie gilt als Begründerin der modernen Hospizbewegung.

Saunders erkannte u. a. die Notwendigkeit, dass Tumorschmerzen der regelmäßigen, wiederkehrenden Gabe eines Opioids über den Tag verteilt bedürfen. Zudem stellte Sie die wissenschaftliche These auf, dass Tumorschmerzen nicht ausschließlich auf organische Ursachen zurückzuführen seien, sondern auch durch emotionale und soziale Faktoren mitbeeinflusst werden. Entsprechend folgerte sie, dass nur ein ganzheitlicher Behandlungsansatz mit der Berücksichtigung psychischer, sozialer und spiritueller Bedürfnisse eine adäquate Patientenversorgung beinhalten könne („Total-pain-Konzept").

Saunders professionalisierte die Versorgung schwerstkranker und sterbender Patienten, indem Sie innovativ ein multiprofessionelles Behandlungsteam aufbaute, erstmalig Lehre und Forschung im Bereich Palliativmedizin etablierte und ein Betreuungszentrum für diese Patienten mit Spendengeldern errichten ließ, dass im Jahr 1967 im Londoner Stadtteil Sydenham eröffnete Christopher's Hospice.

P. Lenz (✉) · B. Dasch
Zentrale Einrichtung Palliativmedizin, Universitätsklinikum Münster, Münster, Deutschland
E-Mail: lenzph@uni-muenster.de; philipp.lenz@ukmuenster.de

B. Dasch
E-Mail: Burkhard.Dasch@ukmuenster.de

© Der/die Autor(en), exklusiv lizenziert an Springer-Verlag GmbH, DE, ein Teil von Springer Nature 2026

C. G. Dietrich et al. (Hrsg.), *Gastroenterologische Palliativmedizin*,
https://doi.org/10.1007/978-3-662-70326-7_13

Dieses moderne Konzept der bedürfnisorientierten Patientenbetreuung bestach durch seine außergewöhnliche Versorgungsqualität, sodass es sich verselbständigte und weltweit Anerkennung und Nachahmer fand.

13.2 Aufbau erster Versorgungsstrukturen in Deutschland

In Deutschland wurde im Jahr 1971 der Dokumentarfilm „Noch 16 Tage – eine Sterbeklinik in London" im Fernsehen ausgestrahlt. Die Filmemacher Braun und Iblacker beschrieben den Arbeitsalltag im Londoner Christopher's Hospice und zeigten sehr authentisch die Begleitung und Versorgung sterbender Menschen. Der Film löste in Deutschland eine kontroverse Diskussion über die Hospizidee aus, wobei Kritiker eine Ghettorisierung sterbender Menschen befürchteten. Allerdings erwuchs hieraus die deutsche Hospizbewegung.

Es brauchte noch weitere zwölf Jahre, bis im April 1983 die erste Palliativstation am Universitätsklinikum Köln eröffnet wurde. Die Initiatoren waren Herr Prof. Dr. Dr. Heinz Pichlmaier, damaliger Direktor der Chirurgischen Klinik und Lehrstuhlinhaber für Allgemeine Chirurgie der Universitätsklinik Köln, seine Mitarbeiterin und spätere Oberärztin Frau Dr. Ingeborg Jonen-Thielemann, Klinikseelsorger Pfarrer Dr. Helmut Zielinski sowie Frau Dr. Mildred Scheel, Gründerin und damalige Präsidentin der Deutschen Krebshilfe (DKH). Das Modellprojekt wurde von der Deutschen Krebshilfe finanziell unterstützt.

Erste Strukturen einer stationären Hospizversorgung in Deutschland wurden im Jahr 1986 im Seniorenheim „Haus Hörn" in Aachen etabliert. Erstmalig wurden in einem Alten- und Pflegeheim ganz bewusst Hospizbetten für sterbenskranke Pflegeheimbewohner mitintegriert. Noch im selben Jahr wurde in Recklinghausen das Hospiz zum heiligen Franziskus eröffnet, welches zum aller ersten Male ausschließlich stationäre Hospizbetten anbot.

Auf Verbandsebene gründete sich 1992 die Bundesarbeitsgemeinschaft Hospiz (BAG Hospiz), der heutige Deutscher Hospiz- und PalliativVerband e. V. (DHPV), welcher auf Bundesebene die Interessensvertretung der Hospizbewegung sowie zahlreicher Hospiz -und Palliativeinrichtungen in Deutschland repräsentiert. Die Deutsche Gesellschaft für Palliativmedizin e. V. (DGP) feierte am 2. Juli 1994 in Köln ihren Gründungstag. Die Fachgesellschaft vertritt schwerpunktmäßig Ärzte und Pflegefachkräfte aber auch weitere Berufsgruppen, die sich haupt- oder nebenberuflich im Palliativ- und Hospizbereich engagieren.

Ein großer Schritt im Aufbau palliativmedizinischer Lehre und Forschung für Medizinstudenten wurde mit der Errichtung des ersten Lehrstuhls für Palliativmedizin an der Universität Bonn im Jahr 1999 vollzogen. Damaliger Lehrstuhlinhaber war der Palliativmediziner und Anästhesist Prof. Dr. Eberhard Klaschik. In der Folgezeit entstanden weitere Professuren an verschiedenen Universitätsstandorten. Der erste Lehrstuhl für „Kinderschmerztherapie und Pädiatrische Palliativmedizin" wurde 2008 an der Universität Witten/Herdecke eingerichtet.

Die medizinische Fakultät der Ludwig-Maximilians-Universität München war 2004 die erste, die Palliativmedizin als Pflichtfach in das Medizinstudium aufnahm. Seit 2014 müssen Medizinstudenten eine entsprechende Bescheinigung vorlegen.

Im Jahr 2003 wurde auf dem 106. Deutschen Ärztetag beschlossen, eine neue Zusatzbezeichnung Palliativmedizin für Ärzte mit abgeschlossener Facharztanerkennung einzuführen. Die Ausbildung basiert auf einen 40-h-Basiskurs, der durch zusätzlich 120-h-Fallseminare unter Supervision ergänzt werden kann. Die Fallseminare können durch sechs Monate Weiterbildung unter Befugnis an Weiterbildungsstätten ersetzt werden.

13.3 Ambulante Versorgungsstrukturen

Im ambulanten Bereich wird zwischen einer allgemeinen und einer spezialisierten Palliativversorgung unterschieden.

Die allgemeine ambulante Palliativversorgung (AAPV) umfasst die Beratung und gesundheitliche Grundversorgung bis hin zur Sterbebegleitung schwerstkranker Patientinnen und Patienten. In der Regel übernehmen Hausärztinnen/Hausärzte diese Tätigkeit. Sie kennen ihre Patienten oftmals über viele Jahre und sind entsprechend gut über deren Gesundheitsverlauf und dessen soziales Umfeld informiert. Teilweise werden die Tätigkeiten auch von niedergelassenen Fachspezialisten übernommen. Die AAPV-Leistungserbringer sind in der Regel nur zu einem kleinen Teil beruflich mit der Versorgung von Palliativpatienten beschäftigt. Trotzdem kann der Großteil der ambulanten Palliativpatienten, die medizinische und pflegerische Versorgung benötigen, auf diese Weise ausreichend versorgt werden. Schätzungen gehen davon aus, dass knapp Zweidrittel sterbender Patienten einer palliativmedizinischen Versorgung am Ende ihres Lebens bedürfen (1).

Im Jahr 2017 wurde im haus- bzw. kassenärztlichen Bereich eine weitere Versorgungsform geschaffen, die sog. besonders qualifizierte und koordinierte Palliativversorgung (BQKPV). Hier kommt dem niedergelassenen Arzt neben der medizinischen Patientenversorgung auch die Aufgabe einer Koordination palliativmedizinischer und -pflegerischer Versorgung zu, die entsprechend erstmalig vergütet wird. Jedoch wird die Gewährleistung einer palliativmedizinischen Versorgung in sprechstundenfreien Zeiten, an Wochenenden und an Feiertagen verlangt. Eine Vorgabe, die von vielen Hausärzten im Praxisalltag nicht umgesetzt werden kann. Entsprechend wird diese Versorgungsform bislang eher zurückhaltend im hausärztlichen Praxisalltag umgesetzt.

Die spezialisierte ambulante Palliativversorgung (SAPV) richtet sich an Patienten mit einer nicht heilbaren, fortschreitenden und weit fortgeschrittenen Erkrankung mit begrenzter Lebenserwartung, die eine besonders aufwendige Versorgung benötigen. Unter diesen Voraussetzungen haben gesetzlich Krankenversicherte gemäß §§ 37b und 132d des Sozialgesetzbuches (SGB V) seit April 2007 einen individuellen SAPV-Leistungsanspruch. Dieser Anspruch besteht sowohl für Patienten, die in ihrer häuslichen Umgebung versorgt werden, als auch für Bewohner stationärer Pflegeeinrichtungen, Menschen mit Behinderung in Einrichtungen der Eingliederungshilfe sowie Personen eines stationären Hospizes. Das Leistungsangebot ist multiprofessionell geprägt und kann von einer beratenden Tätigkeit bis hin zu einer 24-stündige Erreichbarkeit eines SAPV-Teams an sieben Tagen in der Woche ausgeweitet werden. SAPV-Leistungserbringer arbeiten i. d. R. primär in der Hospiz- und Palliativversorgung und bieten ihre Expertise unter anderem in der Symptomkontrolle, Therapiezielfindung, Patientenkommunikation und Sterbebegleitung an. Schätzungen gehen in Deutschland von einem Bedarf von einem SAPV-Team auf 100.000–250.000 Einwohner aus (2). Laut Kassenärztlicher Bundesvereinigung (KBV) waren zum Stand 12/2024 deutschlandweit etwas mehr als 400 ambulante SAPV-Teams existent, darunter etwas mehr als 40 SAPV-Teams für Kinder und Jugendliche (3).

Bis 2022 entwickelten sich das SAPV-Leistungsangebot und die Vergütungsverträge in Deutschland regional recht unterschiedlich. Daher wurde zum 1.1.2023 der SAPV-Rahmenvertrag verabschiedet, der zu einer strukturellen Vereinheitlichung bundesweit tätiger SAPV-Teams führen soll.

Eine weitere Säule ambulanter Versorgungsstrukturen bildet der ambulante Hospizdienst. Es ist eine ehrenamtliche, kostenlose Tätigkeit, dessen Schwerpunkt auf die individuelle Begleitung sterbender Menschen und Unterstützung und Entlastung betroffener An- und Zugehörigen gerichtet ist. Ehrenamtliche sind überwiegend Frauen der späten Erwerbs- bzw. Nacherwerbsphase und gehobenen Mittelschicht, die sich in der ambulanten Hospizarbeit engagieren. Sie leisten regelmäßige Hausbesuche, bei denen sie mit den kranken Menschen und ihren Angehörigen Zeit verbringen, Gespräche führen, zuhören. Für diese Tätigkeit werden sie besonders geschult. Laut Deutschem Hospiz- und PalliativVerband e. V. (DHPV) existierten zum Stand März 2023 circa 1.500 ambulante Hospizdienste bundesweit (4).

13.4 Stationäre Versorgungsstrukturen

Stationäre Versorgungsstrukturen betreffen den Krankenhaussektor sowie Hospize. Im Krankenhaus werden u. a. folgende Angebote offeriert: Palliativstation, Palliativdienst, Palliativambulanz, palliativmedizinische Tagesklinik. Die stationäre hospizliche Versorgung wird durch teilstationäre Angebote komplettiert.

Eine Palliativstation ist eine auf die Behandlung und Betreuung von Palliativpatienten spezialisierte Station innerhalb eines Krankenhauses. Ziel ist es, krankheits- und therapiebedingte Beschwerden zu lindern und – falls möglich – den Zustand des Patienten zu stabilisieren sowie den Patienten und seine An- und Zugehörigen psychologisch und sozial so zu unterstützen, dass die Entlassung nach Hause oder die Verlegung in eine andere Versorgungsstruktur möglich wird. Insofern kann eine Palliativstation zeitnahe professionelle Unterstützung anbieten, gerade dann, wenn krisenhafte Situationen eine ambulante Versorgung kurz- oder längerfristig erschweren. Im Bedarfsfall kann auf diagnostische und therapeutische Möglichkeiten eines Krankenhauses zurückgegriffen werden.

In der Regel setzt sich das betreute Patientenklientel aus Palliativpatienten zusammen, die aus dem eigenen Krankenhauses rekrutiert oder von extern – z. B. von einem lokalen SAPV-Team – eingewiesen werden. Dasch et al. konnten in einer Befragung zu Strukturen und Patientenversorgung deutscher Palliativstationen feststellen, dass im Jahr 2022 im Mittel 262 Patientenfälle auf einer Palliativstation betreut worden waren, davon mit 210 Fällen mehrheitlich Patienten mit einer onkologischen Grunderkrankung (5). Etwa die Hälfte der betreuten Patienten verstarb während ihres Stationsaufenthaltes. Im Mittel umfasste eine Palliativstation eine Größe von 9,5 Betten. Die durchschnittliche Verweildauer lag bei $11{,}0 \pm 2{,}9$ Tagen.

Ende der 1990er-Jahre entwickelte sich in Deutschland eine bedeutsame Phase von Stations-Neugründungen. Eine Hochzeit der Etablierung erlebten die Jahre 2005–2012. Hier dürfte das Vorhaben einiger Krankenhäuser, onkologische Zentren und interdisziplinäre onkologische Spitzenzentren zu zertifizieren und entsprechende Vorgaben für die palliativmedizinische Versorgung von Tumorpatienten im Zertifizierungsverfahren zu erfüllen, für den Gründungsgedanken und den Aufbau einer Palliativstation eine mitentscheidende Rolle gespielt haben.

In Deutschland waren zum Stand 12/2022 insgesamt 336 Palliativstationen existent, was einer Prävalenz von 21,6 % bezogen auf alle 1.558 allgemeinen Krankenhäuser bundesweit entspricht. Durchschnittlich standen 34,1 Palliativbetten pro 1 Mio. Einwohner zur Verfügung, mit regionalen Unterschieden in den einzelnen Bundesländern (Tab. 13.1). Damit lag zu diesem Zeitpunkt der bundesweite Durchschnitt mit 34,1 Palliativbetten pro 1 Mio. Einwohner deutlich unter der Empfehlung der Europäischen Gesellschaft für Palliative Care (EAPC) mit 50 Palliativbetten pro 1 Mio. Einwohner (2).

Der Palliativdienst im Krankenhaus übt eine konsiliarische Tätigkeit aus. Er kann von Abteilungen des Krankenhauses angefordert werden. Dabei verbleibt die Hoheit der Patientenbehandlung bei der fallführenden Abteilung des Krankenhauses. Aufgabenschwerpunkte des Palliativdienstes betreffen die Bereiche Symptomkontrolle, Therapiezielklärung, Klärung der Weiterversorgung und die Begleitung sterbender Patienten auf Stationen des Krankenhauses.

Die strukturellen Anforderungen an einen Palliativdienst fallen recht unterschiedlich aus. Bei einem „allgemeinen" Palliativdienst, welcher nach dem Prozedurenschlüssel OPS-Ziffer 8–982. („Palliativmedizinische Komplexbehandlung") kodiert wird, muss das Team aus mindestens einer Fachärztin/Facharzt mit Zusatzbezeichnung Palliativmedizin, einer Pflegefachkraft sowie einer dritten Profession, i. d. R. aus dem Bereich des Sozialdienstes im Krankenhaus, bestehen. Gefordert werden Patienten-, Angehörigen- und/oder Familiengesprächen mit insgesamt mindestens 6 h pro Patient und vollständiger Woche in unterschiedlichen Kombinationen professioneller Behandler, um einen finanziellen Erlös generieren zu können. Die Anforderungen an einen „spezialisierten" Palliativdienst gemäß OPS-Ziffer 8-98h. („Spezialisierte palliativmedizinische Komplexbehandlung durch einen Palliativdienst") sind höher bemessen. Hier wird der Palliativdienst als ein organisatorisch eigenständiges und auf die komplexe Palliativbehandlung spezialisiertes Team definiert, bestehend aus einem ärztlichen und pflegerischen Part

Tab. 13.1 Anzahl von Palliativstationen und Palliativbetten je Bundesland (Stand: 31.12.2022)

	Palliativstationen	Palliativbetten	Palliativbetten pro 1 Mio. Einwohner
Baden-Württemberg	33 (9,8 %)	327 (11,4 %)	29,0
Bayern	51 (15,2 %)	488 (17,0 %)	36,5
Berlin	11 (3,3 %)	103 (3,6 %)	27,4
Brandenburg	9 (2,7 %)	71 (2,5 %)	27,6
Bremen	2 (0,6 %)	22 (0,8 %)	32,1
Hamburg	5 (1,5 %)	48 (1,7 %)	25,4
Hessen	21 (6,3 %)	181 (6,3 %)	28,3
Mecklenburg-Vorpommern	8 (2,4 %)	77 (2,7 %)	47,3
Niedersachsen	35 (10,4 %)	267 (9,3 %)	32,8
Nordrhein-Westfalen	73 (21,7 %)	571 (19,8 %)	31,5
Rheinland-Pfalz	25 (7,4 %)	183 (6,4 %)	44,0
Saarland	5 (1,5 %)	51 (1,8 %)	51,4
Sachsen	23 (6,8 %)	195 (6,8 %)	47,7
Sachsen-Anhalt	9 (2,7 %)	70 (2,4 %)	32,0
Schleswig–Holstein	10 (3,0 %)	107 (3,7 %)	36,2
Thüringen	16 (4,8 %)	118 (4,1 %)	55,5
Insgesamt	**336 (100 %)**	**2.879 (100 %)**	**34,1**

und mindestens einem Vertreter einer weiteren Berufsgruppe (z. B. des Sozialdienstes oder der Physio- bzw. Ergotherapie). Die ärztliche Behandlungsleitung muss durch einen Facharzt mit Zusatzweiterbildung Palliativmedizin gewährleistet sein, die pflegerische Leitung durch eine Pflegefachkraft mit Nachweis einer anerkannten palliativpflegerischen Zusatzqualifikation von mindestens 160 h (jeweils mit mindestens 6-monatiger Erfahrung in der spezialisierten Palliativversorgung). Eine 24-stündige Erreichbarkeit des Palliativdienstes wird vorausgesetzt, was die Einrichtung eines Rufdienstes erforderlich macht.

Die genaue Anzahl von angebotenen Palliativdiensten im Krankenhaus ist unbekannt. Eine Befragung deutscher Palliativstation ergab, dass im Jahr 2022 über die Hälfte (55,7 %, n = 122) der befragten Krankenhäuser einen allgemeinen oder spezialisierten Palliativdienst vorweisen konnten (5). Laut Wegweiser Hospiz- und Palliativversorgung in Deutschland der Deutschen Gesellschaft für Palliativmedizin (DGP) waren zum Stand 06/2024 insgesamt 84 spezialisierte Palliativdienste existent (6). Dies entspricht lediglich einem Anteil von 5,7 % aller bundesweit existierenden allgemeinen Krankenhäusern (n = 1.484, Stand 2024) (7).

Mit der Inkraftsetzung des Hospiz- und Palliativgesetz (HPG) im Jahr 2015 sollte explizit der Auf- und Ausbau stationärer Palliativdienste im Krankenhaus gestärkt werden. Bislang blieb der erhoffte Ausbau hinter den gesteckten Zielen zurück. Als Grund wurde von Seiten der DGP eine fortbestehende Planungsunsicherheit in Bezug auf einer mangelnden Refinanzierung angemahnt. Anders als zunächst erhofft, war es dem Institut für das Entgeltsystem im Krankenhaus (INEK) auch Jahre nach Einführung des OPS-Codes 8–98h. bislang nicht möglich, ein bundeseinheitliches Zusatzentgelt festzulegen.

Die Palliativambulanz ist ein spezialisiertes Angebot für Patientinnen und Patienten, die nicht stationär an einem Krankenhaus behandelt werden, aber dennoch Bedarf an einer palliativmedizinischen Beratung haben oder einer verbesserten Symptombehandlung bedürfen. Zumeist wird diese Einrichtung an einem Universitätsklinikum als Hochschulambulanz angeboten. Eine Überweisung von einem niedergelassenen Arzt ist erforderlich.

Palliativmedizinische Tageskliniken sind an einem Krankenhaus angebundene teilstationäre Einrichtungen. Sie bieten werktägig ein Versorgungsangebot an. Voraussetzung ist die Transportfähig des Patienten. Das Angebot ist primär medizinisch ausgerichtet (z. B. ärztliche Untersuchung, Möglichkeit der Durchführung von Bluttransfusionen, einer Aszitespunktion etc.), doch werden auch psychosoziale Angebote offeriert. Bislang gehören palliativmedizinische Tageskliniken nicht zur Regelversorgung, auch ist die Finanzierung nicht grundlegend geklärt. Entsprechend wird dieses Angebot nur an sehr wenigen Krankenhäusern angeboten. Nur in Einzelfällen gelang es diesen Krankenhäusern, eine Tagespauschaule mit den Kostenträgern auszuhandeln.

Stationäre Hospize sind baulich, organisatorisch und wirtschaftlich eigenständige Einrichtungen mit separatem Personal und Konzept. Häufig sind Hospize räumlich so gestaltet, dass das Angebot an Hospizbetten selten die Zahl von 14 Betten überschreitet.

In der Regel geht einer Hospizverlegung ein Prozess der Therapiezielfindung voraus, der letztendlich Klarheit schafft, dass medizinische Behandlungsoptionen ausgeschöpft sind und der weitere Erkrankungsverlauf sich Richtung Lebensende entwickeln wird. Entsprechend ist die Betreuung und Begleitung von Hospizpatienten durch eine prägende Grundhaltung und Annahme der „Endlichkeit des Lebens" bestimmt. In diesem Kontext wird der behandelnde Hausarzt bzw. Krankenhausarzt mittels Ausfüllen einer sog. ärztlichen Hospiznotwendigkeitsbescheinigung gebeten, eine Prognoseeinschätzung abzugeben, aus der hervorgeht, dass der Verlauf der Erkrankung fortschreitend und eine begrenzte Lebenszeit von Tagen, Wochen bis maximal wenigen Monaten (<3–6 Monate) zu erwarten ist.

Im Jahr 1997 wurde eine Regelung zur Finanzierung stationärer Hospize in das Sozialgesetzbuch SGB V aufgenommen und zuletzt durch das Hospiz- und Palliativgesetz im Jahr 2015 überarbeitet. Danach werden die Kosten der stationären Hospizversorgung zu 95 % von der jeweiligen Kranken- und Pflegekasse übernommen. Fünf Prozent der Kosten werden durch das stationäre Hospiz bzw. den Träger durch Spenden erbracht.

Auf der Internet-Homepage des Deutschen Hospiz- und PalliativVerbandes e. V. (DHPV) wurden zum Stand 08/2025 die Anzahl stationärer Hospize für Erwachsene mit 270 Einrichtungen angegeben (8). Das erste Kinder- und Jugendhospiz wurde 1998 in Olpe eröffnet. Heute gibt es 21 speziell auf die Bedürfnisse von lebensverkürzend erkrankten Kindern- und Jugendlichen ausgerichtete stationäre Hospize.

Ein teilstationäres Hospiz oder Tageshospiz ist ein Angebot für Menschen, die an einer schweren und fortschreitenden Erkrankung leiden und zu Hause leben. Einmal oder mehrmals pro Woche können unheilbar erkrankte Menschen ins Tageshospiz kommen, lindernde Therapien erhalten, Kraft tanken und trotz schwerer Krankheit am sozialen Leben teilhaben. Noch gibt es kaum Tageshospize in Deutschland, trotzdem ist das Interesse an dem Thema groß.

Literatur

Dasch B, Melching H, Maier BO, Lenz P, Bausewein C, Rosenbruch J (2024) A nationwide survey of palliative care units in Germany on structures and patient care. Dtsch Arztebl Int 121:92–93. https://doi.org/10.3238/arztebl.m2023.0251

Deutsche Gesellschaft für Palliativmedizin (DGP). Wegweiser Hospiz- und Palliativversorgung Deutschland. Angebote für Erwachsene. Palliativdienste im Krankenhaus. https://www.wegweiser-hospiz-palliativmedizin.de/de/angebote/erwachsene/12-palliativdienste_im_krankenhaus

Deutscher Hospiz- und PalliativVerband e.V. (DHPV). Ambulante Hospizarbeit. https://www.dhpv.de/themen_ambulante-hospizarbeit.html

Deutscher Hospiz- und PalliativVerband e.V. (DHPV). Zahlen zur Hospiz- und Palliativarbeit. https://www.dhpv.de/zahlen_daten_fakten.html

Kassenärztliche Bundesvereinigung (KBV). Spezialisierte Ambulante Palliativversorgung. Gesundheitsdaten. https://gesundheitsdaten.kbv.de/cms/html/17067.php

Radbruch L, Payne S (2011) White Paper on Standards and Norms for Hospice and Palliative Care in Europe: Part 2. Recommendations of the European Association for Palliative Care. Z Palliativmed. 12:260–270. https://doi.org/10.1055/s-0031-1276957

Scholten N, Günther AL, Pfaff H, Karbach U (2016) The size of the population potentially in need of palliative care in Germany – An estimation based on death registration data. BMC Palliat Care 15(1):29. https://doi.org/10.1186/s12904-016-0099-2

Statistisches Bundesamt. Gesundheit. Krankenhäuser. https://www.destatis.de/DE/Themen/Gesellschaft-Umwelt/Gesundheit/Krankenhaeuser/_inhalt.html

Stichwortverzeichnis

Symbols
5HT3-Antagonisten, 56
7-P-Modell, 4

A
AAPV (Allgemeine ambulante Palliativversorgung), 255
Abdomineller Schmerz, 57
Ablation, 126
Ablauf-PEG, 22, 55, 186
Achalasie, 120
Akupunktur, 18
Allgemeine ambulante Palliativversorgung (AAPV), 255
Ambulanter Hospizdienst, 256
Anastomose
  biliodigestive, 203
Anticholinergikum, 56
Antiemetikum, 16
Antihistaminikum, 56
Antipsychotikum, 56
Appetitmangel, 11
Aprepitant, 19
Aromatherapie, 18
Ärztliche Hospiznotwendigkeitsbescheinigung, 259
Assistenz beim Suizid, 232
Assistierter Suizid, 238
Assoziiertes Symptom, 3

B
Ballondilatation, 136
Barium-Schluck, 119
Behandlungsbedarf, 215
Behandlungsbegrenzung, 233
Benigne Magenausgangsobstruktion, 139
Benigne Ösophagusstriktur
  einfache und komplexe, 121
Benigne Stenose, 122
  Therapie-Algorithmus, 122
Besonders qualifizierte und koordinierte Palliativversorgung (BQKPV), 255
Bioelektrische Impedanzanalyse (BIA), 28
Blasenfistel, 202
Blutung aus Ösophagus- und Fundusvarize, 163
BQKPV (Besonders qualifizierte und koordinierte Palliativversorgung, 255
Brachytherapie, 127
Brechzentrum, 15

C
Cannabinoid, 41
Chemotherapy
  Hyperthermic Intraperitoneal, 204
  Pressurized Intraperitoneal Aerosol (PIPAC), 203
Cholestase, 100
Computertomographie, 51
Corticoid, 57
Cricopharyngeale Dysfunktion, 120

D
Dexamethason, 21
Diarrhö, 69
  hormonbildendes Malignom, 70
  infektiöse, 77
  infektiöse (Entero-) Kolitis, 73
  Malabsorption/Maldigestion, 70
  maligne intestinale Obstruktion, 70

© Der/die Herausgeber bzw. der/die Autor(en), exklusiv lizenziert an Springer-Verlag GmbH, DE, ein Teil von Springer Nature 2026
C. G. Dietrich et al. (Hrsg.), *Gastroenterologische Palliativmedizin*,
https://doi.org/10.1007/978-3-662-70326-7

medkamentöse Tumorhterapie, 71
paradoxe, 70
Rehydrierung, 76
Systemtherapeutika, erhöhte, 71
zytostatikaassoziierte, 76
Dimenhydrinat, 19
Divertikelblutung, 151, 175
endoskopische Clipapplikation (TTS), 176
Gummibandligatur, 176
Over-the-scope-Clip, 176
Domperidon, 21
Dysphagie, 119

E
Endoluminale Passage, 136
Endoskopische antegrade-retrograde Rendezvous-Dilatation, 132
Endoskopische Blutstillung, 152
Injektionstherapie, 152
mechanische Therapie, 152, 154
thermische Therapie, 152, 158
topisches Verfahren, 160
topische Therapie, 152
Endoskopische Dilatation, 123
Endoskopische Therapie
Magenvarizenblutung, 168
Ösophagusvarizenblutung, 164
Endosonografische Gastroenterostomie (EUS-GE), 142
Endosonografisch gesteuerte Gastroenterostomie, 139
Endo-Vac, 202
Enterale Ernährungstherapie, 37
Entscheidungsfindung, 223
Erbrechen, 56
Ernährung, 37
enterale, 37
orale, 37
parenterale, 37
pharmakologische Substanz, 41
Ernährungsassessment, 27
Ernährungsassoziierte Komplikation, 38
Ernährungsberatung, 35
Ernährungsmedizinische Intervention, 31
Ernährungsscreening, 108
Ernährungstherapeutisches Stufenschema nach Löser, 34
Ernährungstherapie, 29, 30
am Lebensende, 40
künstliche parenterale, 34
Essenkönnen, verunmöglicht, 108
Euthanasie, 232, 233, 246

F
Fatigue, 102
Fistelbildung, 128, 202
Flüssigkeitsgabe, 40
subkutane, 40
Flüssigkeit und Ernährung, 59
Freiwilligen Verzichts auf Essen und Trinken (FVET), 109
Freiwilliger Verzicht auf Nahrung und Flüssigkeit (FVNF), 109, 238
Futility, 117, 215
FVNF (Freiwilliger Verzicht auf Nahrung und Flüssigkeit), 109, 238
suizidale Handlung, 109

G
Gastric Outlet Obstruction Scores (GOOS), 135
Gastric partitioning, 188
Symptome, 1
Gastrointestinale Angiodysplasie (GIAD), 171
Argonplasmakoagulation (APC), 171
Radiofrequenzablation (RFA), 172
Gastrointestinale Blutung
mittlere, 150
obere, 150
untere, 151
Gastrointestinale Blutungen (GIB), 149
Gastrointestinale Symptomkontrolle, 2
Gastroösophageale Refluxkrankheit (GERD), 118
GERD (Gastroösophageale Refluxkrankheit), 118
GIB (gastrointestinale Blutungen), 149
Global Leadership Initiative on Malnutrition (GLIM), 29
GOO (Magenausgangsobstruktion; gastric outlet obstruction), 133

H
Haloperidol, 19
Handlungsoption, 219
Heimparenterale Ernährung (HPE), 39
Hepatopathie, 90
Pharmakotherapie, 90
HIPEC (Hyperthermic Intraperitoneal Chemotherapy), 204
Hirnstamm, 14
HME (Heimparenterale Ernährung), 39
Hospizbewegung, 253
Hospiz- und Palliativgesetz (HPG), 259

Hospiz- und Palliativgesetz (HPG) > Verbesserung: Hospiz- und Palliativgesetzes (HPV), 258

I
Iatrogene Striktur, 132
Ileus, 183
Immuntherapievermittelte Kolitis, 76
Ingwer, 18
Injektionstherapie, 127
  intraläsionale, 127
Interventionelles endoskopisches Verfahren, 54

K
Kachexie, 12, 26, 37
  Krebs-, 26
Kamille, 18
Katheterbedingte Infektion, 40
Klinische Ernährung
  Prinzipienethik, 31
Kolostomie, 199
Kosteneffizienz, 205
Kryoablation, 127, 130
Kryotherapie, 137

L
Lebererkrankung, 90
  Muskelkrämpfe, 104
  neuropathische Schmerzen, 93
  nicht steroidale Antirheumatika (NSAR), 91
Leberfunktionsstörung, 75
  Opioides, 92
  Symptomlast, 82
Leberkapselschmerz, 93
Lebertransplantationslistung, 83
  MELD-Score, 83
Leberversagen, 82
Leberzirrhose, 1, 81
  Bristol Prognostic Screening Tool (BPST), 86
  Child Turcotte Pugh Score (CTP-Score), 84
  Fatigue, 102
  hepatische Enzephalopathie (HE), 98
  organspezifische Scores, 83
  Pruritus, 98
  sexuelle Dysfunktion, 104
  therapierefraktärer Aszites, 96
Levomepromazin, 21
Linitis plastica, 196
Lumenappositionierender Metallstent (LAMS), 140

M
Magenausgangsobstruktion (gastric outlet obstruction, GOO), 133
Magenausgangsstenose, 184
Magenentleerungsstörung, 133
Magenvarizenblutung
  Cyanoacrylat, 168
  EUS-gesteuerte Therapie, 169
Maligne intestinale Obstruktion (MIO), 48
Maligne Ösophagusstenose, 126
  Therapie-Algorithmus, 126
Maligner Aszites, 97
Mangelernährung
  Diagnose, 29
  Risiko, 25
Mechanische Therapie
  endoskopische Nahttechnik, 157
  Gummibandligatur, 156
  Over-the-Scope Clips (OTSC), 155
  selbstexpandierender Metallstent (SEMS), 156
  Through-the-Scope Clips (TTSC), 155
Megestrolacetat, 19, 42
MELD-Score, 83
Methodenkompetenz, 215
Metoclopramid, 19
MIO (maligne intestinale Obstruktion), 48
Mirtazapin, 19
Motilitätsstörung, 196
Mundtrockenheit, 11
Muskelrelaxation, 18

N
Nahrungsaufnahme, 30
Nasogastrale Sonden, 55
Nicht-mehr-essen-Müssen, 111
Nichtsteroidales Antirheumatikum, 42
Nutritional Risk Screening 2002 (NRS 2002), 27

O
Obstipation, 57
Obstruktion
  maligne intestinale, 183
  mechanische, 19
Olanzapin, 19
Ondansetron, 21
Operative Maßnahme, 54

orale/enterale Substitution, 108
Orales Nahrungssupplement (ONS), 37
Ösophago-Gastro-Duodenoskopie, 119
Ösophagusfistel, 184
Ösophagusstenose, 119
  benigne und maligne, 119
Ösophagus-Stentimplantation, 130
Ösophagusstriktur, 124
  Ballondilitation, 124
  Bougierung, 124
  Stentimplantation, 125
Ösophagusvarizenblutung
  endoskopische Varizenligatur (EVL), 165
  Injektionssklerotherapie (EIS), 165
  Stenttherapie, 166
  topische Hämostasepulver, 168

P

Palliativambulanz, 259
Palliativdienst, 257
  im Krankenhaus, 257
  spezialisierter, 257
Palliative Sedierung, 111, 238
Palliativmedizin, 254
  individualisierte, 6
  Medizin der Symptomkontrolle, 2
  personalisierte, 6
  Rahmenbedingungen, 2
Palliativmedizinische Krankheitsphase, 118
  Leidensvermeidung, 118
Palliativmedizinische Tagesklinik, 259
Palliativstation, 256
Palliativtherapie
  ganzheitlicher Anspruch, 2
  Rahmenbedingungen, 2, 7
Palliativversorgung, 216, 253
Parenterale Ernährung, 60, 108
Parenterale Ernährungstherapie, 39
Parenterale Flüssigkeitsgabe, 60
Passagestörung, 47
Patienteneinverständnis, 216
Patientengenerierte subjektive globale Bewertung (PG-SGA), 28
Patientenkommunikation, 256
PEG (perkutane endoskopische Gastrostomie), 138
Peptische Ulkuskrankheit, 150
Perforation, 200
Peritonealkarzinose, 193
Perkutane endoskopische Gastrostomie (PEG), 138
Pfefferminz, 18
Pflegerische Maßnahme, 52
Pharmakotherapie
  Lebererkrankung, 90
PIPAC (Pressurized IntraPeritoneal Aerosol Chemotherapy), 203
Pruritus, 98
PTCD (perkutane Drainage), 203

R

Radiofrequenzablation (RFA), 137
Red Flag, 74
Retentionsmagen, 184
RFA (Radiofrequenzablation), 137

S

SAPV (spezialisierte ambulante Palliativversorgung), 255
Sarkopenie, 12
Selbstexpandierender Metallstent (SEMS), 127
SEMS (Selbstexpandierender Metallstent), 127
  beschichtete, 132
Somatostatin-Analogum, 56
Sorgfaltskriterien, 217
Spezialisierte ambulante Palliativversorgung (SAPV), 255
Stationäres Hospiz, 259
Stationäre Versorgungsstruktur, 256
Stent, 131, 184
  Migration, 131
Stentimplantation, 126
Stenttherapie, 137
  endoluminale, 137
Sterbebegleitung, 256
Sterbe- und Todeswünschen, 231
Sterbehilfe, 233
Stomaanlage, 22
Stomatitis, 15
Striktur, 132
  iatrogene, 132
  post-endotherapeutische, 133
  postradiogene, 132
Strikturotomie, 126
Support and Palliative Indicators Tool (SPICT™), 86
Surprise Question, 88
Symptomcluster, 3
  präemptive Behandlung, 3
Symptomkontrolle, 256

T

Tageshospiz, 260
Technische Medizin, 231
Teilstationäres Hospiz, 260
Telemedizin, 7
Thalidomid, 19
Therapieangebot, 217, 220
  Indikation, 220
Therapiebegrenzung, 215
  Handlung sui generis, 109
  passive Sterbehilfe, 109
Therapieplan, 219
Therapieplanung, 218
Therapiewahl, 4
  Nutzen-Risiko-Relation, 4
Therapieziel, 63, 217
Therapiezieländerung, 216, 229, 234
Therapiezielfindung, 218, 256, 259
Therapiezielklärung, 216
Thermische Therapie
  Argon-Plasma-Koagulation (APC), 159, 174
  Laserkoagulation, 160
  Radiofrequenzablation (RFA), 159
  Zangen- und Kontaktkoagulation, 158
Topisches Therapieverfahren, 160
  nichtresorbierbare topische Agenzien, 161
  resorbierbare topische Agenzien:
    Hemospray (TC-325), 161
Total-pain-Konzept, 253
Tötung auf Verlangen, 232
Transluminale Dekompression, 136
Tumorblutung, 173
  Injektionstherapie, 173
  Metallstent, 175
  thermische Therapie, 174

U

Übelkeit, 56
Überlebenszeit, 62

V

Verzicht auf Nahrung und Flüssigkeit, 108

X

Xerostomie, 13